F. Flake, B. A. Hoffmann

Pocket Guide Rettungsdienst

Frank Flake, Boris Alexander Hoffmann

Pocket Guide Rettungsdienst

2. Auflage

Unter Mitarbeit von:
Tobias Sambale, Hamburg

Mit Beiträgen von:
Dipl.-Ing. (FH) Axel Bischoff, Lübeck
Frank Flake, Oldenburg
Nils Gehring, Zürich (CH)
Tobias Sambale, Hamburg
Prof. Dr. med. Boris A. Hoffmann, Hamburg

ELSEVIER

Elsevier GmbH, Bernhard-Wicki-Str. 5, 80636 München, Deutschland
Wir freuen uns über Ihr Feedback und Ihre Anregungen an kundendienst@elsevier.com

ISBN 978-3-437-48233-5
eISBN 978-3-437-05044-2

Wichtiger Hinweis für den Benutzer
Die medizinischen Wissenschaften unterliegen einem sehr schnellen Wissenszuwachs. Der stetige Wandel von Methoden, Wirkstoffen und Erkenntnissen ist allen an diesem Werk Beteiligten bewusst. Sowohl der Verlag als auch die Autorinnen und Autoren und alle, die an der Entstehung dieses Werkes beteiligt waren, haben große Sorgfalt darauf verwandt, dass die Angaben zu Methoden, Anweisungen, Produkten, Anwendungen oder Konzepten dem aktuellen Wissensstand zum Zeitpunkt der Fertigstellung des Werkes entsprechen.
Der Verlag kann jedoch keine Gewähr für Angaben zu Dosierung und Applikationsformen übernehmen. Es sollte stets eine unabhängige und sorgfältige Überprüfung von Diagnosen und Arzneimitteldosierungen sowie möglicher Kontraindikationen erfolgen. Jede Dosierung oder Applikation liegt in der Verantwortung der Anwenderin oder des Anwenders. Die Elsevier GmbH, die Autorinnen und Autoren und alle, die an der Entstehung des Werkes mitgewirkt haben, können keinerlei Haftung in Bezug auf jegliche Verletzung und/oder Schäden an Personen oder Eigentum, im Rahmen von Produkthaftung, Fahrlässigkeit oder anderweitig übernehmen.

Für die Vollständigkeit und Auswahl der aufgeführten Medikamente übernimmt der Verlag keine Gewähr.
Geschützte Warennamen (Warenzeichen) werden in der Regel besonders kenntlich gemacht (®). Aus dem Fehlen eines solchen Hinweises kann jedoch nicht automatisch geschlossen werden, dass es sich um einen freien Warennamen handelt.

Bibliografische Information der Deutschen Nationalbibliothek
Die Deutsche Nationalbibliothek verzeichnet diese Publikation in der Deutschen Nationalbibliografie; detaillierte bibliografische Daten sind im Internet über https://www.dnb.de abrufbar.

24 25 26 27 5 4 3 2

In ihren Veröffentlichungen verfolgt die Elsevier GmbH das Ziel, genderneutrale Formulierungen für Personengruppen zu verwenden. Um jedoch den Textfluss nicht zu stören sowie die gestalterische Freiheit nicht einzuschränken, wurden bisweilen Kompromisse eingegangen. Selbstverständlich sind **immer alle Geschlechter** gemeint.

Planung: Katharina Frank, Anna-Marie Salaja, München
Projektmanagement: Christine Kosel, München
Herstellung: Hildegard Graf, Germering
Satz: abavo GmbH, Buchloe
Druck und Bindung: Drukarnia Dimograf Sp. z o. o., Bielsko-Biała/Polen
Umschlaggestaltung: SpieszDesign, Neu-Ulm
Titelgrafiken: Koffer, Krankenwagen, Lunge, Herz © AdobeStock.com/RAWKU5;
Spritze, Ambubeutel © Spieszdesign

Aktuelle Informationen finden Sie im Internet unter **www.elsevier.de**

Vorwort

Seit der Veröffentlichung der 1. Auflage des *Pocket Guide Rettungsdienst* hat sich die rettungsdienstliche Arbeitswelt rasant weiterentwickelt. In vielen Teilen Deutschlands werden Patienten auf hohem Niveau eigenverantwortlich oder im Rahmen der Mitwirkung durch Rettungsfachpersonal behandelt. Dies geht mit einer sehr großen Verantwortung einher, denn Patienten und Angehörige verlassen sich auf eine zielgerichtete und leitliniengerechte Therapie durch das Rettungsfachpersonal. Dabei kommt es nicht nur auf die richtige Anwendung der Arbeitstechniken, sondern auch auf ein tiefes Verständnis der zugrundeliegenden Notfallbilder an. Auch kommunikative Herausforderungen und selten eingesetzte Medikamente müssen sicher beherrscht werden.
Um hierbei unterstützen zu können, haben wir den *Pocket Guide* für die 2. Auflage aktualisiert und weiterentwickelt. Der Umfang ist gewachsen und neue Themen sind eingeflossen. Wie auch in der Vorauflage haben die Musteralgorithmen des DBRD („Deutscher Berufsverband Rettungsdienst e. V.") Eingang in den *Pocket Guide* gefunden und ein neues Kapitel mit hilfreichen Scores und Formeln wurde integriert. Die Beschreibungen der Notfallbilder sind streng nach einem praxisorientierten Schema sortiert und die Maßnahmen haben wir so zusammengestellt, dass die medikamentöse Therapie gesondert herausgearbeitet wird. Dies soll nicht zuletzt die Patientensicherheit bei der pharmakologischen Therapie erhöhen.
Unser Ziel war es, das notwendige Wissen griffbereit für das schnelle Nachschlagen im Einsatz zusammenzustellen. Wir hoffen, dass uns das auch in dieser aktualisierten Auflage gelungen ist und dass Sie viel Freude und Nutzen aus diesem kleinen Handbuch ziehen.

Oldenburg und Hamburg im Herbst 2021
Frank Flake, Boris A. Hoffmann, Tobias Sambale

Fehler gefunden?

https://else4.de/978-3-437-48233-5

An unsere Inhalte haben wir sehr hohe Ansprüche. Trotz aller Sorgfalt kann es jedoch passieren, dass sich ein Fehler einschleicht oder fachlich-inhaltliche Aktualisierungen notwendig geworden sind.
Sobald ein relevanter Fehler entdeckt wird, stellen wir eine Korrektur zur Verfügung. Mit diesem QR-Code gelingt der schnelle Zugriff.
Wir sind dankbar für jeden Hinweis, der uns hilft, dieses Werk zu verbessern. Bitte richten Sie Ihre Anregungen, Lob und Kritik an folgende E-Mail-Adresse: kundendienst@elsevier.com

Der schnelle Zugriff auf die ERC- und DBRD-Algorithmen

Abb. 3.1 Erweiterte Reanimation Erwachsene

https://else4.de/55j

Abb. 3.2 Erweiterte Reanimation Kinder

https://else4.de/782

Abb. 5.2 Tachykardie

https://else4.de/opi

Abb. 5.3 Bradykardie

https://else4.de/862

Abb. 11.1 Fremdkörperaspiration Kind

https://else4.de/crr

Abb. 11.2 Reanimation Neugeborene

https://else4.de/ih4

Kap. 21 DBRD-Algorithmen

https://else4.de/vew

Abbildungsnachweis

Der Verweis auf die jeweilige Abbildungsquelle befindet sich bei allen Abbildungen im Werk am Ende des Legendentextes in eckigen Klammern. Alle nicht besonders gekennzeichneten Grafiken und Abbildungen © Elsevier GmbH, München.
Die Etiketten in Kapitel 19 wurden von abavo GmbH, Buchloe, erstellt.

A300	Reihe Klinik- und Praxisleitfaden, Elsevier/Urban & Fischer
F781-035	Soar, J.; Böttiger, B.W.; Carli, P. et al. Erweiterte lebensrettende Maßnahmen für Erwachsene. Leitlinien des European Resuscitation Council 2021 Notfall Rettungsmed (2021), www.springermedizin.de/link/10.1007/s10049-021-00893-X
F781-040	Madar, J.; Roehr, C.C.; Ainsworth S. et al. Versorgung und Reanimation des Neugeborenen nach der Geburt. Leitlinien des European Resuscitation Council 2021 Notfall Rettungsmed (2021), www.springermedizin.de/link/10.1007/s10049-021-00894-w
F781-041	Van de Voorde, P.; Turner, M.N.; Djakow, J. et al. Lebensrettende Maßnahmen bei Kindern („Paediatric Life Support, PLS"). Leitlinien des European Resuscitation Council 2021 Notfall Rettungsmed (2021), www.springermedizin.de/link/10.1007/s10049-021-00887-9
J804	Gosia Warrink/AMBERPRESS, Berlin
L143	Heike Hübner, Berlin
M839	Frank Flake, Oldenburg
V492	abavo GmbH, Buchloe
W924	Deutscher Berufsverband Rettungsdienst e. V. (DBRD), Lübeck

Abkürzungen

α Alpha
β Beta
μ My (Mikro)
↑ Hoch, erhöht, ansteigend
↓ Tief, erniedrigt, abfallend
⇈ Stark erhöht
⇊ Stark erniedrigt
⇆ Gleichbleibend
→ Daraus folgt
° Grad
°C Grad Celsius

A

A(a). Arterie(n)
à Je
ABCDE-Schema A – airway (Atemweg); B – breathing (Belüftung); C – circulation (Kreislauf); D – disability (Defizit, neurologisches); E – exposure/environment (Exploration)
ACLS Advanced cardiac life support
ACS Akutes Koronarsyndrom
ADH Antidiuretisches Hormon
AED Automatischer externer Defibrillator
ÄND Ärztlicher Notdienst
AF Atemfrequenz
AGE Arterielle Gasembolie
ALTE Apparent Life-Threatening Event
Amp. Ampulle
AMV Atemminutenvolumen (in Liter/Minute)
oder
Assisted Mechanical Ventilation
AND Arztnotdienst
ANV Akutes Nierenversagen
a.p. Anterior-posterior
art. Arteriell
ASB Assisted spontaneous breathing
ASS Acetylsalicylsäure
AT-III Antithrombin III
ATP Antitachykardes pacing (Überstimulation)
a.v. Arteriovenös
AV-Block Atrioventrikulärer Block
AVBl1 AV-Block 1. Grades
AVBl2a AV-Block 2. Grades Typ Mobitz I (Wenckebach-Periodik)
AVBl2b AV-Block 2. Grades Typ Mobitz II (Mobitz-Block)
AVBl3 AV-Block 3. Grades
aVF Augmented voltage foot (unipolare EKG-Ableitung nach Goldberger)
AVK Arterielle Verschlusskrankheit
aVL Augmented voltage left arm (unipolare EKG-Ableitung nach Goldberger)
AVPU-Schema A – alert (Pat. ist wach, ansprechbar und orientiert); V – verbal response (Reaktion nur bei lauter Ansprache); P – pain (Reaktion nur durch Schmerzreiz); U – unresponsive (nicht ansprechbarer, bewusstloser Pat.)
aVR Augmented voltage right arm (unipolare EKG-Ableitung nach Goldberger)
AZ Allgemeinzustand
AZV Atemzugvolumen (in Liter)

B
BEL Beckenendlage
BGA Blutgasanalyse
BIPAP Biphasic Positive Airway Pressure
BPS Behavior Pain Scale
BWS Brustwirbelsäule
BZ Blutzucker (in mg/dl)

C
Ca^{2+} Kalzium
Ca Karzinom
Ch. Charrière (Maßeinheit)
chron. Chronisch
CISM Critical Incident Stress Management
cm Zentimeter
cmH_2O Zentimeter Wassersäule
CO Kohlenmonoxid
CO_2 Kohlendioxid
COLD, COPD Chronisch-obstruktive Lungenerkrankung
CPAP Continuous positive airway pressure
CPR Kardiopulmonale Reanimation
CT Computertomografie

D
d Tag
DCS Dekompressionskrankheit
DD Differenzialdiagnose
d. F. der Fälle
dia. Diastolisch
Diagn. Diagnose(n), diagnostisch
dl Deziliter
DNR Do Not Resuscitate

E
e. b. Endobronchial
EEG Elektroenzephalografie
EKG Elektrokardiografie, Elektrokardiogramm
EPC Emergency Pediadric Care
EPH Edema, proteinuria, hypertension
EPLS European Pediatric Life Support
ERC European Resuscitation Council
Erkr. Erkrankung
Erw. Erwachsener
$EtCO_2$ Endtidaler pCO_2
ES Extrasystole
EUG Extrauterine Gravidität
Exsp. Exspiration (Ausatmung)

F
FiO_2 Inspiratorischer Sauerstoffanteil
FLACC-Scale Face, Legs, Activity, Cry, Consolability Scale

G
G Gauge (Größenmaß)
g Gramm
GABA Gammaaminobuttersäure
GCS Glasgow Coma Scale
GI Gastrointestinal
GIT Gastrointestinaltrakt
GoR Grade of Recommendation
Gr. Größe

H
h Stunde
H Wasserstoff
4Hs Hypoxie, Hypovolämie, Hypothermie, Hypo- bzw. Hyperkaliämie
Hb Hämoglobin
HCO^{3-} Bikarbonat

HELLP Hämolyse (H), Erhöhung der Leberenzyme (EL= Elevated liver enzymes), Thrombozytopenie (LP= low platelet count)
HF Herzfrequenz
HITS Herzbeuteltamponade, Intoxikation, Thrombembolie, Spannungspneumothorax
HWS Halswirbelsäule
HWZ Halbwertszeit
HZV Herzzeitvolumen (in Liter/Minute)

I
i.c. Intrakutan
ICD Implantierbarer Kardioverter/Defibrillator
ICR Interkostalraum
ID Innendurchmesser
i.d.R. In der Regel
I.E. Internationale Einheit
I:E Verhältnis von Inspirations- zu Exspirationszeit
i.m. Intramuskulär
IMH Intramurales Hämatom
Insp. Inspiration (Einatmung)
Insuff. Insuffizienz
Intox. Intoxikation
i.o. Intraossär
IPPV Intermittent Positive Pressure Ventilation
i.t. Intratracheal
ITS Intensivstation
IUP Intrauterinpessar
i.v. Intravenös

J
J. Jahre, jährlich
J Joule (Energieeinheit 1 Joule = 1 Ws)
Jgl. Jugendliche(r)

K
K^+ Kalium
kg Kilogramm
KG Körpergewicht
KHK Koronare Herzkrankheit
KI Kontraindikation
KL Kopflage
KOF Körperoberfläche (in m^2)
KTW Krankentransportwagen

L
l Liter
LA Larynxmaske
LAE Lungenarterienembolie
Lj. Lebensjahr
LNA Leitender Notarzt
LSB Linksschenkelblock
LWS Lendenwirbelsäule

M
m, m^2 Meter, Quadratmeter
mA Milliampere (elektrische Stromstärke)
MAO Monoaminooxidase
max. Maximal
mg Milligramm
µg Mikrogramm
Mg^{2+} Magnesium
min. Minimal
Min. Minute
mind. Mindestens
ml Milliliter
mm Millimeter
mmol Millimol
mmHg Millimeter Quecksilbersäule (Druckeinheit)
Mon. Monate
MRT Magnetresonanztomografie („Kernspin")

N

N., Nn. Nerv, Nerven
Na^+ Natrium
NA Notarzt
NÄ Notärzte
NaCl Natriumchlorid (Kochsalz)
NAW Notarztwagen
n. B. Nach Bedarf
NEF Notarzteinsatzfahrzeug
neg. Negativ
NFS Notfallsanitäter
NIV Nicht-invasive Ventilation
NRS Numerische Rating-Skala
NSTE-ACS Non-ST-Elevation-Acute Coronary Syndrome
NSTEMI Non-ST-Segment Elevation Myocardial Infarction
NW Nebenwirkung

O

O_2 Sauerstoff
o. p. B. Ohne (pathologischen) Befund
OrgL Organisatorischer Leiter

P

P Puls
$PaCO_2$ Arterieller Kohlendioxidpartialdruck
PAIC 15 Pain Assessment in Impaired Cognition
PaO_2 Arterieller Sauerstoffpartialdruck
pAVK Periphere arterielle Verschlusskrankheit
Pat. Patient
PAT Pediatric Assessment Triangle
PAU Penetrierendes Aortenulkus
PEA Pulslose elektrische Aktivität
PEEP Positive End-Exspiratory Pressure
p. m. Post menstruationem
pO_2 Sauerstoffpartialdruck
p. o. Per os
pos. Positiv
postop. Postoperativ
präop. Präoperativ
Prog. Prognose
PsychKG Gesetz über Hilfe und Schutzmaßnahmen bei psychischen Krankheiten
PTCA Perkutane transluminale Koronarangioplastie
pVT Pulslose ventrikuläre Tachykardie

Q

QL Querlage
QRS Kammerkomplex im EKG
qSOFA Quick Sepsis-related Organ Failure Assessment Score
Q-Zacke 1. negative Zacke des Kammerkomplexes

R

RA Rettungsassistent
RD Rettungsdienst
re. Rechts
REA Reanimation
RG Rasselgeräusch
Rh+ Rhesusfaktor positiv
Rh- Rhesusfaktor negativ
RLSt, RLS Rettungsleitstelle
Rö Röntgen
ROSC Return of spontaneous circulation (Rückkehr des Spontankreislaufs)
RR Blutdruck (nach Riva-Rocci)
RS Rettungssanitäter
RS-Virus Respiratory Syncytial-Virus
RSB Rechtsschenkelblock

RTH Rettungstransporthubschrauber
RTW Rettungstransportwagen

S
SAB Subarachnoidalblutung
San. Sanitäter
SanH Sanitätshelfer
SaO_2 Arterielle Sauerstoffsättigung
SbE Stressbearbeitung nach belastenden Ereignissen
s.c. Subkutan
SDH Subduralhämatom
Sek. Sekunde
Sgl. Säugling
SHT Schädel-Hirn-Trauma
SIDS Sudden infant death syndrome (plötzlicher Kindstod)
SIMV Synchronized Intermittent Mandatory Ventilation
SL Schädellage
s.l. Sublingual
SM Schrittmacher
SpO_2 Pulsoximetrische Sauerstoffsättigung
SSW Schwangerschaftswoche
ST Steiltyp
STE-ACS ST-Elevation-Acute Coronary Syndrome
STEMI ST-Segment Elevation Myocardial Infarction
StGB Strafgesetzbuch
StVO Straßenverkehrsordnung
Supp. Suppositorium („Zäpfchen")
SVES Supraventrikuläre Extrasystolen
syst. Systolisch

T
Tbc, TB Tuberkulose
Tbl. Tablette
Temp./T Temperatur
Ther. Therapie, therapeutisch
THW Technisches Hilfswerk
Tr., Trpf. Tropfen
TVT Tiefe Venenthrombose

U
u.U. Unter Umständen

V
V., Vv. Vene, Venen
V Volt
V.a. Verdacht auf
v.a. Vor allem
VES Ventrikuläre Extrasystole
VF Kammerflimmern
vgl. Vergleiche
Vol. Volumen
Vol% Volumenprozent
VT Ventrikuläre Tachykardie

W
WHO World Health Organization
Wo. Woche(n)
WPW Wolff-Parkinson-White-Syndrom
Ws Wattsekunde (Energieeinheit)
WS Wirbelsäule
WW Wechselwirkung

Z
Z.n. Zustand nach
ZNS Zentrales Nervensystem
ZVD Zentraler Venendruck
ZVK Zentraler Venenkatheter

Inhaltsverzeichnis

1 Der Notfalleinsatz

Frank Flake, Boris A. Hoffmann

1.1 Alarmierung und Einsatzfahrt

1.1.1 Alarm – erste Orientierung am Funk

Die Meldung vonseiten der **Leitstelle** sollte folgende Einzelinformationen enthalten:

- Genauer **Einsatzort**
- **Einsatzart,** z. B. Verkehrsunfall
- Art der **Erkrankung** bzw. **Verletzung,** z. B. stark blutende Kopfplatzwunde
- Evtl. **besondere Umstände,** z. B. eingeklemmte Person, Passanten, die am Einsatzort einweisen, Schlägerei, Schießerei, mehrere Verletzte
- Alarmierung **zusätzlicher Rettungsmittel**

! Bei Unklarheiten muss durch die Rettungsmittelbesatzung gezielt nachgefragt werden!

1.1.2 Einsatzfahrt

Entscheidung über **Sonderrechte** (Anfahrt) trifft die alarmierende **Rettungsleitstelle.**

Einsatzfahrt mit Sonder- und Wegerechten

Sonder- und Wegerechte können vom Rettungsdienst nur in Anspruch genommen werden, wenn Lebensgefahr oder schwere Gesundheitsschäden abzuwenden sind und dafür höchste Eile notwendig ist (§ 35 Abs. 5a StVO bzw. § 38 Abs. 1 StVO). Wer **Sonderrechte zu Unrecht** in Anspruch nimmt, verstößt gegen die Vorschrift, von der er unerlaubt abweicht.

Verhalten bei Unfällen

- **Unfall während der Einsatzanfahrt:** Immer Polizei und Leitstelle informieren, den anderen Unfallbeteiligten Feststellung der Personalien ermöglichen. Bei Betriebsfähigkeit des Fahrzeugs Fahrt evtl. fortsetzen.
- **Unfallstelle während der Einsatzanfahrt:** Auf jeden Fall vergewissern, ob Hilfe erforderlich ist, ggf. anhalten. Evtl. zweites Fahrzeug nachfordern und Fahrt fortsetzen.

1.2 Eintreffen am Einsatzort

- Parken am Einsatzort: Andere Verkehrsteilnehmer nicht gefährden oder behindern.
- Überblick verschaffen: Bei brennenden Fahrzeugen oder **Gefahrgutunfällen** Eigenschutz beachten. Wie viele Verletzte? Welche Verletzungen? → Evtl. weitere Kräfte nachfordern.
- Bei mehreren Verletzten stellt das ersteintreffende Fahrzeug die Einsatzleitung, bis dafür vorgesehene Personen, z. B. LNA, OrgL RD eintreffen.
- In ländlichen oder unübersichtlichen Gebieten Personen an die Straße stellen, damit nachfolgende Rettungsmittel den Einsatzort finden.
- Sämtliches Material, das aufgrund der Notfallmeldung benötigt werden könnte, mitnehmen.
- Möglichst mit Handfunkgerät arbeiten, um vom Einsatzort aus mit der Leitstelle kommunizieren zu können.
- Falls Polizei oder Feuerwehr schon vor Ort sind, zum jeweiligen Einsatzleiter gehen.
- Schaulustige vom Einsatzort entfernen lassen.

1.3 Patientenkontakt

- **Kontakt aufnehmen:**
  - Ruhe, Verständnis und Toleranz ausstrahlen.
- **Untersuchen und Ersttherapie:**
  - Wenn Therapien oder Untersuchungen notwendig sind, Pat. über Vorgehen und Notwendigkeit aufklären.
  - Pat. einfach und möglichst kurz erklären, welche Verdachtsdiagnose gestellt wurde; keine Prognosen über den Gesundheitszustand oder den Verlauf stellen.
- **Transport und Verabschiedung:**
  - Pat. während des Transports betreuen, d. h. mit ihm sprechen, ansprechbereit sein und sich nach dem Transport persönlich verabschieden.

1.4 Transportphase

- Auswahl der geeigneten **Zielklinik** mit der erforderlichen Fachabteilung.
- Ablauf des Transports bestimmen (RTW?, RTH?, mit/ohne Notarztbegleitung).
- Das Rettungsmittel auf den Transport vorbereiten.
- Leitstelle über Transportziel und evtl. benutzte Sonderrechte informieren.

1.4.1 Rettungshubschrauber

Hauptindikationen

- Schwere Verletzungen.
- Bodengebundenes notarztbesetztes Rettungsmittel ist in ausreichender Zeit nicht erreichbar. Dies gilt auch für internistische Einsätze.
- Transport mit bodengebundenen Rettungsmitteln ist schwierig oder würde eine Krankenhauseinweisung verzögern, z. B. Polytrauma, Akut-PTCA bei akutem Myokardinfarkt.
- Transport über eine lange Distanz, z. B. auch Patient aus ländlicher Gegend zur Akut-PTCA in Schwerpunktklinik.
- Lageerkundung.
- Absetzen einer qualifizierten Meldung an die Rettungsleitstelle.
- Einweisung nachfolgender Rettungsmittel.

Tab. 1.1 Rettungshubschrauber

Vorteile	Nachteile
• Schnelles Transportmittel • Kann spezielle Einsatzmittel in überschaubaren Zeiträumen zum Einsatzort bringen	• Einsatz witterungsabhängig • Einsatz i. d. R. nicht über 24 h möglich • Geeignete Landeplätze nicht immer in unmittelbarer Nähe zum Notfallort → sekundärer Transport von NA, NotSan und Material z. B. mittels Polizeiwagen, zum Einsatzort • Eingeschränkter Behandlungsraum macht Maximalversorgung des Pat. noch am Notfallort erforderlich

1.5 Übergabe in der Notaufnahme

Die **Notaufnahme** im Krankenhaus ist ein Bindeglied zwischen RD und stationärer Behandlung.

1.5.1 Aufnahmeverweigerung

Eine Verweigerung der Aufnahme des Pat. durch eine Klinik ohne Verstoß gegen § 323c (Hilfeleistungspflicht) ist nur dann möglich, wenn zunächst eine Untersuchung des Notfallpat. durch den Aufnahmearzt stattfindet. Der Weitertransport darf nur stattfinden, wenn dies medizinisch vertretbar ist.

1.5.2 Übergabegespräch

Ziel ist, alle den Pat. betreffenden Informationen an den aufnehmenden Arzt weiterzugeben. Während der Übergabe hören alle zu, und es finden keine Manipulationen am Patienten statt.
Zur Übergabe wird z. B. das Akronym SBAR genutzt (Situation, Background, Assessment, Recommendation). Innerhalb SBAR wird nach ABCDE, OPQRST und SAMPLER strukturiert. Wichtige Informationen sind:

- Name und Alter des Pat.
- Was ist passiert?
- Welche Symptome lagen beim Eintreffen vor?
- Welches vital bedrohliche Problem (z. B. A-, B- oder C-Problem) liegt oder lag vor?
- Wie lautet die Verdachtsdiagnose?
- Wie wurde präklinisch therapiert?
- Wie war der präklinische Verlauf?
- Anamnestische Daten:
  - Vorgefundene Situation, Umfeld des Pat.
  - Vorerkrankungen, Operationen, Risikofaktoren
  - aktuelle Medikation, evtl. Medikamentenliste oder Schachteln überreichen
  - Name (Adresse) des Hausarztes
- Übergabe des Notfallprotokolls: bei jedem Notfalleinsatz auszufüllen. Hierauf müssen alle Erstbefunde sowie die bis dahin durchgeführte Therapie vermerkt sein.

1.6 Zusammenarbeit mit der Leitstelle

Weisungsbefugnis

Die Leitstelle ist dem Rettungsdienstpersonal **in Fragen der Einsatzkoordination weisungsbefugt.** In medizinischen Fragen ist sie nicht weisungsbefugt.

Zusammenarbeit zwischen Rettungsdienst und Leitstelle

- Auf eine klare und deutliche Aussprache am Funk achten.
- Schwierige Wörter, z. B. Präparatenamen, immer buchstabieren, um Verwechslungen zu vermeiden.
- Auch in Stresssituationen einen freundlichen Ton wahren.
- Frühzeitig ein Bild der Schadenslage am Notfallort geben, damit rechtzeitig weitere Kräfte alarmiert werden können.
- Voranmeldungen so früh wie möglich machen → 2–3 Absagen sind keine Seltenheit und kosten unnötige Zeit.
- Aus der Wohnung nicht erst zum Fahrzeug laufen, um Kräfte nachzufordern oder eine Voranmeldung abzusetzen → vorhandenes Funkgerät oder Telefon nutzen.

1.7 Zusammenarbeit mit Polizei oder Feuerwehr

Aufgaben der einzelnen Fachdienste im Rettungsdiensteinsatz

Polizei:

- Absichern der Unfallstelle
- **Verkehrsregelung**
- Aufnahme der Unfallbeteiligten und Rekonstruktion des Ereignisses
- Durchführung oder Empfehlung von Alkoholtests. **Cave:** Das Rettungsdienstpersonal darf keine Mutmaßungen oder Aussagen über einen möglichen Alkoholkonsum des Pat. machen → Schweigepflicht
- Begleitung von **Zwangseinweisungen.**

Feuerwehr:

- Koordination und Durchführung der technischen Rettung. **Cave:** Medizinische Rettung geht vor technischer Rettung/Bergung → Vorgehen absprechen
- Einsatzleitung bei Gefahrgutunfällen
- Beseitigung von Umweltgefahren, z. B. ausgelaufenes Öl oder Benzin
- **Brandbekämpfung.**

1.8 Zusammenarbeit an der Großschadensstelle

Einsätze an Großschadensstellen erfordern von allen Beteiligten ein hohes Maß an Teamgeist und Disziplin.

- **Ersteintreffendes Team** stellt Einsatzleitung, bis Leitender Notarzt (LNA) oder Organisatorischer Einsatzleiter (OrgL RD) eintreffen.
- Vor dem Einleiten der ersten Maßnahmen am Pat. hat das zuerst eintreffende Team alle Verletzten zu sichten und die genaue Schadenslage zu ermitteln.
- **Detaillierte Schadensmeldung an die Leitstelle geben:**
  - Genauer Schadensfall.
  - Anzahl der Verletzten → Wie viele hiervon sind schwer, mittel oder leicht verletzt? Evtl. Verdachtsdiagnosen, z. B. SHT, Verbrennungen.
  - Anzahl der eingeklemmten oder verschütteten Pat.
  - Feuerwehr, THW oder schweres Bergungsgerät erforderlich?
  - Anzahl der benötigten RTW, KTW, RTH und NÄ.
  - Schnelleinsatzgruppe erforderlich?
- Ständigen Funkkontakt (Handfunkgerät) zur Leitstelle halten, Sprechfunkverkehr auf das Nötigste beschränken.
- Trotz Stresssituation sachlich bleiben, andere Einsatzkräfte sind dem gleichen Stress ausgesetzt.
- Ortsfremde Einsatzkräfte als gleichwertige Partner betrachten → Pat. steht im Mittelpunkt.
- Nachfolgende Einsatzkräfte einweisen und Pat. zuweisen. Kein Team sucht sich seinen Pat. selber. Vermeiden von Fehlkoordination.
- Nach Eintreffen der technischen Einsatzleitung **Bildung eines Führungsteams.** Es ist ab sofort weisungsbefugt und besteht aus Leitendem Notarzt (LNA), Organisatorischem Leiter Rettungsdienst (OrgL RD), Einsatzleiter Feuerwehr und Einsatzleiter Polizei.
- Kommunikation mit der Leitstelle nur noch von oder über die technische Einsatzleitung.
- Alle Maßnahmen zur Rettung verschütteter oder eingeklemmter Personen mit dem Einsatzleiter Feuerwehr absprechen.
- Patientendaten, Art der Verletzungen, transportierender RTW und Zielklinik werden von der Einsatzleitung dokumentiert.

! Keinen Pat. ohne vorherige Sichtung und Dokumentation durch den **LNA** transportieren.

1.9 Gefahrgutunfälle

„**Gefährliche Güter**" finden sich in beinahe allen Bereichen des tägl. Lebens.

1.9.1 Verhaltensregeln bei Gefahrgutunfällen

Cave: Gefahr niemals unterschätzen!

- **Ständigen Funkkontakt** zur Leitstelle halten → Fahrzeug besetzt halten oder explosionsgeschütztes Handfunkgerät (kein Handy!) verwenden.
- **Anfahrt zur Schadensstelle:** bei Meldung als Gefahrgutunfall, Windrichtung und Wetterlage bei der Leitstelle erfragen und sich der Schadensstelle immer mit dem Wind nähern → Fluchtrichtung immer gegen oder quer zum Wind!
- **Parken:**
  - In Fluchtrichtung → darauf achten, dass die Fluchtwege der Fahrzeuge immer frei bleiben.
  - Sicherheitsabstand von mind. 50 Metern zur Einsatzstelle halten.
  - Raum für nachfolgende Einsatzkräfte der Feuerwehr bereithalten.
- **Verhalten an der Gefahrenstelle:**
  - Warntafeln sichten und Gefahrnummer (Kemler-Zahl) sowie U. N.-Stoffnummer notieren (geben erste präzise Informationen über die Art und Gefährlichkeit).
  - Auch wenn keine wahrnehmbare Gefahr besteht, sich nur nach genauer Kenntnis des Stoffs vorsichtig der Schadensstelle nähern (Rücksprache mit der Leitstelle).
  - Funkmeldeempfänger, Handfunkgerät, Mobiltelefon, Hand- oder Taschenlampe, Armbanduhr, Halskette oder Schlüsselbund nicht mit zur Schadensstelle nehmen. Sie können Funken bilden bzw. Funken reißen → Explosionsgefahr!
  - Immer Handfunkgerät und evtl. Handlampe in explosionsgeschützter Ausführung mitführen.
  - Personenrettung situationsabhängig machen und auf Eigenschutz achten.
  - Frachtpapiere und Gefahrzettel sichten, außerdem sachkundige Personen wie z. B. den Lkw-Fahrer befragen.

Achtung

Nach Sicherstellung der Informationen Schadensstelle sofort verlassen.

1.9.2 Kennzeichnung gefährlicher Güter

Versandstücke und Transportfahrzeuge müssen als gefährliche Güter erkennbar sein. Dies erfolgt europaweit z. B. mit **Gefahrzetteln** oder orangefarbenen **Gefahrsymbolen.**

Versandstücke

Gefährliche Güter sind so zu kennzeichnen, dass sie als solche erkannt werden. Diese Kennzeichnung erfolgt bei Versandstücken mit Gefahrzetteln.

Straßenfahrzeuge

Fahrzeuge, die gefährliche Güter transportieren, sind zusätzlich zu kennzeichnen. An Fahrzeugfront und -heck mind. 40 cm × 30 cm große **orangefarbene Warntafel** anbringen.

Warntafeln

Je nach Zugehörigkeit genormtes Aussehen (▶ Tab. 1.2). Dadurch erhöht sich der Erkennungswert für Feuerwehr, RD und Polizei → sich mit dem Aufbau vertraut machen!

Tab. 1.2 Kodierung von Warntafeln

2	Entweichen von Gas durch Druck oder durch chemische Reaktion
3	Entzündbarkeit von flüssigen Stoffen (Dämpfen) und Gasen oder selbsterhitzungsfähiger flüssiger Stoffe
4	Entzündbarkeit fester Stoffe oder selbsterhitzungsfähiger fester Stoffe
5	Oxidierende (brandfördernde) Wirkung
6	Giftigkeit
7	Radioaktivität
8	Ätzwirkung
9	Gefahr einer spontanen heftigen Reaktion
X	Stoff reagiert in gefährlicher Weise mit Wasser.

- **Warntafel mit Gefahrzahl und U. N.-Stoffnummer:**
  - Ziffern auf der oberen Hälfte der Warntafel, Kennzeichnung der Gefahr: Kemler-Zahl, bestehend aus zwei oder drei Ziffern
  - Untere Hälfte der Warntafel: vierstellige U. N.-Stoffnummer (vom RD nicht zu identifizieren).

- **Kemler-Zahl** weist auf folgende Gefahren hin:
  - **Verdopplung einer Ziffer:** Zunahme der Gefahr, z. B. 66 → sehr giftig. Falls die Gefahr eines Stoffes ausreichend von einer einzigen Ziffer angezeigt werden kann, wird dieser Ziffer eine 0 angefügt, z. B. 30 → **Entzündbarkeit**
  - **Vorangestelltes X:** Stoff reagiert zusätzlich zu seiner eigentlichen Gefahr noch mit Wasser, z. B. X33

Unfallmerkblatt

Für das Transportpersonal, aber auch für Rettungskräfte werden bei Gefahrguttransporten Unfallmerkblätter mitgeführt. Sie enthalten neben den Angaben über die Eigenschaften und Gefahren des Transportguts auch Hinweise über allgemeine Notfallmaßnahmen sowie Maßnahmen der Ersten Hilfe, Verhalten bei Leckagen und bei Feuer.

1.10 Verhalten bei Terroranschlägen

Ziele von Terroranschlägen können Personen des öffentlichen Interesses, Unternehmen, öffentliche Einrichtungen, aber auch **Massenveranstaltungen** oder Verkehrsmittel sein.
Hierbei handelt es sich vor allem um eine **Gefährdung durch:**

- Biologische und chemische Waffen (Kontamination durch Gase, Flüssigkeiten usw.),
- Sprengstoff (Druckwelle und -wirkung),
- Nukleare und radiologische Waffen (Kontamination durch Strahlung, Druckwelle usw.) oder
- Sabotage von Betriebs- und Sicherheitseinrichtungen mit potenzieller Gefahr für Mensch und Umwelt.

Als **ersteintreffendes Rettungsmittel** sind die Grundsätze des Arbeitens an der Großschadensstelle zu beachten. Ggf. sind folgende Maßnahmen durchzuführen:

- Eigenschutz beachten
- Nachalarmierung von Polizei und weiteren erforderlichen Einsatzkräften (Notarzt, Gesundheitsbehörden, Technisches Hilfswerk usw.)
- Erkundung der Lage, soweit ohne Eigengefährdung möglich
- Großzügige Absperrung des betroffenen Gebietes
- Unbeteiligte möglichst aus dem gefährdeten Gebiet verweisen
- Pat. behandeln und ggf. Transport, wenn Einsatzleitung bzw. weitere Rettungsmittel bereits eingetroffen.

2 Arbeitstechniken

Frank Flake, Boris A. Hoffmann, Axel Bischoff, Nils Gehring

2.1 ABCDE-Schema und Untersuchung des Notfallpatienten

Tab. 2.1 Schematisches Vorgehen	
SSS	• **Scene:** Einschätzen der **Einsatzstelle** (Scene) bzgl. der Aspekte • **Sicherheit** (Safety) und • **Situation** (Situation), die an dieser Einsatzstelle konkret vorliegt
Ersteindruck	• **Erster Kontakt** zum Pat. • **Zügige** Einschätzung von Atmung, Kreislauf und Neurologie • Sollte nach **10–15 Sek.** abgeschlossen sein • **Fragen,** was passiert ist • **Entscheidung:** Zustand des Pat. potenziell kritisch oder potenziell nicht kritisch • **Bei Kindern:** ▸ Kap. 2.1.1
A (Airway)	• **HWS:** Immobilisation, falls indiziert • **Atemweg überprüfen** • Atemweg ggf. durch **einfache Hilfsmittel** (Esmarch-Handgriff, Absaugung, Wendl- oder Guedel-Tubus) freimachen
B (Breathing)	• **Auskultation** des Thorax • Achten auf: – Zyanose, Schwitzen, paradoxe Atmung, Einsatz der Atemhilfsmuskulatur, Brustwanddeformitäten, Prellmarken, Hämatome, ein Hautemphysem, gestaute Halsvenen • Bei einer Atemfrequenz < 8/Min. oder > 30/Min. **assistiert beatmen** • Frühzeitig Sauerstoff verabreichen; Pulsoxymeter anschließen und im Regelfall **Sättigung** (SpO_2) von ≥ 95 % anstreben
C (Circulation)	• Tasten des **Pulses** (Frequenz, Qualität und Regelmäßigkeit) • Farbe, Temperatur, Feuchtigkeit der **Haut** einschätzen • **Rekapillarisierungszeit** prüfen (normal: < 2 Sek.) • Suche nach **äußeren** Blutungen • Ggf. **Entlastungspunktion** bei Spannungspneumothorax
D (Disability)	• **Glasgow Coma Scale/AVPU-Schema** • **Pupillenstatus** (Größe, Gleichheit, Lichtreaktion) • **Blutzucker** messen
E (Exposure/ Environment)	! Traumapat. immer **entkleiden** • Genaue Patienteninspektion • Umfeldinspektion • **Wärmeerhalt**

Merke

Die ABCDE-Vorgehensweise gilt **nur** für den lebenden Patienten, sonst ACLS-Vorgehensweise.

2.1.1 Pädiatrisches Beurteilungsdreieck – Ersteindruck bei Kindern

Der Ersteindruck bei Kindern findet anders als beim Erwachsenen mithilfe des pädiatrischen Beurteilungsdreiecks (PAT – Pediatric Assessment Triangle) statt (▶Abb. 2.1).

2.1.2 Secondary Assessment

Akronym SAMPLER

- **S – Signs and Symptoms** (Symptome)
- **A – Allergies** (Allergien)
- **M – Medication** (Medikamente)
- **P – Past Medical History** (Patientenvorgeschichte)
- **L – Last Meal** (letzte Mahlzeit)
- **E – Events** (Ereignisse direkt vor dem Notfall)
- **R – Risk Factors** (Risikofaktoren)

Akronym OPQRST

- **O – Onset** (Beginn und Ursprung)
- **P – Palliation/Provocation** (Linderung/Verschlechterung)
- **Q – Quality** (Qualität)
- **R – Region/Radiation** (Region/Ausstrahlung)
- **S – Severity** (Intensität)
- **T – Time** (Dauer)

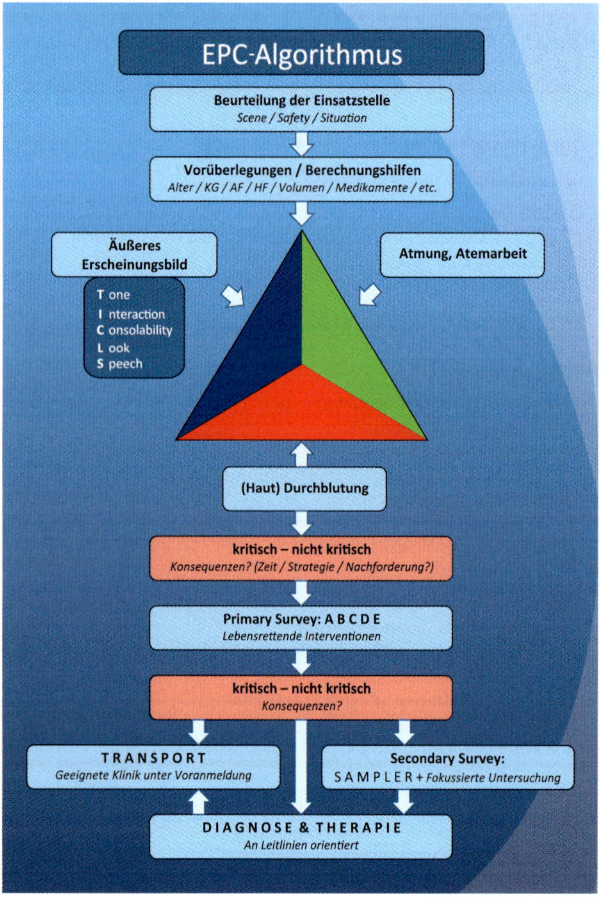

Abb. 2.1 EPC-Algorithmus mit pädiatrischem Beurteilungsdreieck [M839]

2.2 Diagnostik

2.2.1 Pulskontrolle

Tab. 2.2 Pulsfrequenzen pro Minute im Ruhezustand

Altersgruppe	Normalwerte	Tachykardie	Bradykardie
Erwachsene	60–80	> 100	< 50
Kinder	80–100	> 125	< 65
Kleinkinder	100–120	> 150	< 80
Säuglinge	120–140	> 175	< 95
Neugeborene	120–150	> 190	< 100

2.2.2 Blutdruckmessung

Tab. 2.3 RR-Normalwerte im Ruhezustand

Alter	Systolisch	Diastolisch
Neugeb.	65–75	35–45
1 Lj.	65–120	50–80
4 Lj.	80–120	55–80
8 Lj.	85–120	50–70
12 Lj.	100–130	50–70
Erw.	110–140	70–90

2.2.3 EKG-Interpretation

Vorgehen bei der EKG-Interpretation

- **Rhythmus:** rhythmisch oder arrhythmisch (Extrasystolen?)
- **Frequenz:** bradykard oder tachykard?
- **P-Welle:** Form und Verhältnis zum QRS-Komplex?
- **PQ-Zeit:** < 0,2 Sek.: normal
- **Breite des QRS-Komplexes:** ≤ 0,12 Sek.: normal

- **Veränderungen der ST-Strecke:** liegt normalerweise auf dem Niveau der isoelektrischen Linie
- **Veränderungen der T-Welle:** Vergrößerung oder Abflachung?
- **Lagetyp:** elektrische Herzachse

Ausgewählte pathologische EKG-Befunde

Veränderungen der P-Welle

Normal < 0,20 mV, ≤ 0,11 Sek.

- **Kein P abgrenzbar:** RR-Abstand wechselnd (Zirkeltest): absolute Arrhythmie (Vorhofflimmern), AV-Rhythmus

Veränderungen der PQ-Zeit

- **Verkürzte PQ-Zeit:** (< 0,12 Sek.), normale P-Welle: Tachykardie, WPW-Syndrom
- **Verlängerte PQ-Zeit:** normale P-Welle: AV-Block I.°
- **Zunehmende PQ-Zeit:** Ausfall eines QRS-Komplexes: Wenckebach-Periodik bei AV-Block II.°
- **Normale PQ-Zeit:** mit Kammersystolenausfall (kein QRS-Komplex nach P) AV-Block II.° Typ II (Mobitz II)

QRS verbreitert

(> 0,12 Sek.)

- **Linksschenkelblock** (LSB):
  - **Inkomplett:** QRS-Zeit ≤ 0,12 Sek.
  - **Komplett:** QRS-Zeit > 0,12 Sek., deformierter QRS-Komplex in I, II, aVL, $V_{5/6}$, ST-Senkung mit präterminal neg. T in I, II, aVL, V_5 und V_6. Achtung: Endstreckenbeurteilung und Infarktdiagnose kaum möglich!
- **Rechtsschenkelblock** (RSB):
  - **Inkomplett:** QRS-Zeit < 0,12 Sek., doppelgipfliges R (RSR'-Form) in V_1 und aVR
  - **Komplett:** QRS-Zeit > 0,12 Sek., QR-Zeit > 0,08 Sek. (oberer Umschlagpunkt), M-förmig deformierter QRS-Komplex v. a. in V_1 und aVR
- **$S_I Q_{III}$-Typ:** z. B. Lungenembolie, akutes Cor pulmonale

Erregungsrückbildungsstörungen

- **ST-Streckensenkung:**
  - **Muldenförmig:** z. B. Digitaliswirkung zusätzlich QT-Verkürzung, PQ-Zeit verlängert, präterminal neg. T, evtl. kleine U-Welle
  - **Deszendierend:** z. B. Koronarinsuffizienz

- **ST-Streckenhebung:** nicht pathologische Hebungen in V_2–V_4 bei vagotonen Jugendlichen möglich! Myokardinfarkt
- **Perikarditis:** konvexbogige ST-Hebung in allen Ableitungen, Fehlen infarkttypischer Veränderungen wie R-Verlust, pathologisches Q

Veränderungen der T-Welle

Normal negativ in aVR und V_1, bis etwa zum 30. Lj. auch in V_2.

- **„Hohes" T:** Vagotonie (ggf. mit Sinusbradykardie)
  ! Ist abzugrenzen von **erster Phase des Herzinfarkts** („Erstickungs-T") und Hyperkaliämie (QT-Verkürzung; spitze, hohe T-Welle)
- **T-Abflachung:** Hypokaliämie, Myokarditis, KHK, beginnende Linksherzhypertrophie
- **Präterminal neg. T:** normal in III, bei Jugendl. auch in V_3 und V_4, pathol.: Linksherzhypertrophie, KHK, Digitalis, Perikarditis
- **Terminal neg. T:** sog. Außenschichtischämie (nicht transmuraler Infarkt), Peri-, Myokarditis, Intox., rheumatische oder neoplastische Infiltration

2.2.4 Pulsoximetrie

Tab. 2.4 Beurteilung der pulsoximetrischen Messwerte (modifiziert nach Hoffmann und Flake)

SpO_2	Klassifizierung	Maßnahmen
100–91 %	Normoxämie	Richten sich nach dem klinischen Krankheitsbild
90–86 %	Hypoxämie	Inhalationstherapie (Nasensonde, Sauerstoffbrille oder Maske, evtl. mit Demandventil oder Sauerstoffreservoir)
85–71 %	Manifeste Hypoxämie	Massive Sauerstoffgabe, evtl. Intubation
< 70 %	Akute Vitalgefährdung	Intubation mit einem FiO_2 von 100 %

2.2.5 Kohlenmonoxidmessung

▶ Kap. 17.6

2.2.6 Kapnometrie, Kapnografie

Tab. 2.5 Verändertes Kapnogramm

Befund	Gestörte Ventilation
Verkleinerte Amplitude, geringer $EtCO_2$	Hyperventilation
Vergrößerte Amplitude, hoher $EtCO_2$	Hypoventilation
Verlängerte Anstiegszeit der $EtCO_2$-Kurve	Obstruktion, z. B. Asthma, Tubusknick
Ungenaue Messung, vorzeitiger Abfall der CO_2-Kurve	Leckage im Beatmungssystem
Fehlende $EtCO_2$-Kurve	• Ösophageale Fehlintubation • Diskonnektion • Versehentliche Extubation (z. B. beim Umlagern)
Schlagartiger Abfall des $EtCO_2$, danach langsamer Anstieg oder bei einem kleinen embolischen Verschluss immer kleiner werdende Amplitude	Lungenembolie
Ausbleiben der CO_2-Kurve wegen mangelnder Lungenperfusion	Herzstillstand
Verkleinerte Amplitude, geringerer $EtCO_2$	• Stoffwechselreduktion beim hypothermen Pat. • Nach Gabe von Adrenalin
Erhöhte Amplitude, hoher $EtCO_2$	Medikamentengabe, z. B. Natriumbikarbonat

2.2.7 Blutzuckerschnelltest

- Normalwert: 70–120 mg/dl (3,85–6,6 mmol/l)
- Hypoglykämie: < 50 mg/dl (2,8 mmol/l)
- Hyperglykämisches Koma: > 250–600 mg/dl (13,9–33,3 mmol/l)

2.2.8 Temperaturmessung

- Normalwert: 36,0–37,5 °C (rektal)
- Hypothermie: < 35 °C
- Hyperthermie: > 37,5 °C

2.2.9 Sonografie im Rettungsdienst

Tab. 2.6 Zielstrukturen für die Diagnostik im Rahmen der Traumaversorgung

Nr.	Einstellung des Schallkopfes	Untersuchte Strukturen	Verdachtsdiagnose
1	Lateral-diaphragmaler Längsschnitt rechts	Pleuraraum	Hämatothorax, Pleuraerguss
		Subphrenisch	
2	Lateral-kaudaler Längsschnitt rechts	Perihepatisch	Freie abdominale Flüssigkeit
		Morrison-Pouch	Freie abdominale Flüssigkeit
		Retroperitoneum	Retroperitoneale Blutung durch Gefäßverletzung Nierenverletzung Beckenfraktur Wirbelsäulenfraktur
3	Lateral-diaphragmaler Längsschnitt links	Pleuraraum	Hämatothorax, Pleuraerguss
		Subphrenisch	Freie abdominale Flüssigkeit
		Perisplenisch	Subkapsuläres Milzhämatom, freie abdominale Flüssigkeit
4	Lateral-kaudaler Längsschnitt links	Koller-Pouch	Freie abdominale Flüssigkeit
		Retroperitoneum	Retroperitoneale Blutung durch Gefäßverletzung Nierenverletzung Beckenfraktur Wirbelsäulenfraktur
5	Medianer Unterbauchschnitt quer/längs	Retro- und paravesikal	Freie abdominale Flüssigkeit

2.3 Gefäßzugänge

2.3.1 Peripherer Venenzugang

Tab. 2.7 Größen von Venenverweilkanülen

Gauge	22 G	20 G	18 G	17 G	16 G	14 G
Farbe	blau	rosa	grün	weiß	grau	orange
Außendurchmesser (mm)	0,8	1,0	1,2	1,4	1,7	2,0
Innendurchmesser (mm)	0,6	0,8	1,0	1,2	1,4	1,7
Durchflussrate ml/Min. (wässrige Infusion)	36–42	61–67	96–103	128–133	200–236	270–345

2.3.2 Intraossäre Punktion

Material

- EZ-IO Bohrer
- EZ-IO Nadel, z. B. PD-Nadel für Patienten < 39 kg KG → Länge 15 mm
- Tupfer, Desinfektionsmittel
- Dreiwegehahn
- Fixierpflaster
- Infusion inkl. Infusionssystem

Durchführung (proximale Tibia)

- Punktionsort lokalisieren, z. B. Tibia 1–2 cm unterhalb der Tuberositas tibiae, 1 Fingerbreit zur Tibia-Innenseite (Achtung: Bei kleinen Kindern kann es schwierig sein, die Tuberositas tibiae zu identifizieren; dann einfach zwei Querfinger breit unterhalb der Patella und einen Fingerbreit zur medialen Tibiaseite gehen)
- Punktionsort ausreichend desinfizieren
- Behältnis der Intraossärnadel öffnen
- Nadel mit dem Magnetaufnehmer des Schraubers aus dem Behältnis nehmen
- Nadel senkrecht ohne großen Druck durch die Haut stechen, bis ein Widerstand spürbar ist

- Schalter des Schraubers bestätigen und bohren, bis spürbar der Widerstand verloren geht, jetzt den Schalter sofort loslassen (wichtig: kaum Druck ausüben, die Arbeit wird vom Schrauber geleistet)
- Nadel mit einer Hand fixieren und mit der anderen Hand den Schrauber senkrecht von der Nadel ziehen
- Trokar aus der Kanüle schrauben (gegen den Uhrzeigersinn drehen)
- Verbindungsleitung anschließen
- Lagekontrolle (Blut an der Trokarspitze, Blutaspiration)
- Evtl. Laborblutentnahme
- Bolusgabe (10 ml NaCl), falls notwendig (bei ansprechbaren Pat.) Lidocain-Gabe zur Schmerzreduktion (Dosis: 0,5 mg/kg KG bei Kindern, 20–100 mg bei Erw.)
- Infusionssystem mit Dreiwegehahn anschließen (Dreiwegehahn notwendig, da sonst keine Zuspritzmöglichkeit besteht)
- Druckinfusion durchführen (300 mmHg), am besten mit einer Druckinfusionsmanschette

2.4 Elektrotherapie

2.4.1 Defibrillation und Kardioversion

Beide Verfahren nutzen Strom zur Therapie von Herzrhythmusstörungen. Bei der Defibrillation verfügt der Patient über keine nennenswerte Kreislaufaktivität. Bei der Kardioversion erfolgt in der Regel eine Synchronisation der Schockabgabe auf die R-Zacke.

Indikationen für Defibrillation

Kammerflimmern/Kammerflattern, Torsade-de-Pointes-Tachykardie, pulslose ventrikuläre Tachykardie.

Durchführung Defibrillation

- **Platzierung der Defibrillationselektroden:** Sternum-Apex-Position: Eine Defibrillationselektrode wird unter der rechten Klavikula, parasternal, die andere unter der linken Mamille (ca. 5. ICR, seitlich der weiblichen Brust) im Bereich der Herzspitze platziert.
- **Wahl der Defibrillationsenergie:** bei Erw. Vorgabe durch den Gerätehersteller, meist bereits im Gerät vorkonfiguriert. Bei Kindern 4 J/kg KG.
- Analyse des Herzrhythmus durchführen (durch Gerät oder Anwender)
- Helfer zurücktreten lassen (**„Achtung, weg vom Patienten“**) und Defibrillation laut ansagen (**„Achtung, Schuss!“**)

- Letzter Kontrollblick und Auslösung durch Knopfdruck
- Basismaßnahmen fortsetzen

Indikationen Kardioversion

Vorhofflimmern, Vorhofflattern, hochfrequente Kammertachykardie, paroxysmale supraventrikuläre Tachykardie, supraventrikuläre Tachykardie mit hämodynamischer Instabilität.

Durchführung Kardioversion

- EKG-Monitoring, Pulsoximetrie, RR-Messung, Pulskontrolle
- O_2-Gabe 4–6 l/Min., i. v.-Zugang
- Intubations- und Reanimationsbereitschaft
- Beruhigender Zuspruch und Aufklärung des Pat. über die Kardioversion (bei bewusstseinsklaren Patienten)
- ggf. **Sedierung,** z. B. Midazolam 2–4 mg i. v., **Analgesie,** z. B. Fentanyl 0,05–0,1 mg i. v. und **Narkoseeinleitung,** z. B. Propofol 1–2 mg/kg KG i. v.
- Energie wählen → bei 70 Joule beginnen, bei 3-maliger erfolgloser Kardioversion nächstmöglich höher einstellbare Energie wählen und nochmals 3-mal kardiovertieren, evtl. Versuch mit nochmals höherer Energie probieren. **An Synchronisation denken!**

2.4.2 Transkutane Schrittmachertherapie

Indikationen transkutane Schrittmachertherapie

- Bradykarde Herzrhythmusstörungen (bei starker Hypotonie oder Nichtansprechen auf medikamentöse Therapie)
- Tachykarde Herzrhythmusstörungen (im Overdrive-Modus)
- Adam-Stokes-Anfall
- Asystolie (mit P-Wellen)

Durchführung

- Haut mit Wasser, Alkoholtupfer, Desinfektionsmittel reinigen, evtl. Körperbehaarung rasieren
- Aufkleben der Schrittmacherelektroden:
  - Negative Elektrode ventral an der linken Brustseite (in Höhe EKG-Ableitung V_2/V_3)
  - Positive Elektrode dorsal unter dem linken Schulterblatt
- Schrittmacherkabel anschließen
- Stimulationsmodus am Schrittmachergerät einstellen, z. B. Fixed, Demand, Overdrive
- Interpretation des EKG

- Stimulationsparameter einstellen:
  - Stimulationsfrequenz bei Asystolie 80/Min.
  - Stimulationsintensität (mA) auf die max. Stromstärke hochregeln, langsam herunterregeln bis Ausfall der Kammerkomplexe (Captures); endgültige Stromstärke kurz oberhalb der niedrigstmöglichen Stromstärke wählen
- Pat. beobachten:
  - Karotispuls tastbar?
  - Periphere Pulse tastbar?
  - Blutdruckkontrolle: RR ↑?
  - Auskultation des Herzens
  - Hautfarbe des Pat.: abnehmende Zyanose?
  - Evtl. bei hypothermen Pat.: rektale Messung der ansteigenden Körperkerntemperatur
- EKG beurteilen, Dokumentation (Ereignistaste)

2.5 Blutungskontrolle

2.5.1 Beckenschlinge

Durchführung

- Beckenschlinge unter gestreckten Beinen durchziehen
- Becken von oben leicht anheben („Sägetechnik" eher vermeiden)
- Beckenschlinge auf Höhe des Trochanter major bringen
- Festziehen und Verschluss der Beckenschlinge bei Stabilisierung des Beckens von Hand
- Ggf. Beine zusammenbinden, um Außenrotation zu vermeiden

2.5.2 Tourniquet, Abbindung

Durchführung

- **Abbinden mit Tourniquet:**
  - Tourniquet über die Extremität legen und Ende des Bandes durch die Öffnung ziehen
  - Band stramm ziehen und verschließen
  - Den Knebel drehen und durch die Rotation das Band verkürzen, bis die Blutung steht
  - Knebel am Tourniquet befestigen
- **Abbinden mit RR-Manschette:** elegante und effektive Lösung.
  - Am Oberarm Manschettendruck ca. 30–40 mmHg über $RR_{syst.}$ bringen

  - An der unteren Extremität beim Erw. spezielle Blutdruckmanschetten für das Bein verwenden: Manschettendruck muss deutlich über dem am Oberarm gemessenen Blutdruck liegen
  - Erfolgskontrolle: Sistieren der Blutung und Pulslosigkeit distal der Abbindungsstelle
- Bei allen Abbindungen muss der Zeitpunkt der Intervention notiert werden.

2.5.3 Weitere Techniken und Hilfsmittel

Hämostatika oder Hämostyptika:
Unter Hämostatika versteht man Medikamente bzw. Präparate, die Blutungen stillen.

iTClamp:
Die iTClamp® ist eine Klammer, die auf die Wunde gesetzt und geschlossen wird.

Druckverband:
Druckverband mit Verbandpäckchen oder Dreiecktuch.

2.6 Freimachen, Freihalten der Atemwege

Techniken und Hilfsmittel

- Esmarch-Handgriff
- Absaugen
- Oropharyngealtuben
- Nasopharyngealtuben

2.6.1 Oropharyngealtuben

Durchführung
- Tiefe Bewusstlosigkeit feststellen: Schmerzreiz setzen
- Atemwege frei machen
- Richtige Tubusgröße auswählen:
  - Erw.: Tubus soll vom Mundwinkel bis zum Ohrläppchen des Pat. reichen (Größen 2–5)
  - Kinder: Neugeborene Gr. 000, bis ca. 6 Mon. Gr. 00, bis 12 Mon. Gr. 0, bis ca. 2 J. Gr. 1
- Mund mittels Esmarch-Handgriff öffnen
- Kopf überstrecken

- Passenden Tubus mit dem zum Gaumen gerichteten Ende, also in falscher Richtung, in die Mundhöhle einführen
- Anschließend den Tubus unter weiterem Einführen um 180° drehen
- Ohne Gewalt über die Zunge schieben, bis das Schild vor den Lippen liegt
- Bei Erbrechen oder Würgen Tubus sofort entfernen

2.6.2 Nasopharyngealtuben

Durchführung

- Bewusstlosigkeit und vorhandene Atmung feststellen
- Keine Einsatzmöglichkeit der stabilen Seitenlage oder des Guedel-Tubus
- Richtige Tubusgröße auswählen:
  - Kinder: 20–24 Ch.
  - Jugendliche: 26 Ch.
  - Erw. Frauen: 28 Ch.
  - Erw. Männer: 30 Ch.
  - Sehr große Erw.: 32 Ch.
- Auftragen eines Gleitmittels auf den Tubus und evtl. in das Nasenloch, z. B. Lidocain-Gel
- Durch leichtes Anheben der Nasenspitze Tubus vorsichtig parallel zum harten Gaumen in Richtung Rachenhinterwand in die Nase einführen; nach Möglichkeit sollte der untere (größere) Nasengang verwendet werden
- So weit vorschieben, bis Atemgeräusch nicht mehr schnarchend klingt

2.6.3 Supraglottische Atemwegshilfen

Larynxmaske (LM)

Tab. 2.8 Größen und Füllungsvolumen des Cuffs

Größe	Patient	Manschettenvolumen
1	Neugeborene/Säuglinge bis 6,5 kg	5 ml
2	Säuglinge/Kinder	10 ml
2,5	Kinder 15–30 kg	20 ml
3	Kleine Erwachsene/Kinder 30–50 kg	25 ml
4	Normale Erwachsene	35 ml
5	Große Erwachsene	40 ml

Larynxtubus

Tab. 2.9 Größen von Larynxtuben (VBM Medical)			
Größe	**Patient**	**Gewicht/Größe**	**Konnektorfarbe**
0	Neugeborene	< 5 kg	transparent
1	Säuglinge	5–12 kg	weiß
2	Kinder	12–25 kg	grün
2,5	Kinder/Jugendliche	125–150 cm	orange (nur LTS II)
3	Erwachsene	< 155 cm	gelb
4	Erwachsene	155–180 cm	rot
5	Erwachsene	> 180 cm	violett

2.6.4 Endotracheale Intubation

Material

- Laryngoskopgriff mit MacIntosh-Spatel Nr. 3, 4 oder 5 beim Erw., Distanz zwischen Ohrläppchen und Mundwinkel des Pat. ergibt etwa die benötigte Spatelgröße
- Steril verpackte Tuben in der benötigten Größe: Innendurchmesser: Frauen 7,0–7,5 mm, Männer 8,0–8,5 mm
- Zweiten, steril verpackten Tubus in der nächstkleineren Größe bereitlegen
- 10- oder 20-ml-Spritze zum Füllen des Cuff, ggf. Blockerklemme
- Beißschutz: z. B. Guedel-Tubus, Beißkeil
- Befestigungsmaterial: Pflaster, Mullbinde, Schlauchverband
- Magill-Zange
- Führungsstab
- Gleitmittel: Lidocain-Gel, bei Benutzung eines Führungsstabes besser Spray benutzen
- Einsatzbereites Absauggerät mit Kathetern
- Beatmungsbeutel mit Sauerstoffreservoir oder Demandventil und passender Maske

Durchführung

- Pat. in verbesserter Jackson-Position lagern: flach in Rückenlage, Kopf um ca. 7–10 cm erhöht und leicht rekliniert
- Tubus mit Führungsstab versehen

! Spitze darf nicht aus dem Tubus herausschauen, Ausnahme: wenn Spitze flexibel

- Mit der rechten Hand den Mund des Pat. mittels Kreuzgriff weit öffnen, evtl. vorhandenen Zahnersatz und Fremdkörper entfernen
- Laryngoskopspatel mit der linken Hand vom rechten Mundwinkel her einführen und Zunge nach links drängen
- Kehldeckel darstellen (Spatelspitze muss in der Glottisfalte liegen)
- Kehldeckel durch dosierten Zug nach vorne-oben aufrichten (auf keinen Fall hebeln → Zahnschäden!)
- Durch die nun sichtbare Stimmritze Tubus mit der rechten Hand einführen, bis Cuff hinter den Stimmbändern nicht mehr zu sehen ist. Auf Markierung am Tubus achten. Einführtiefe beim Erw.: ab Zahnreihe 22–24 cm
- Tubus mit ca. 5 ml Luft blocken (lassen)
- Mit den Fingern der rechten Hand Tubus im Mundwinkel sicher festhalten
- Laryngoskop vorsichtig entfernen
- Tubuslage kontrollieren:
  - Auskultation über Magen, Thorax links, rechts, apikal, basal
  - Kapnometrie, bzw. Kapnografie
- Beißschutz einlegen, z. B. Guedel-Tubus
- Tubus mit vorgefertigtem ca. 60 cm langem, 2 cm breitem Schlauchverbandstück oder klebestarkem 2,5 cm breitem Pflaster umwickeln und an den Wangen fixieren

2.6.5 Koniotomie

Material für konventionelle Technik

- Sterile Handschuhe
- Desinfektionsmittel
- Steriles Lochtuch
- Spritze und Kanüle
- Falls erforderlich Lokalanästhetikum, z. B. Lidocain 5 ml
- Skalpell
- Schere (spitz/stumpf, gerade; 14 cm lang)
- Trachealkanüle oder sehr kurz abgeschnittener Endotrachealtubus (4,0–4,5 mm ID mit Blockung)
- Geschlitzte 10 × 10-cm-Kompresse
- Absauggerät
- Material zur Fixierung
- Beatmungsbeutel

Material für Schnell-Koniotomie-Bestecke

- Quicktrach I-II®-Set:
  - Kunststofftrachealkanüle mit Stahlhohlnadel und LuerLock-Anschluss (15 mm Verbindungsstück zum Anschluss von Beatmungsbeutel oder Beatmungsgerät)
  - 10-ml-Spritze
  - Stopper
  - Befestigungsplatte
  - Befestigungshalsband
  - Verbindungsschlauch („Gänsegurgel")
- Sterile Handschuhe
- Desinfektionsmittel
- Evtl. Lokalanästhetikum, z. B. 5–10 ml Xylocain®

Durchführung

- Pat. mit leicht rekliniertem Kopf in die Rückenlage bringen (Schultern unterpolstern)
- Einschnittstelle/Einstichstelle ertasten: in der Mittellinie des Halses zwischen dem unteren Rand des Schildknorpels und dem oberen Rand des Ringknorpels
- Großzügig desinfizieren
- Ggf. steriles Lochtuch auflegen
- Evtl. Lokalanästhesie durchführen
- Kopf reklinieren, mit Daumen und Zeigefinger Schildknorpel des Pat. fixieren.
- **Konventionelle Technik**
  - Ca. 1 cm langen, quer verlaufenden Hautschnitt über dem Lig. cricothyroideum anlegen
  - Das darunter gelegene Gewebe (Platysma) mit der Schere spreizen, M. cricothyroideus zur Seite drängen und das Lig. cricothyroideum freilegen, mit Skalpell auf ca. 8–10 mm Breite quer einschneiden
  - Entstandene Öffnung spreizen und mit dünnem Absaugkatheter (ca. 10 Ch.) absaugen
  - Trachealkanüle oder Endotrachealtubus einlegen, blocken und fixieren
  - Schlitzkompresse als Wundabdeckung
- **Schnell-Koniotomie-Besteck**
  - Spritze auf Hohlnadel setzen
  - Beim senkrechten Einstich Quicktrach® an der Spitze mit Daumen, Zeige- und Mittelfinger halten und führen
  - Quicktrach® ca. 1 cm tief einstechen

- Bei korrekter intratrachealer Lage ist mit der Spritze leicht Luft zu aspirieren
- Quicktrach® nun 45° nach kranial neigen und dem Verlauf der Trachea folgend nach kaudal bis zum Stopper vorschieben
- Stopper entfernen
- Spritze und Stahlnadel festhalten und Plastikkanüle bis zum Aufliegen der Fixierplatte auf dem Hals vorschieben
- Spritze und Stahlnadel entfernen
- Quicktrach® mit dem Halsband fixieren
- „Gänsegurgel" aufstecken und Beatmungsgerät oder Beatmungsbeutel anschließen

2.7 Beatmung

2.7.1 Notfallrespiratoren

Alle Notfallrespiratoren beatmen mit intermittierend positivem Druck (IPPV). Manche Geräte ermöglichen weitere Beatmungsformen (▶ Kap. 2.7.2).

- Inspiratorische O_2-Konzentration: 45–60–100 %
- Max. Beatmungsdruck: bei den meisten Geräten fest vorgegeben, z. T. kann Drucklimit zwischen 20 und 80 mbar vorgewählt werden
- Verhältnis Inspirationszeit zu Exspirationszeit (I:E): meist fest vorgegeben; einige Geräte bieten die Möglichkeit, Verhältnis einzustellen
- Atemminutenvolumen (AMV): abhängig vom eingesetzten Gerät, zwischen 1–25 l einstellbar

2.7.2 Erweiterte maschinelle Beatmung

Nachfolgend finden sich gängige Beatmungsformen am Beispiel des Oxylog 3000+, Firma Dräger:

- **IPPV: I**ntermittent **P**ositive **P**ressure **V**entilation: intermittierende Beatmung mit positivem Druck.
- **SIMV: S**ynchronized **I**ntermittent **M**andatory Ventilation: synchronisierte intermittierende mandatorische Beatmung. Der Pat. atmet mit einer unzureichenden Atemfrequenz spontan. Damit eine Mindestventilation gewährleistet wird, beatmet das Gerät zusätzlich nach jedem 2. oder 3. spontanen Atemzug.
- **CPAP: C**ontinuous **P**ositive **A**irway **P**ressure: Spontanatmung mit kontinuierlich positivem Druck.

- **BIPAP: Bi**phasic **P**ositive **A**irway **P**ressure: Spontanatmung unter kontinuierlich positivem Atemwegsdruck mit zwei unterschiedlichen Druckniveaus kombiniert mit freier Spontanatmung.
- **ASB: A**ssisted **S**pontaneous **B**reathing: druckunterstützte Spontanatmung.

Es ergeben sich weitere spezielle Beatmungsformen, wenn SIMV, CPAP und BIPAP durch ASB ergänzt werden:

- **S-IPPV** (**S**ynchronized **I**ntermittent **P**ositive **P**ressure **V**entilation): Beatmung mit intermittierend positivem Druck.
- **AMV** (**A**ssisted **M**echanical **V**entilation): assistierte triggergesteuerte Beatmung. Für den Notfalleinsatz ungeeignet. Evtl. Einsatz bei Intensivverlegungen.

Beatmungsgeräte können heute auf Atemstillstände reagieren und selbsttätig in die kontrollierte Beatmung umschalten. Darüber hinaus existieren weitere Möglichkeiten, wie die nichtinvasive Ventilation über eine Beatmungsmaske (**NIV: N**on-**I**nvasive **V**entilation).

2.7.3 NIV-Therapie

Voraussetzung

Wacher, kooperativer Pat. mit ausreichender Spontanatmung

Durchführung

- Patienten aufklären und angemessene Maske wählen
- FiO_2 (1,0) = 100 % (no Air-Mix) und PEEP = 5 mbar (ggf. im Verlauf höher, max. 10 mbar)
- Maske dicht an Gesicht halten/vom Patienten halten lassen
- Fixierung, wenn von Pat. toleriert
- Druckunterstützung initial 5 mbar mit Steigerung bis max. 10 mbar bei Toleranz
- Patientenbeobachtung und -überwachung

2.8 Anästhesie

Indikationen zur präklinischen Narkoseeinleitung

- Polytrauma
- Schweres Schädelhirntrauma (SHT)
- Thoraxtrauma
- Inhalationstrauma
- Abdominaltrauma
- Schwere Extremitätenverletzungen

- Großflächige Verbrennungen
- Status epilepticus
- Status asthmaticus
- Lungenödem
- Schock

2.8.1 Einleitungsphase

Tab. 2.10 Medikamentendosierung zur Einleitung der Anästhesie

Substanz	Dosierung		
	pro kg/KG	z. B. bei 70 kg KG	Erfahrungsgemäß
1. Anticholinergika			
Atropin	0,01 mg	0,5–1 mg	0,5 mg
2. Analgetika			
Fentanyl	5–10 µg	0,35–0,7 mg	0,35 mg
(S-)Ketamin	0,5–1 mg	35–70 mg	50 mg
3. Hypnotika			
Etomidat 2 %	0,15–0,3 mg	10–20 mg (5–10 ml)	20 mg = 10 ml
Thiopental 2,5 %	3–7 mg	250–500 mg (10–20 ml)	350 mg = 14 ml
Propofol 1,0 %	1–2 mg	70–140 mg (7–14 ml)	100 mg = 10 ml
Midazolam 0,1 %	0,1–0,2 mg	7–14 mg (7–14 ml)	5 mg = 5 ml
4. Muskelrelaxanzien			
Suxamethonium-chlorid 2,0 %	1–1,5 mg	70–100 mg (3,5–5 ml)	100 mg = 5 ml

2.8.2 Aufrechterhaltung

Tab. 2.11 Medikamentendosierung zur Aufrechterhaltung der Anästhesie

	Wirkdauer	Narkoseaufrecht-erhaltung	z. B. 70 kg KG	
Fentanyl	20–40 Min.	1–3 µg/kg KG	0,07–0,2 mg	1,4–4,0 ml
(S-)Ketamin 25 mg/ml	10–15 Min.	0,25–0,5 mg/kg KG	17,5–35 mg	3,5–7,0 ml
Thiopental 2,5 %	5–15 Min.	3–5 mg/kg KG	200–350 mg	8–14 ml
Propofol 1,0 %	ca. 5 Min.	0,2–0,5 mg/kg KG	15–35 mg	1,5–3,5 ml
Midazolam 0,1 %	45–90 Min.	0,05–0,1 mg/kg	3,5–7 mg	3,5–7,0 ml
Nach Beendigung der Wirkung von Suxamethoniumchlorid (ca. 5 Min.) Muskelrelaxierung mit nicht depolarisierendem Muskelrelaxans fortführen				
Rocuronium 10 mg/ml	60 Min.	Initial: 1 mg/kg KG	70 mg	7 ml
		Repetitionsdosis: 0,15 mg/kg KG		

2.8.3 Ausgewählte Narkoseschemata

Schwierige Intubationsverhältnisse, Polytrauma, eingeklemmter Pat., Pat. im Schock

▶ Tab. 2.12

Tab. 2.12 Schwierige Intubationsverhältnisse, Polytrauma, eingeklemmter Pat., Pat. im Schock

Substanz	Dosierung		
	pro kg/KG	z. B. 70 kg KG	Erfahrungsgemäß
Atropin	0,01 mg	0,5–1 mg (1–2 ml)	0,5 mg = 1 ml
Midazolam 0,1 %	0,1–0,2 mg	7–14 mg (7–14 ml)	5 mg = 5 ml
(S-)Ketamin 5 mg/ml	0,5–1,0 mg	35–70 mg (7–12 ml)	70 mg = 12 ml

Tab. 2.12 Schwierige Intubationsverhältnisse, Polytrauma, eingeklemmter Pat., Pat. im Schock *(Forts.)*			
Substanz	**Dosierung**		
	pro kg/KG	**z. B. 70 kg KG**	**Erfahrungsgemäß**
Nach eindeutig korrekter Intubation			
Rocuronium 10 mg/ml	Initial: 1 mg	70 mg	7 ml
	Repetitionsdosis: 0,15 mg		

Schädel-Hirn-Trauma

▶ Tab. 2.13

Tab. 2.13 Schädel-Hirn-Trauma			
Substanz	**Dosierung**		
	pro kg/KG	**z. B. 70 kg KG**	**Erfahrungsgemäß**
Atropin	0,01 mg	0,5–1 mg (1–2 ml)	0,5 mg = 1 ml
Fentanyl	5–10 µg	0,35–0,7 mg (7–14 ml)	0,5 mg = 10 ml
Propofol 1,0 %	1–2 mg	70–140 mg (7–14 ml)	100 mg = 10 ml
Suxamethoniumchlorid 2,0 %	1–1,5 mg	70–105 mg (3,5–5,25 ml)	100 mg = 5 ml
Nach eindeutig korrekter Intubation			
Rocuronium 10 mg/ml	Initial: 1 mg/kg	70 mg (7 ml)	
	Repetitionsdosis: 0,15 mg		
Zur Aufrechterhaltung der Bewusstseinsausschaltung			
Midazolam 0,1 %	0,1–0,2 mg	7–14 mg (7–14 ml)	5 mg = 5 ml

Status epilepticus

▶ Tab. 2.14

Tab. 2.14 Status epilepticus

Substanz	Dosierung		
	pro kg/KG	z. B. 70 kg KG	Erfahrungsgemäß
Atropin	0,01 mg	0,5–1 mg (1–2 ml)	0,5 mg = 1 ml
Fentanyl	5–10 µg	0,35–0,7 mg (7–14 ml)	0,4 mg = 8 ml
Thiopental 2,5 %	3–7 mg	250–500 mg (10–20 ml)	350 mg = 14 ml
Nach eindeutig korrekter Intubation			
Rocuronium 10 mg/ml	Initial: 1 mg	70 mg (7 ml)	
	Repetitionsdosis: 0,15 mg		

Status asthmaticus

▶ Tab. 2.15

Tab. 2.15 Status asthmaticus

Substanz	Dosierung		
	pro kg/KG	z. B. 70 kg KG	Erfahrungsgemäß
Atropin	0,01 mg	0,5–1 mg (1–2 ml)	0,5 mg = 1 ml
Midazolam 0,1 %	0,1 mg	7 mg (7 ml)	5 mg = 5 ml
(S-)Ketamin 5 mg/ml	0,5–2,5 mg	35–175 mg (7–35 ml)	70 mg = 12 ml
Nach eindeutig korrekter Intubation			
Rocuronium 10 mg/ml	Initial: 1 mg	70 mg (7 ml)	
	Repetitionsdosis: 0,15 mg		

2.9 Thoraxpunktion und -drainage

2.9.1 Thoraxpunktion

Material

- Sterile Handschuhe
- Desinfektionsmittel
- 10-ml-Spritze und Kanüle
- Falls erforderlich Lokalanästhetikum, z. B. Lidocain 5–10 ml
- Großlumige Punktionskanüle (D 2,7 mm, Länge 80 mm) mit 10-ml-Spritze
- Ggf. Heimlich-Ventil (Fa. Cook)

Durchführung

- Pat. in Rückenlage bringen
- Punktionsstelle im 2. ICR großzügig desinfizieren
- Evtl. Lokalanästhesie: Lidocain 5–10 ml ins Punktionsgebiet infiltrieren (Probeaspiration!)
- Einstich auf die 3. Rippe, dann an ihrem oberen Rand in kranialer Richtung in den Thorax vorschieben; während des Vorschiebens mit der aufgesetzten Spritze aspirieren; wenn sich leicht Luft aspirieren lässt, Spritze und Mandrin festhalten und Kunststoffkanüle weiter vorschieben (Achtung: sonst Gefahr der Verletzung des Lungengewebes)
- Spritze und Mandrin entfernen
- Evtl. mehrere Kanülen in unmittelbarer Umgebung einstechen
- Heimlich-Ventil anschließen: verhindert den inspiratorischen Lufteinstrom
- Baldmöglichst Thoraxdrainage legen

2.9.2 Thoraxdrainage

Material

- Hautdesinfektion (Desinfektionsspray)
- Sterile Handschuhe
- Einmalrasierer
- Evtl. Lokalanästhetikum, z. B. Lidocain 5–10 ml
- Sterile Abdecktücher oder Lochtuch
- Thoraxdrains unterschiedlicher Größe, z. B.: beim Erwachsenen → Pneumothorax 24 Ch., Hämatothorax 28–32 Ch.
- Pinzette, Schere (14 cm lang, stumpf), Skalpell
- Nadelhalter, Nahtmaterial

- Heimlich-Ventil
- Auffangbeutel
- Verbandmaterial: sterile Kompresse 20 × 20 cm, breite Pflasterstreifen

Durchführung

- Pat. flach in Rückenlage bringen
- Beim Vorgehen nach Bülau, Arm des Pat. seitlich auslagern
- Evtl. Rasur der Achsel- bzw. Brustbehaarung
- Großflächige Hautdesinfektion
- Haut um die vorgesehene Inzisionsstelle steril abdecken
- Falls Pat. wach ist, mit Lidocain 5–10 ml zuerst im subkutanen Gewebe über der Rippe eine Quaddel setzen, dann Zwischenrippenraum infiltrieren
- Hautschnitt:
  - Monaldi: ca. 3 cm langer Einschnitt am Oberrand der 3. Rippe, dem Rippenverlauf folgend (2 Querfinger lateral des Sternums)
  - Bülau: ca. 3 cm langer Einschnitt am Oberrand der 6. Rippe, dem Rippenverlauf folgend
- Evtl. Tunnelung: mit dem Finger, evtl. unter Zuhilfenahme einer Schere, Kanal in kranialer Richtung durch die Muskulatur bahnen, bis Pleuraraum eröffnet wird
- Mit dem kleinen Finger Drainagekanal erweitern
- Drainageschlauch am Finger entlang in den Thorax einführen und nach kranial vorschieben
- Verschluss des Drains gegenüber der Atmosphäre:
  - Absauggerät mit einem Sog von max. 25 cmH_2O anschließen, z. B. Accuvac®, niedrigste Einstellung
  - Heimlich-Ventil mit Sekretauffangbehälter an den Drain anschließen
- Mit dem Faden Hautwunde vernähen und Drain fixieren
- Bei starker Verschmutzung der Wunde die Inzisionsstelle mit Desinfektionsspray und sterilen Kompressen reinigen
- Wunde mit steriler Kompresse abdecken und mit Pflasterrahmenverband sichern

2.10 Wundversorgung und Verbandlehre

2.10.1 Fremdkörper in Wunden

Durchführung

- **Grundregel:** Fremdkörper bis zur endgültigen Versorgung in der Wunde belassen!
- Fremdkörper muss durch den Verband umschlossen werden
- Direkt an der Einstichstelle steriles Verbandmaterial platzieren, z. B. Mullbinden
- Ausreichend Polstermaterial (z. B. Mullbinden) an den Fremdkörper legen und befestigen → Sekundärschäden durch Fixierung des Fremdkörpers vermeiden
- Evtl. Fremdkörper kürzen bzw. ihn aus festen Strukturen, z. B. aus einem Zaun, herauslösen

2.10.2 Amputationsverletzungen

Amputatversorgung

- Bei subtotalen Amputationsverletzungen keine vollständige Abtrennung herbeiführen (eine kleine Hautbrücke versorgt das Amputat besser)
- Reinigungsversuche am Amputat unterlassen
- Amputat so, wie vorgefunden, in steriles Verbandmaterial (Verbandtuch) einwickeln
- Die weitere Aufbewahrung in speziell gefertigten Replantatbeuteln:
  - In den Innenbeutel das abgetrennte Körperteil legen und ihn fest verschließen
  - Kaltes Wasser mit der gleichen Menge Eis (Eiswürfel oder künstliches Eis) in den Außenbeutel füllen und verschließen
  - ! Auf keinen Fall darf der abgetrennte Körperteil direkt mit dem Schmelzwasser bzw. dem Eis Kontakt bekommen (Gefahr von Kälteschäden)!
  - Außenbeutel kurz unterhalb des Verschlusses vom Innenbeutel verschnüren

2.11 Systeme zur Versorgung Wirbelsäulenverletzter

Tab. 2.16 Vor- und Nachteile der verschiedenen Systeme

Schaufeltrage und Vakuummatratze	Spineboard	KED-System
Vorteile		
• Patientenumlagerung sehr schonend • Keine Transporttraumata zu erwarten	• Sehr schnelle Einsatzbereitschaft • Sehr schnelle Patientenumlagerung • Patient muss nicht zweimal umgelagert werden	• Sitzende Patienten können einfach umgelagert werden • Einsatz auch in enger Umgebung möglich
Nachteile		
• Benötigt Vorbereitungszeit • Patient in Vakuummatratze weniger gut zugänglich (z. B. bei Erbrechen)	• Bei zu langen Transportwegen Transporttraumen nicht auszuschließen • Drei Helfer erforderlich	• Benötigt Vorbereitungszeit • Eignet sich vornehmlich zur Patientenrettung, nicht zur Transportimmobilisation

3 Kardiopulmonale Reanimation

Frank Flake, Boris A. Hoffmann

3.1 Indikationen zur Reanimation

- Pat., die weder reagieren noch normal atmen (▶ Tab. 3.1)
- Pulslosigkeit (Kontrolle des Karotispulses) und Atemstillstand (überprüft durch professionellen Helfer)
- Asystolie, Kammerstillstand (Non VF/VT)
- Pulslose elektrische Aktivität (PEA)
- Kammerflimmern (VF)
- Pulslose Kammertachykardie (pVT), Torsade-de-Pointes

Bei Neugeborenen: HF < 60/Min. und keine suffiziente und regelmäßige Spontanatmung nach 30 Sek. andauernder Beatmung.

Tab. 3.1 Kreislaufstillstand

Nach Eintreten des Kreislaufstillstands	Klinische Zeichen
Sofort	Pulslosigkeit der A. carotis
10–20 Sek.	Bewusstlosigkeit
15–30 Sek.	Atemstillstand, Schnappatmung
15–40 Sek.	Zyanose, besonders der Schleimhäute, Lippen
60 Sek.	Erweiterte Pupillen
90 Sek.	Reaktionslose und starre Pupillen
5–10 Min.	Biologischer Tod (irreversibel)

3.2 Durchführung einer Reanimation

3.2.1 Basismaßnahmen (Basic Life Support)

Atemwege freimachen und freihalten (bei Bewusstlosigkeit)

- Öffnen des Mundes mittels **Esmarch-Handgriff**
- Entfernen von Fremdkörpern aus dem Mund-Rachen-Raum
- **Überstrecken des Kopfes**
- Über Mund-Nasen-Bereich beugen, Blick in Richtung Thorax des Pat. halten: **Sehen** der Thoraxbewegungen, **Hören** des Atemgeräusches, **Fühlen** des Ausatemstoßes
- Einseitige **Karotis-Pulskontrolle** (inkl. Atemkontrolle nicht länger als 10 Sek.) (unsicher)

Beatmung (bei Atemstillstand)

- Beutelbeatmung mit 100 % O_2, Reservoirbeutel, besser Demandventil verwenden
- Inspirationsphase ca. 1 Sek., Exspirationsphase vor erneuter Inspiration abwarten
- Während der Exspiration Kopf überstreckt lassen

Circulation (bei Herzstillstand)

- Kompressionen laut mitzählen!
- Thoraxkompressionen und Beatmung im Wechsel 30:2 durchführen, bis EKG angeschlossen ist
- Bei Kindern 15:2 bzw. 3:1 (Neugeborene)
- Bei Vorliegen von Kammerflimmern umgehende Defibrillation und anschließend für weitere 2 Min. den Thorax komprimieren
- Der Reduzierung der No-Flow-Time kommt die größte Bedeutung zu! (▶ Abb. 3.2)

Tab. 3.2 Herzdruckmassage

	Erwachsener/ Schulkind	Kleinkind	Säugling	Neugeborenes
Platzierung der Hände	Mitte des Brustkorbes = untere Hälfte des Sternums, Handballen aufsetzen	In Thoraxmitte einen Finger unterhalb der Mamillarlinie aufsetzen	vgl. Kleinkind	vgl. Kleinkind
Drucktechnik	Zweite Hand darüberlegen, Arme durchstrecken und „aus dem ganzen Körper" komprimieren	Mit dem Handballen einer Hand komprimieren	Mit Zeige- und Mittelfinger komprimieren	vgl. Säugling
Drucktiefe	5– max. 6 cm	5 cm	4 cm	4 cm
Frequenz	100–120/Min.	100–120/Min.	100–120/ Min.	100–120/ Min.

3.2.2 Erweiterte Maßnahmen (Advanced Life Support)

Die Basismaßnahmen (▶ Kap. 3.2.1) sind die Grundlage. Sie müssen effektiv und andauernd durchgeführt werden. Hierzu zählt auch die Defibrillation (▶ Abb. 3.1).

Sauerstoffgabe

- Frühestmöglicher Anschluss des Beatmungsbeutels an die O_2-Versorgung, mittels **Reservoirsystem** oder besser Demandventil
- Nicht hyperventilieren!
- Ziel-SpO_2 nach ROSC: 94–98 %

Defibrillation

- Bei Kammerflimmern und pulsloser Kammertachykardie (VF/VT) Maßnahme der ersten Wahl.
- Die No-Flow-Time muss idealerweise unter 5 Sekunden liegen, daher sind manuelle Defibrillatoren vorzuziehen!
- Die empfohlene initiale Energiemenge für monophasische Defibrillatoren beträgt 360 Ws (J), für biphasische Defibrillatoren (je nach Hersteller) 150–360 Ws (J).

Schrittmachertherapie

Besonders bei bradykarden Rhythmusstörungen ist das Verfahren der transkutanen, noninvasiven Schrittmachertherapie Mittel der Wahl, wenn medikamentöse Therapien versagen.

Indikationen

- Asystolie (Non VF/VT), wenn P-Wellen vorhanden sind oder ein Blockbild besteht
- Symptomatische Bradykardien mit P < 30/Min., die medikamentös nicht behebbar sind; vorher 0,5–3,0 mg Atropin Braun® i. v.
- AV-Block III. Grades
- Ggf. symptomatische tachykarde Rhythmusstörungen (bei Versagen physikalischer/medikamentöser Maßnahmen)
- PEA mit Vorhofaktivität (keine Erhöhung des Kurz- oder Langzeitüberlebens beschrieben)

Durchführung

Über Schrittmacherelektroden kann auch defibrilliert werden. Hier muss bei anterior-posteriorer Defibrillation die Energie reduziert werden (▶ Kap. 2.4.2).

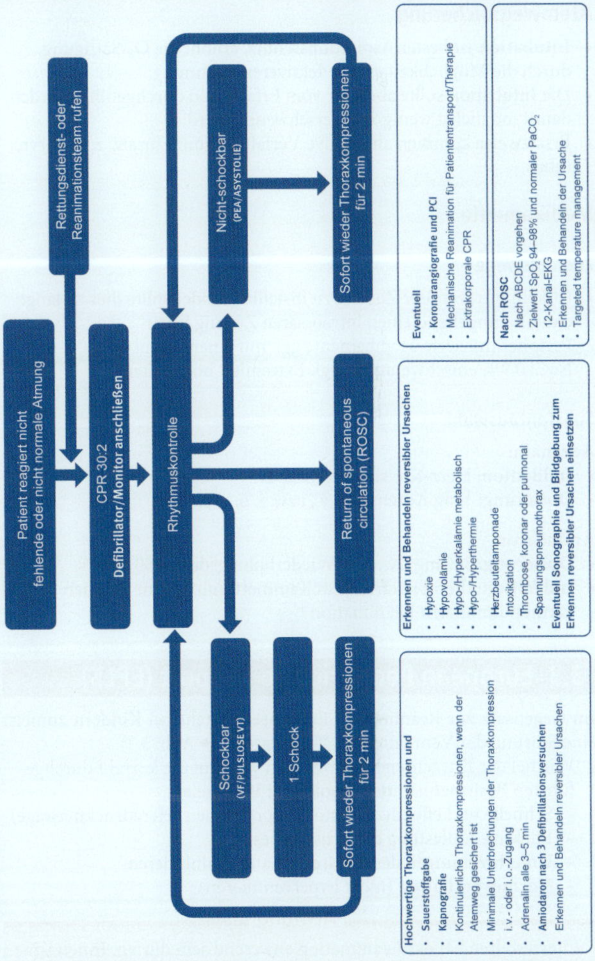

Abb. 3.1 ERC-Algorithmus Erweiterte Reanimationsmaßnahmen beim Erwachsenen © German Resuscitation Council (GRC) und Austrian Resuscitation Council (ARC) 2021 [F781-035] *(Onlineversion: https://else4.de/55j [QR-Code s. Titelei])*

Atemwegssicherung

- **Intubation** ist bester Aspirationsschutz, erhöht die O_2-Sättigung durch die Möglichkeit einer effektiveren Beatmung.
- Die Intubation sollte aber nur vom Erfahrenen durchgeführt werden, damit möglichst wenig Zeit verschwendet wird.
- Ersatzweise kommen alternative Verfahren zum Einsatz, z. B. Larynxtubus.

Medikamente

Zugangswege

- Ist kein intravenöser Zugang zu installieren oder sollte dies zu lange dauern, umgehend einen intraossären Zugang legen
- Peripher injizierte Medikamente ggf. mit einem 20 ml Bolus, z. B. NaCl 0,9 % einschwemmen, ggf. Extremität hochhalten

Substanzauswahl

Adrenalin

- **Indikation:** Herz-Kreislauf-Stillstand
- **Dosierung:** 1 mg Adrenalin i. v., bzw. i. o.

Amiodaron

- **Dosierung:** 300 mg i. v., evtl. Wiederholungsdosis 150 mg i. v.
- **Indikation:** therapierefraktäres Kammerflimmern im Rahmen der kardiopulmonalen Reanimation

3.3 European Pediatric Life Support (EPLS)

Im Gegensatz zur Reanimation Erwachsener steht bei Kindern zumeist eine Störung der Ventilation im Vordergrund (▶ Abb. 3.2).

- Wie bei der Erwachsenenreanimation wird auf die korrekt durchgeführten Basismaßnahmen besonderer Wert gelegt:
  - Schnelle und effektive Thoraxkompressionen (Herzdruckmassage)
  - Effektive Entlastung des Brustkorbes
  - Unterbrechungen der Basisreanimation minimieren
  - **Normoventilation** (nicht hyperventilieren)

Achtung

Eltern sollten bei der Reanimation anwesend sein dürfen. Ihnen ist möglichst ein erfahrener Helfer zur Seite zu stellen.

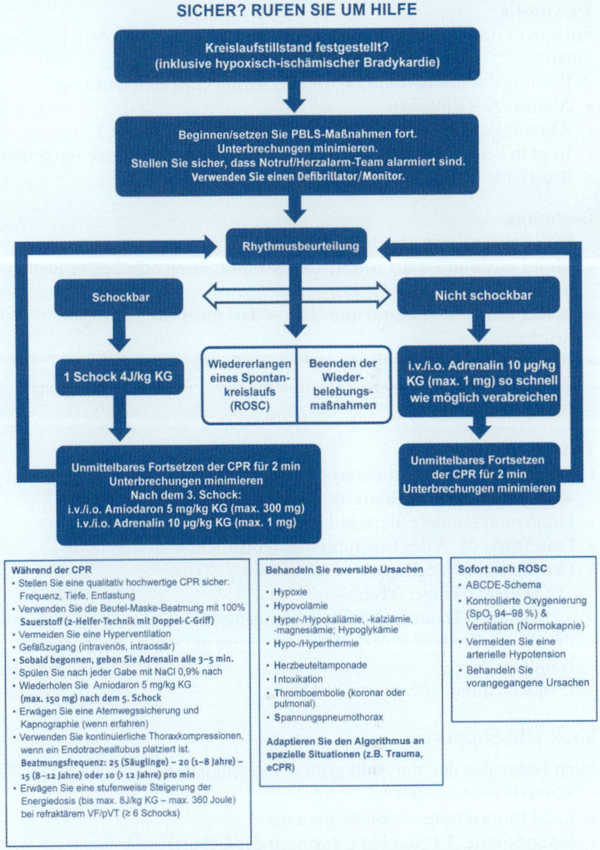

Abb. 3.2 ERC-Algorithmus Erweiterte Maßnahmen zur Reanimation von Kindern © German Resuscitation Council (GRC) und Austrian Resuscitation Council (ARC) 2021 [F781-041]
(Onlineversion: https://else4.de/782 [QR-Code s. Titelei])

Diagnostik

Entspricht im Wesentlichen der Diagnostik beim Erwachsenen. Darüber hinaus:

- Prüfung der Bewusstseinslage durch Ansprechen und Berühren
- Atemwege freimachen
- Atmungskontrolle (Sehen, Hören, Fühlen → max. 10 Sek.)
- Kopf in Schnüffelstellung → nicht überstrecken, ggf. Polster unter den Brustkorb

Beatmung

- Evtl. Polster unter den Brustkorb
- Mund-zu-Mund- oder Mund-zu-Nase-Beatmung oder besser Beutel-Masken-Beatmung (FiO_2 1,0)
- Maske umschließt Mund und Nase → darf nicht auf die Augen drücken
- Inspirationszeit → sichtbares Heben des Brustkorbes
- Bei gesicherten Atemwegen (Intubation usw.) Beatmungsfrequenz 10–25 Min.

Thoraxkompression

- Notwendig bei Herzstillstand oder einer Herzfrequenz < 60/Min. und schlechter Hautdurchblutung (Blässe)
- Druckpunkt: untere Sternumhälfte
- Drucktiefe: ca. ⅓ des Brustumfangs (entspricht 4–5 cm)
- Drucktechnik Säuglinge:
  - 1 Helfer: 2-Finger-Technik
  - 2 Helfer: 2-Daumen-Methode (Zangengriff)
- Bei älteren Kindern je nach Alter wahlweise mit einer oder beiden Händen
- Frequenz mind. 100, max. 120/Min.

Basic Life Support

Nach Feststellen der Notwendigkeit zur Reanimation:

- 5 initiale Beatmungen
- 15:2 (Thoraxkompression:Beatmung)
- Neugeborene: 3:1 (nur bis 1 Tag nach der Geburt)
- Bei gesicherten Atemwegen kontinuierliche Thoraxkompression und Beatmung

Defibrillation

Bei schockbaren Rhythmen wie Kammerflimmern oder pulsloser Kammertachykardie (sehr selten) auch bei Kindern Maßnahme der ersten Wahl. Darf nicht durch andere Maßnahmen verzögert werden.

! Immer **Klebepatches** verwenden (werden auch in Kindergrößen angeboten)

- Paddleposition Apex → Sternum oder anterior → posterior
- **Defibrillationsenergie 4 Joule/kg KG**

Achtung

AED-Geräte sind auch bei Kindern > 1 J. einsetzbar. Patches und Energie sollten darauf abgestimmt sein. Falls nicht verfügbar, können auch Standard-AED eingesetzt werden. Für Säuglinge kann keine AED-Empfehlung gegeben werden.

Schrittmachertherapie

Bei bradykarden Rhythmusstörungen Verkleinerung der Elektrodenfläche durch Zerschneiden der Stimulationselektroden oder besser spezielle Kinderpatches benutzen (sehr selten).

Zugangswege

Zugangsweg der Wahl ist der intravenöse Zugang. Falls dieser nicht umgehend zu installieren ist oder Schwierigkeiten zu erwarten sind, umgehend intraossären Zugang installieren.

Atemwegsmanagement

Sichere Ventilation besonders wichtig. Dem kindlichen Kreislaufstillstand liegen häufig respiratorische Ursachen zugrunde.

Medikamente

- **Adrenalin:** Dosierung 0,01 mg/kg KG. Dosierung und Mischung bereiten durch die kleinen Mengen oft Probleme

Adrenalingabe beim Kind

- 0,1 ml = 0,1 mg Adrenalin in eine 2-ml-Spritze aufziehen und mit NaCl 0,9 % auf 2 ml verdünnen: 0,05 mg Adrenalin/ml.
- 1 mg Adrenalin in 100 ml NaCl 0,9 % geben; entspricht 0,01 mg/ml.

- **Amiodaron:** Dosierung 5 mg/kg KG

3.4 EKG-Diagnostik

3.4.1 Kammerflimmern (VF)

Unkoordinierte, ineffektive Tätigkeit des Ventrikelmyokards → fehlende Pumpfunktion.

EKG-Bild

Anfangs grobe, später feine arrhythmische und hochfrequente Flimmerwellen (200–500/Min.). Keine QRS-Komplexe, T- oder P-Wellen sichtbar (▶Abb. 3.3).

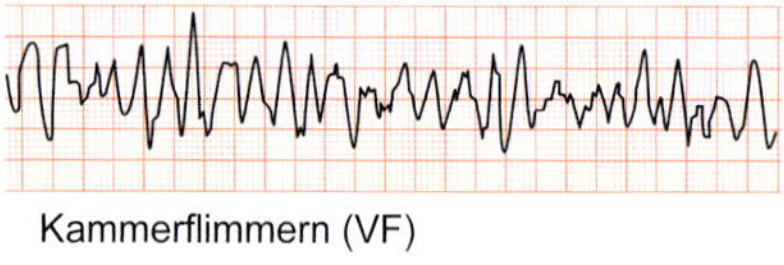

Abb. 3.3 Kammerflimmern [L143]

Therapie

Reanimation. Defibrillation mit 4 Joule/kg KG (Erw. 150–360 J biphasisch)

3.4.2 Asystolie (Non VF/VT)

Vollständiger Stillstand aller elektrischen Herzaktionen → fehlende Pumpfunktion.

EKG-Bild

Leicht wellenförmige „Null-Linie". Eine „schnurgerade" Null-Linie gibt es nicht → Elektroden und Stecker am EKG-Gerät überprüfen (▶Abb. 3.4).

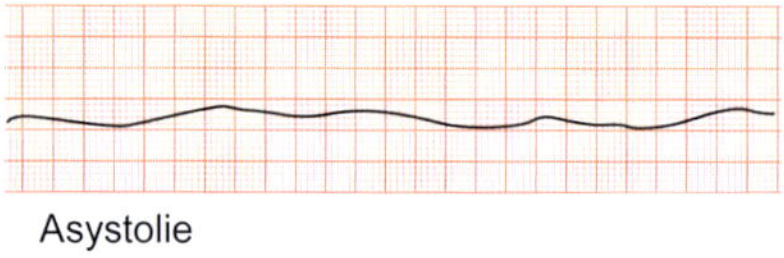

Abb. 3.4 Asystolie [L143]

Therapie
Reanimation.

3.4.3 Pulslose ventrikuläre Tachykardie (VF/VT)

Schneller Rhythmus mit Reizbildung in den Ventrikeln aufgrund kreisender Erregungen. Keine Pumpleistung. Funktionell dem Kammerflimmern gleichzusetzen.

EKG-Bild
Schnelle, regelmäßige schenkelblockartig deformierte breite Kammerkomplexe (QRS> 0,14 Sek.). Frequenzen oft im Bereich von 150–250/Min. P-Wellen stehen ohne feste Beziehung zu den QRS-Komplexen (AV-Dissoziation) (▶ Abb. 3.5).

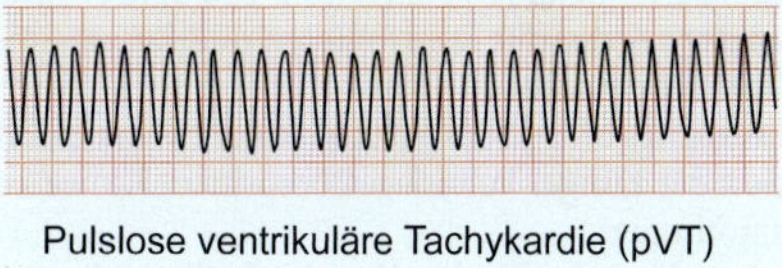

Abb. 3.5 Pulslose ventrikuläre Tachykardie [L143]

Therapie
Reanimation. Defibrillation mit 4 Joule/kg KG (Erw. 150–360 J biphasisch).

3.4.4 Pulslose elektrische Aktivität (PEA Non VF/VT)

Meist regelmäßige Aussendung von Impulsen des Reizbildungssystems ohne (ausreichende) Kontraktion des Herzmuskels.

! PEA nach schwerem Trauma, meist Hinweis auf massiven Volumenverlust (Kontraktion ohne Füllung) → ausreichende Volumengabe

EKG-Bild
Meist breite, unregelmäßig geformte bradykarde Kammerkomplexe (▶ Abb. 3.6).

Therapie
Reanimation.

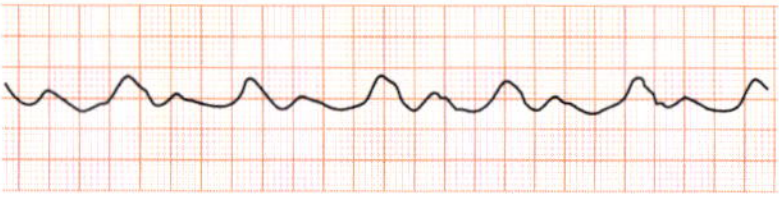

Abb. 3.6 Pulslose elektrische Aktivität (PEA) [L143]

3.5 Postreanimationsphase

3.5.1 Stabilisationsphase

Nach primär erfolgreicher Reanimation ist zur langfristigen Sicherung des Reanimationserfolges eine strukturierte Therapie erforderlich!

- **Vitalparameter** regelmäßig kontrollieren und Reassessment nach dem **ABCDE-Schema**
- **EKG-Auswertung,** evtl. 12-Kanal-Ableitung (Myokardinfarkt?)
- **Auskultation der Lunge:** Tubuslage überprüfen, Hinweis auf Hämato- oder Pneumothorax?
- Spätestens jetzt **Ursache für den Kreislaufstillstand** eruieren (HITS und 4Hs)
- **Venösen Zugang** sichern, wenn nicht schon gelegt
- **BZ stixen:** BZ auf Werte bis max. 180 mg/dl halten, evtl. 10–50 ml Glukose 40 % i. v. (Achtung: Eine Hyperglykämie kann bestehende Ischämie verstärken)
- **Hypotonie** (RR_{SYST} < 80 mmHg): Dobutamin 2–10 µg/kg KG/Min. i. v.
- **Tachykardie/Bradykardie:** ▶ Kap. 5.4
- **Aufrechterhaltung der Narkose:** Analgosedierung mit Fentanyl 0,05–0,1 mg i. v. und Diazepam 2–10 mg i. v. (auftitrieren)
- **Beatmungsparameter:** Normokapnie anstreben
  - AZV: 6–8 ml/kg KG
  - AF: 12–15/Min.
  - PEEP: 5 cmH_20
  - FiO_2: 1,0
  - $EtCO_2$: 35–45 mmHg
- **Temperaturmanagement** einleiten: 32–36 °C über 24 h
- Dokumentation

3.5.2 Transportphase und Übergabe im Krankenhaus

- Klinikauswahl je nach Ursache
- RTH-Transport?
- Übergabe
  - Zeitpunkt des Kreislaufstillstands (im Zweifelsfall gilt der Zeitpunkt des Notrufs bei der RLSt)
  - Zeitpunkt des Reanimationsbeginns
  - Primärer EKG-Rhythmus: Asystolie, Kammerflimmern, Kammertachykardie, PEA
  - Dauer bis zum Wiedererlangen eines eigenen Rhythmus
  - Maßnahmen: Anzahl der Defibrillationen, Medikamente
  - Eventuell Transportkomplikationen

3.6 Abbruch der Reanimation

Achtung

Eine laufende Reanimation sollte nicht innerhalb der ersten 20–30 Min. abgebrochen werden.

Mögliche Abbruchkriterien

- Abbruch ist Entscheidung des Notarztes
- Therapierefraktäres Kammerflimmern/Asystolie > 30 Min. nach ordnungsgemäß durchgeführter Reanimation
- Weite, lichtstarre (entrundete) Pupillen nach > 30 Min. ordnungsgemäß durchgeführter Reanimation
- Infauste Vorerkr., z. B. fortgeschrittene Krebserkrankung
- Fortgeschrittene Hypoxie
- Zusätzlich fortgeschrittenes Alter

Ausnahmen

Reanimation bei Unterkühlung, Intox. oder bei traumatischem Herzstillstand (z. B. Herzbeuteltamponade), wenn die Klinik innerhalb von 15 Min. zu erreichen ist → dies sind die wenigen Gründe, **unter laufender Reanimation ins Krankenhaus** zu fahren.

4 Bewusstseinsstörungen

Frank Flake, Boris A. Hoffmann

4.1 Auffinden eines bewusstlosen Patienten

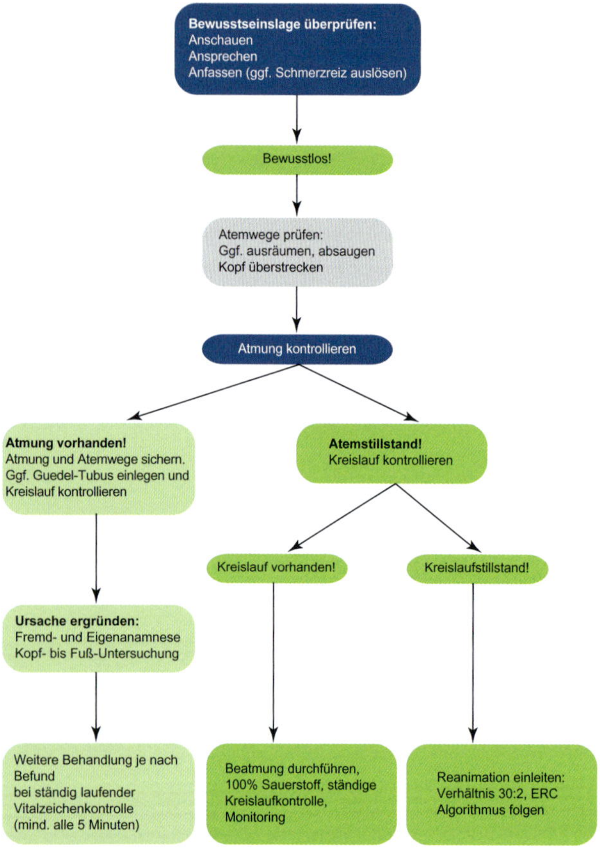

Abb. 4.1 Auffinden einer leblosen Person [M839]

Tab. 4.1 Leitsymptome und ihre Differenzialdiagnose

Leitsymptome	Differenzialdiagnose
Atemstillstand	Verlegung der Atemwege, zentrale Ursache, Schwäche der Atemmuskulatur, Kreislaufstillstand
Kreislauf-stillstand	• **Kardial:** akutes Koronarsyndrom, Myokarditis, Herzklappenfehler, Elektrounfall, hypertensive Herzkrankheit, Elektrolytstörung, Medikamente, Intoxikation, Perikardtamponade, Hypothermie • **Zirkulatorisch:** Schock unterschiedlicher Ursache, Lungenembolie • **Respiratorisch:** Verlegung der Atemwege, Aspiration, zentrale Atemstörung, Vergiftungen, O_2-Mangel (z. B. Ertrinken, Ersticken)
Weite Pupillen (Mydriasis)	• Kreislaufstillstand, Intox. mit Parasympatholytika, Sympathomimetika, Kokain, Alkohol
Enge Pupillen (Miosis)	• Intox. mit Sympatholytika, Parasympathomimetika, Morphinen; Ponsblutung
Pupillendifferenz (Anisokorie)	• SHT, Hirntumor, Hirnabszess, Apoplex, Hirnblutung

4.2 Beurteilung der Bewusstlosigkeit

4.2.1 Glasgow-Coma-Scale (GCS)

Tab. 4.2 Glasgow-Coma-Scale beim jugendlichen oder erw. Pat.

Reaktion	Neurologische Funktion	Bewertung
Augenöffnen (Schmerzreiz auslösen, ansprechen)	Spontanes Öffnen	4
	Öffnen auf Ansprache	3
	Öffnen auf Schmerzreiz	2
	Keine Reaktion	1+
Verbale Reaktion (ansprechen, einfache Fragen stellen)	Orientiert	5
	Verwirrt, desorientiert	4
	Unzusammenhängende Wörter	3
	Unverständliche Laute	2
	Keine verbale Reaktion	1+

Tab. 4.2 Glasgow-Coma-Scale beim jugendlichen oder erw. Pat. *(Forts.)*

Reaktion	Neurologische Funktion	Bewertung
Motorische Reaktion auf Schmerzreize (Extremitäten-Kommandos geben, Schmerzreiz)	Befolgt Aufforderung	6
	Gezielte Schmerzabwehr	5
	Massenbewegungen	4
	Beugesynergismen	3
	Strecksynergismen	2
	Keine Reaktion	1+

Tab. 4.3 Glasgow-Coma-Scale beim pädiatrischen Pat.

Reaktion	Neurologische Funktion	Bewertung
Augenöffnen	Spontanes Augenöffnen	4
	Augenöffnen auf Zuruf	3
	Augenöffnen auf Schmerzreize	2
	Kein Augenöffnen auf jegliche Reize	1+
Verbale Antwort (Alter < 24 Mon.)	Fixiert, erkennt, verfolgt, lacht	5
	Fixiert kurz, inkonstant, erkennt nicht sicher	4
	Zeitweise erweckbar, trinkt/isst nicht mehr, Bedroh-Reflex neg.	3
	Motorische Unruhe, nicht erweckbar	2
	Keine Antwort auf visuelle, akustische, sensorische Reize	1+
Verbale Antwort (Alter > 24 Mon.)	Verständliche Sprache, volle Orientierung	5
	Unverständliche Sprache, Verwirrtheit	4
	Inadäquate Antworten, Wortsalat	3
	Unverständliche Laute	2
	Keine verbale Äußerung	1+

Tab. 4.3 Glasgow-Coma-Scale beim pädiatrischen Pat. *(Forts.)*

Reaktion	Neurologische Funktion	Bewertung
Motorische Antwort	Gezieltes Greifen nach Aufforderung	6
	Gezielte Abwehr auf Schmerzreize	5
	Ungezielte Beugebewegung auf Schmerzreize	4
	Ungezielte Armbeugung/Beinstreckung auf Schmerzreize	3
	Streckung aller Extremitäten auf Schmerzreize	2
	Keine motorische Antwort auf Schmerzreize	1+

4.2.2 Klinische Stadien der Bewusstlosigkeit

Tab. 4.4 Grad der Bewusstseinsstörung

Bewusstsein		Klinik	
Klar		Örtlich, zeitlich, situativ und zur eigenen Person orientiert	
Somnolent		Schläft, durch Ansprache leicht erweckbar; örtlich, zeitlich, zur eigenen Person orientiert	
Soporös		Durch Ansprache nicht erweckbar, gerichtete Reaktion auf Schmerzreize (z. B. Arm- oder Kopfbewegung)	
Komatös		Nicht erweckbar	**GCS**
	Grad I	Keine Reaktion auf Schmerzreize	6–8
	Grad II	+ Paresen, Krampfanfall, Anisokorie	5–6
	Grad III	+ Streckmechanismen, Augenbewegungsstörungen	4
	Grad IV	Herabgesetzter Muskeltonus, Ausfall von Hirnstammreflexen, Kornealreflex, Puppenkopfphänomen (okulozephaler Reflex), noch Spontanatmung	3

4.3 Diabetologische Notfälle

4.3.1 Diabetisches Koma (Hyperglykämie)

Einteilung

- **Ketoazidotische Hyperglykämie:**
  - Absoluter **Insulinmangel** bei evtl. erhöhtem Bedarf und **metabolischer Azidose**
  - **Auslöser:** Nahrung und Insulin werden u. U. ganz weggelassen, Infekte, Gastroenteritis, akute Pankreatitis, Myokardinfarkt, Schlaganfall, Schwangerschaft
- **Hyperosmolare Hyperglykämie:**
  - Relativer Insulinmangel oder **Hyperosmolarität** des Blutplasmas verhindern **Lipolyse** im Fettgewebe, dadurch Hyperglykämie ohne Ketoazidose
  - **Auslöser:** s. o., Diätfehler, Steigerung des Insulinbedarfs bei Infektionen (z. B. Pneumonie), Unterdosierung oraler Antidiabetika (z. B. Glibenclamid)

Ersteindruck

- Starke Übelkeit, Erbrechen, fehlender Appetit
- Zeichen der Exsikkose, starker Durst, Polyurie
- Müdigkeit, Muskelschwäche
- Evtl. Oberbauch- und Mittelbauchschmerzen (sog. diabetische **Pseudoperitonitis**)
- Somnolenz bis **Koma**

! Medikamentenschachteln oder Insulinampullen? → in den Kühlschrank schauen

- Oft schleichender Beginn
- Bei Ketoazidose fruchtige, nach Apfel riechende Ausatemluft und Kußmaul-Atmung

ABCDE-Schema

- AF ↑ (bei Kußmaul-Atmung, ggf. auch niedrige AF)
- HF ↑, RR ↓ BZ-Werte:
  - Ketoazidotisches Koma meist > 250 mg/dl und < 500 mg/dl
  - Hyperosmolares Koma meist > 600 mg/dl
- Temp. ↑ oder ↓

Maßnahmen

- Lagerung: bei Bewusstlosigkeit stabile Seitenlage
- Ggf. orales Absaugen
- O_2-Gabe: 6–8 l/Min. über Nasenbrille oder -maske
- Basismonitoring: RR, P, EKG, SpO_2

Medikamentöse Therapie

- Venösen Zugang legen: in der 1. Stunde 1.000 ml Vollelektrolytlösung i.v.

Weiterführende Maßnahmen

- Ggf. Schockbekämpfung
- Evtl. Magensonde legen
- Evtl. Schutzintubation

4.3.2 Hypoglykämisches Koma

Ursachen

Bei Blutzuckerwerten < 50 mg/dl oder 2,8 mmol/l zerebrale **Glukoseunterversorgung** (u. U. auch bei höheren Werten möglich).

Mögliche Auslöser:

- Alkoholgenuss, evtl. in Verbindung mit Nahrungskarenz
- Starke körperliche Belastung
- Anfangsstadium eines Diabetes mellitus
- Überdosierung von Insulin oder Sulfonylharnstoffen
- WW von Medikamenten mit Antidiabetika, z. B. β-Blockern, nichtsteroidalen Antirheumatika, Sulfonamiden, ASS
- Hyperinsulinismus
- Diätfehler

Ersteindruck

- Unruhe (Muskelzittern, Schweißausbruch), Desorientiertheit
- Im Frühstadium starke Reizbarkeit, Heißhunger
- Evtl. Übelkeit, Erbrechen
- Evtl. Krampfanfall, Bewusstseinseintrübung bis hin zur Bewusstlosigkeit
- Evtl. Aphasie (DD Schlaganfall)
- Evtl. zerebrale Herdsymptome

ABCDE-Schema

- Atmung normal (DD Hyperglykämie)
- HF ↑
- BZ oft < 50 mg/dl
- Feuchte Haut (DD Hyperglykämie)

Maßnahmen

- Lagerung: bei Bewusstlosigkeit stabile Seitenlage
- O_2-Gabe: 6–8 l/Min. über Nasenbrille oder -maske
- Basismonitoring (RR, P, EKG, SpO_2)
- BZ kontinuierlich messen
- Ggf. Insulinpumpe abstellen bzw. Infusionssystem diskonnektieren

Medikamentöse Therapie

- Bei wachen Patienten Gabe von 5–10 g Glukose oral, ggf. Saft oder Traubenzucker einsetzen
- Beim bewusstlosen Pat.: initial Glukose 5–10 g als G20 % i.v., bei persistierender Bewusstlosigkeit nach 3 Min. weitere 5–10 g i.v.
- Krampfanfall: Midazolam 5 mg i.v., bzw. 10 mg intranasal (5 mg pro Nasenloch)
- Bei **posthypoglykämischem Koma** sollte BZ mit einer Infusion von Glukose 5 % auf etwa 150–200 mg/dl gehalten werden

Weiterführende Maßnahmen

- Ggf. Narkose und Schutzintubation

4.3.3 Umgang mit Insulinpumpenträgern

Etwa handygroße **Pumpen** zur kontinuierlichen Abgabe von Insulin (v. a. bei Typ-1-Diabetikern angewandt).

Mögliche Ursachen einer Hypoglykämie durch die Insulinpumpe

- Falsche Programmierung → Basalrate und Tagesinsulinmenge notieren

! Gerät abschalten oder Infusionssystem diskonnektieren oder ziehen. Weitere Behandlung der Hypoglykämie.

Mögliche Ursachen einer Hyperglykämie durch die Insulinpumpe

- Leere Insulinampulle → Ampulle auswechseln
- Auslaufen von Insulin an der Injektionsstelle, Schnellverschluss oder Pumpenanschluss → Infusionssystem wechseln
- Altes, verstopftes Infusionsset → Infusionssystem wechseln
- Falsche Programmierung → Basalrate und Tagesinsulinmenge notieren

! Gerät muss nicht zwangsläufig abgeschaltet werden.

4.4 Hepatisches Koma

Toxisch-metabolische Form der Bewusstlosigkeit durch fortgeschrittene **Leberfunktionsstörung.**

Ersteindruck

- Delirante Zustände als Vorläufer der Bewusstlosigkeit: Schläfrigkeit, Unruhe, Desorientiertheit
- Grobschlägiges Zittern v.a. der Hände („flapping tremor")
- Süßlich-fäkulente Ausatemluft (Foetor hepaticus)
- **Hirndruckzeichen** in 70 % d. F.

ABCDE-Schema

- Hyperventilation
- SpO_2 ↓ (bei respiratorischer Insuffizienz)
- Tachykardie, evtl. RR ↓, evtl. BZ ↓
- Anamnese: Medikamente, Berufsanamnese, Alkohol, Fremdanamnese

Fokussierte Untersuchung

- **Leberhautzeichen:** „Gefäßspinnen", Hautjucken mit Kratzeffekten, glatte rote Lackzunge, Dauerröte der Daumen- und Kleinfingerballen, Ikterus, Bauchglatze
- **Kollateralkreisläufe:** Venenzeichnung auf der Bauchdecke („Medusenhaupt"), Ösophagusvarizen(-blutung), Hämorrhoiden
- **Aszites:** Vorgewölbtes Abdomen, verstrichener Bauchnabel
- Hauteinblutungen infolge von **Gerinnungsstörungen**
- **Hepatische Enzephalopathie**

Maßnahmen

- Weitere Zufuhr von lebertoxischen Substanzen unterbrechen, z. B. Kortison, Antibiotika, Antimykotika
- Lagerung: bei Bewusstlosigkeit stabile Seitenlage, evtl. Guedel- oder Wendl-Tubus einlegen
- O_2-Gabe: 6–8 l/Min. über Nasenbrille oder -maske
- Basismonitoring (RR, P, EKG, SpO_2)

Medikamentöse Therapie

- Venösen Zugang legen: Vollelektrolytlösung initial 500–1.000 ml i.v., bei schwerer Schocksymptomatik 20–40 ml/kg KG i.v.
- Ggf. Midazolam 2,5–5 mg i.v. (0,05–0,1 mg/kg KG) i.v.

Weiterführende Maßnahmen

- Evtl. Magensonde legen
- Ggf. Narkose und Schutzintubation

4.5 Urämisches Koma

Bewusstseinsstörung bei Nierenfunktionsstörung: Harnstofferhöhung im Blut, metabolische Azidose und Zirkulationsstörungen.

Ersteindruck

- Somnolenz bis Koma
- Nach Urin riechende Ausatemluft (Foetor uraemicus)
- Evtl. Dyspnoe durch Lungenödem („fluid lung")
- Bei urämischer Gastroenteritis Übelkeit, Erbrechen, Durchfall
- Neurologische Symptome: Muskelzuckungen, Sehstörungen, Verwirrtheit, Kopfschmerzen, evtl. tonisch-klonischer Krampfanfall, evtl. Kußmaul- oder Cheyne-Stokes-Atmung (eher selten)

ABCDE-Schema

- Auskultation: Stridor, feuchte Rasselgeräusche bei Lungenödem („fluid lung")
- RR ↑
- EKG (evtl. Rhythmusstörungen)

Fokussierte Untersuchung

- Trockene, blasse Haut, z. T. mit Kratzeffekten durch Juckreiz, evtl. auch Café-au-lait-Farbe der Haut durch Anämie und Harnfarbstoffe
- Dehydratationszeichen bei Polyurie, z. B. stehende Hautfalten

Maßnahmen

- Lagerung: bei Bewusstlosigkeit stabile Seitenlage, evtl. Guedel- oder Wendl-Tubus einlegen
- O_2-Gabe: 6–8 l/Min. über Nasenbrille oder -maske
- Je nach Schwere evtl. Basismonitoring (RR, P, EKG, SpO_2)

Medikamentöse Therapie

- Venösen Zugang legen: offen halten mit Vollelektrolytlösung i. v.
- Hypertonus:
  - Urapidil 12,5 mg i. v. (ggf. wiederholen)
  - ggf. Clonidin 150–200 µg i. v.
- Krampfanfall: Midazolam 5 mg i. v., bzw. 10 mg intranasal (5 mg pro Nasenloch), ggf. Clonazepam 1 mg i. v.

4.6 Zerebrales Koma

Mögliche Ursachen

SHT, Hirntumor, Infektionen des ZNS (z. B. Meningitis), Liquorzirkulationsstörungen, intrakranielle Blutungen (z. B. SAB), zerebrale Ischämie.

Ersteindruck

- Evtl. Streck- und Beugesynergismen.

ABCDE-Schema

- Pupillendifferenz, fehlende oder seitendifferente Lichtreaktion, fehlender Kornealreflex, ggf. „pendelnde oder schwimmende" Bulbi, Blickdeviation, „Herdblick" (Pat. schaut seine Blutungsquelle an)
- BZ-Test (Ausschluss Hyperglykämie)
- Temp. ↑ (bei infektbedingter Ursache)
- Äußere Verletzungszeichen oder Narbe z. B. von vorausgegangenen Hirnoperationen

Fokussierte Untersuchung

- Bei Krampfanfall evtl. Zungenbiss, Einnässen, Einkoten
- Meningismuszeichen: Nackensteife, Lasègue-, Brudzinski-, Kernig-Zeichen
- Hemiparese

Maßnahmen

- Lagerung: bei Bewusstlosigkeit stabile Seitenlage, evtl. Guedel- oder Wendl-Tubus einlegen
  - Bei ausreichenden Blutdruckverhältnissen (RR_{SYST} > 80 mmHg) 20–30° Oberkörperhochlagerung
  - Kopf gerade lagern und fixieren, um venösen Abfluss nicht zu beeinträchtigen
- O_2-Gabe: 8–10 l/Min. über Nasenbrille oder -maske
- Basismonitoring (RR, P, EKG, SpO_2)

Medikamentöse Therapie

- Venösen Zugang legen: offen halten mit Vollelektrolytlösung i. v.
- Bei Krampfanfall Clonazepam 1 mg i. v. oder Midazolam 5 mg i. v., bzw. 10 mg intranasal (5 mg pro Nasenloch)
- Evtl. Sedierung mit Midazolam 2,5–5 mg (0,05–0,1 mg/kg KG) i. v. Bei bekanntem Hirntumor Dexamethason 8 mg i. v.

5 Kardiovaskuläre Notfälle

Boris A. Hoffmann, Frank Flake

5.1 Leitsymptome und ihre Differenzialdiagnose

Tab. 5.1 Leitsymptome und ihre Differenzialdiagnose

Leitsymptom	Differenzialdiagnosen
Thoraxschmerz	Angina pectoris, akutes Koronarsyndrom, Myokarditis, Lungenembolie, Ulcus ventriculi, Refluxösophagitis, akute Pankreatitis, Cholezystitis, tachykarde Herzrhythmusstörungen, hypertensive Krise, Aneurysma, Perikarditis, Pleuritis, Pneumonie, Pneumothorax, Thoraxtrauma, Wirbelsäulenleiden, Rippenfraktur, Interkostalneuralgie, Herpes zoster
Zyanose	Asthma bronchiale, Pneumothorax, Pneumonie, Herzinsuff., Herzvitien, Lungenembolie, evtl. Schock, Lungenödem, Lungenemphysem
Obere Einflussstauung	Rechtsherzinsuff., Spannungspneumothorax, Herzbeuteltamponade, Pericarditis constrictiva, Cor pulmonale, Lungenödem, Lungenembolie, Asthma bronchiale/cardiale, Bronchialkarzinom, Mediastinaltumoren
Herzklopfen, Herzrasen	Extrasystolie, SVES, VES, VHF, Angstreaktion, Schock, Genussmittelmissbrauch (z. B. Nikotin, Kaffee), Medikamente (z. B. Theophyllin, Sympathomimetika)
Synkope	Orthostatische Hypotonie, neurokardiogene Synkope, Hypoglykämie, Morgagni-Adam-Stokes-Anfall, epileptischer Anfall, tachykarde und bradykarde Herzrhythmusstörungen, Myokardinfarkt, Schlaganfall, Karotissinussyndrom, Aortenklappenstenose, Herzinsuff., Lungenembolie, Eklampsie, psychogene Ursachen

5.2 Akutes Koronarsyndrom

Das akute Koronarsyndrom (ACS) umfasst:

- Instabile **Angina pectoris:** keine EKG-Veränderungen (insbesondere keine ST-Streckenhebungen), keine Troponinerhöhung
- Myokardinfarkt ohne ST-Streckenhebung (**NSTEMI** = Non-ST-Segment-Elevation acute myocardial infarction): keine (oder allenfalls unspezifische) EKG-Veränderungen, Troponinerhöhung
- Klassischer Myokardinfarkt mit ST-Streckenhebung (**STEMI** = ST-Segment-Elevation acute myocardial infarction): ST-Streckenhebung, Troponinerhöhung.

Da eine differenzierte Diagnostik präklinisch nicht immer möglich ist, wird der Sammelbegriff „ACS“ bei Vorliegen von entsprechenden Symptomen verwendet. Die frühere Einteilung in Q-Wellen/Zacken-Infarkt ist obsolet, da sich Q-Zacken erst nach ca. 12 h ausbilden. Vereinfachend kann auch die folgende Einteilung erfolgen:

- STE-ACS: ACS mit ST-Streckenhebung
- NSTE-ACS: ACS ohne ST-Streckenhebung.

5.2.1 Angina pectoris

Klassifikation

- **Stabile Angina pectoris:** durch körperliche Anstrengung ausgelöste Beschwerden; Symptomatik bessert sich in Ruhe oder nach Gabe von Nitropräparaten
- **Instabile Angina pectoris:** Erstmanifestation der Symptome („De-novo-Angina"), Zunahme der Beschwerden bei stabiler Angina pectoris („Crescendo-Angina") oder in Ruhe bzw. bei geringer Belastung auftretend
- **Prinzmetal-Angina:** Beschwerden in Ruhe aufgrund eines koronaren Gefäßspasmus

Ersteindruck

- Thorakaler, drückender, brennender Druck oder Schmerz, Schmerzausstrahlung meist retrosternal, Oberbauch, linker Arm, Kiefer, Hals, Rücken
- Lageunabhängig
- Anfallsdauer > 20–30 Min.
- Evtl. Angstgefühl, Übelkeit, Erbrechen

ABCDE-Schema

- EKG (ST-Streckensenkungen/-hebungen?, T-Negativierungen als mögliches Ischämiezeichen?)

Maßnahmen

! NA nachfordern
- Ruhe ausstrahlen, Pat. beruhigen und niemals alleine lassen
- Oberkörper hochlagern
  - Bei Verdacht auf kardiogenen Schock keine Schocklage durchführen (dann AP unwahrscheinlich!)
  - Pat. nicht aufstehen und laufen lassen
- O_2-Gabe: Hyperoxämie schädlich, nur bei SpO_2 < 90 %
  - Ziel-SpO_2 > 95 % bei kardiogenem Schock
- Pat. zudecken (Wärmeerhalt)
- EKG anlegen (lückenloses Monitoring), 12-Kanal-EKG schreiben

Medikamentöse Therapie

- Venösen Zugang legen, offen halten mit NaCl 0,9 % oder Ringer-Lösung
- 2–3 Hübe Glyzeroltrinitrat-Spray sublingual, evtl. nach 3–5 Min. 1–2 weitere Hübe (auf RR achten!)
  - Bei RR_{SYST} > 100 mmHg und Rechtsherzinfarkt sowie PDE-5-Hemmer-Einnahme keine Nitrogabe
- **Thrombozytenaggregationshemmung:** Acetylsalicylsäure 250–500 mg i. v.
- **Antikoagulation:** Heparin 60 I. E./kg KG (max. 5000 I. E.) i. v.
- **Analgesie/Sedierung:** Morphin 2–5 mg i. v.; auftitrieren bis zum gewünschten Sedierungs-/Analgesieeffekt (Ziel: NRS < 4)
- **Sedierung:** Midazolam 2,5 mg i. v., ggf. wiederholen
- **β-Blocker:** Metoprolol 2–3 mg i. v. (Ziel-HF ca. 60/Min.)

Weiterführende Maßnahmen

- Kreislaufstillstand: Reanimation (▶ Kap. 3), ständige Reanimationsbereitschaft

5.2.2 Nicht-ST-Streckenhebungsinfarkt

▶ Kap. 5.2.3 (allerdings ohne spezifische EKG-Veränderungen)

5.2.3 ST-Streckenhebungsinfarkt

Durch Verschluss einer oder mehrerer Koronararterien kommt es zum O_2-Mangel im versorgten Gebiet und zu nachfolgender Nekrose des Herzmuskels mit typischer ST-Streckenhebung im EKG.

Ersteindruck

- Bei ca. 20 % der Pat. „stummer", d. h. schmerzloser Verlauf aufgrund von Nervenschädigung (Polyneuropathie), meist bei Diabetes mellitus
- Thorakaler Druck oder Schmerz, Schmerzausstrahlung meist retrosternal, Oberbauch, linker Arm, Kiefer, Hals, Rücken
- Todesangst, Übelkeit, Erbrechen
- Dyspnoe, Zyanose
- Kaltschweißige, blasse Haut

ABCDE-Schema

- Auskultation: evtl. feuchte Rasselgeräusche → Lungenödem
- SpO_2 evtl. ↓
- Evtl. Tachykardie oder Bradykardie, RR ↔ oder ↓
- EKG-Veränderungen (▶ Abb. 5.1) (▶ Tab. 5.2)
- Evtl. Troponin-T/I-Schnelltest zur präklinischen Infarktdiagnostik

Initialstadium	Beträchtliche T-Überhöhung *(Erstickungs-T);* meist bei Klinikeinweisung/Eintreffen RD nicht mehr	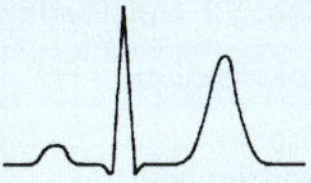 Erstickungs-T
Stadium I (frisches Stadium)	ST-Hebung, mit Abgang aus dem absteigendem QRS-Schenkel, evtl. in den gegenüberliegenden Ableitungen spiegelbildliche Senkung, sich langsam ausbildende Q-Zacke	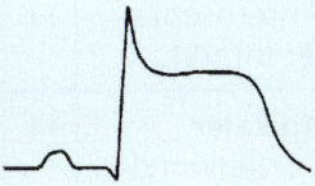
Zwischenstadium	ST-Hebung, Auftreten pathologisch tiefer Q-Zacken, evtl. R-Verlust, terminal spitznegative T-Welle. ST-Hebung > 6 Wochen: an Aneurysma denken!	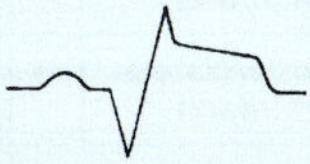
Stadium II (Folgestadium)	Rückbildung der ST-Hebung, T-Welle wird tiefer, spitzer, evtl. Aufbau einer kleinen R-Zacke, pathologische Q-Zacken persistieren. *(Pardée-Q)*	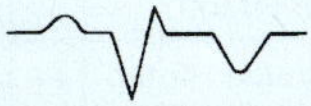
Stadium III (Endstadium)	Pathologische Q-Zacken, ST-Hebung nicht mehr nachweisbar, T-Wellen positiv, R-Zacke nimmt wieder an Höhe zu.	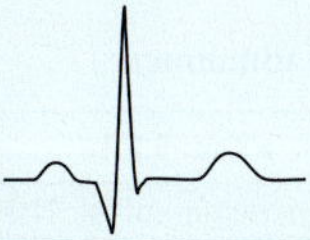

Abb. 5.1 Infarkttypische Veränderungen im EKG [A300]

Tab. 5.2 Lokalisation eines Infarktareals im 12-Kanal-EKG

Lokalisation	I	II	III	aVR	aVL	aVF	V_1	V_2	V_3	V_4	V_5	V_6
Großer Vorderwand-infarkt	++	++	++		++	++	++	++	++	++	++	++
Anteroseptaler Infarkt	++		+		++	+	++	++	++	++		
Apikaler Vorderwand-infarkt	++		++		++	++		++	++	++	++	
Anterolateraler Infarkt	++	++	++		++	++		++	++	++	++	++
Posterolateraler Infarkt	++		++		++	++	+	+			++	++
Posterobasaler Infarkt			++			++	+	++	++	++		
Diaphragmaler Infarkt	++	++	++		++	++		+	+	+		
Großer Hinterwandinfarkt	++	++	++		++	++	+	++	++	++		

Maßnahmen

- ▸Kap. 5.2.1

Medikamentöse Therapie

- **Amiodarongabe** oder **Kardioversion** bei VT
- Vorlastsenkung: 1–4 mg/h Nitrolingual® (Amp.) über Perfusor (50 mg/50 ml)
- Herzfrequenzsenkung: β-Blocker, wie Metoprolol, 1 mg/Min. i. v. bis zur Maximaldosis von 20 mg → Zielfrequenz 60/Min.
- **Dobutamingabe** bei Vorliegen eines kardiogenen Schocks
- **Erreichbarkeit des Katheterlabors > 120 Min. und Nichtvorliegen von Kontraindikationen:** evtl. Lysetherapie Alteplase oder Tenecteplase

Transport

- Voranmeldung
- Herzkatheterlabor

5.3 Akute Herzinsuffizienz

Störung der Herzfunktion: Das vom Organismus benötigte Herzzeitvolumen kann nicht mehr gefördert werden. Man unterscheidet akute Links- und Rechtsherzinsuffizienz sowie die kombinierte Globalinsuffizienz.

Ursachen

Hypertensiver Notfall, Myokardinfarkt, schwere kardiale Ischämie, Herzrhythmusstörungen (z. B. tachykard übergeleitetes Vorhofflimmern), Herzklappenfehler, Herzbeuteltamponade, Myokarditis, strukturelle Myokardveränderungen (z. B. Hypertrophie), Hyperhydratation (bei Pat. mit kompensierter Herzinsuffizienz), Lungenembolie.

Ersteindruck

- Unruhe, Kaltschweißigkeit
- Starke Dyspnoe, Tachypnoe, Orthopnoe
- Evtl. Zyanose
- Evtl. Bewusstseinsstörungen
- Bei Lungenödem evtl. schaumig roter Auswurf (Hämoptyse)
- Nächtliche Hustenattacken

ABCDE-Schema

- Auskultation: feuchte Rasselgeräusche, evtl. exspiratorischer Stridor („Asthma cardiale“)
- SpO_2 ↓
- Puls ↑, evtl. RR ↓
- EKG: evtl. Zeichen eines Myokardinfarkts, Herzrhythmusstörungen

Maßnahmen

! NA nachfordern
- Pat. beruhigen
- Lagerung: Oberkörper erhöht, Beine tief („Herzbettlagerung")
- O_2-Gabe: 6–8 l/Min. über Gesichtsmaske (Ziel-SpO_2 von 95–98 %)
- Evtl. unblutiger Aderlass

Medikamentöse Therapie

- Venösen Zugang legen, offen halten mit Ringer-Lösung oder NaCl 0,9 %
- Vorlastsenkung: falls RR_{SYST} > 100 mmHg, 2–3 Hübe Nitro-Spray s. l.
- Steigerung der Diurese und Vorlastsenkung: Furosemid 40 mg i. v.
- Analgesie/Vorlastsenkung: Morphin 2–10 mg i. v.
- Evtl. Sedierung: Midazolam 2–2,5 mg i. v.
- Behandlung der Herzrhythmusstörungen (▶ Kap. 5.4)
- Ggf. Therapie einer Hypertension (▶ Kap. 5.7)
- Ggf. NIV-Therapie bei Lungenödem (▶ Kap. 2.8.4)
- **Kardiogener Schock:** Dobutamin 0,12–0,6 mg/kg KG/h i. v.
  - Wenn Pat. Vorher mit β-Blocker behandelt wurde, sind höhere Dosen notwendig.
  - Adrenalin: Nach Möglichkeit nicht verwenden, da es durch die α-agonistisch bedingte Vasokonstriktion zu einer Nachlasterhöhung kommt

Weiterführende Maßnahmen

- Evtl. transurethralen Blasenkatheter legen, zur Bilanzierung und zum Überprüfen, ob Pat. auf Furosemidtherapie anspricht
- **Indikationen für Intubation und Beatmung:** bei respiratorischer Insuff. mit $SpO_2 \leq 75$ %, Umschlagen einer Tachypnoe in eine Bradypnoe, massivem Lungenödem:
  - Ausreichend hoher PEEP
  - I : E in Abhängigkeit vom Vorliegen einer exspiratorischen Spastik
  - Notfallnarkose: Hypnotikum der 1. Wahl = Etomidat

Transport

- Voranmeldung
- Ggf. internistischer Schockraum, ggf. Transport direkt auf ITS

5.4 Herzrhythmusstörungen

5.4.1 Allgemeine Behandlung von Herzrhythmusstörungen

- Pat. beruhigen, Anamnese erheben
- Lagerung: Oberkörper hochlagern, bei Bewusstlosigkeit stabile Seitenlage
- O_2-Gabe: 4–6 l/Min. über Nasensonde oder Gesichtsmaske (Ziel-SpO_2 95–98 %)
- RR und P engmaschig kontrollieren (kardiogener Schock?)
- Evtl. erweiterte EKG-Diagnostik mittels 12-Kanal-Ableitung nach Abschluss aller Basismaßnahmen
- Venösen Zugang legen, offen halten mit Ringer-Lösung oder NaCl 0,9 %

Prinzipien der Notfalltherapie von tachykarden Herzrhythmusstörungen

- Voraussetzungen für eine sofortige Kardioversion/Defibrillation bereithalten
- Pragmatische Differenzierungskriterien: hämodynamisch stabil – hämodynamisch instabil, breite – schmale Kammerkomplexe (QRS < (schmal) oder ≥ 120 ms (breit)) (▶ Abb. 5.2)

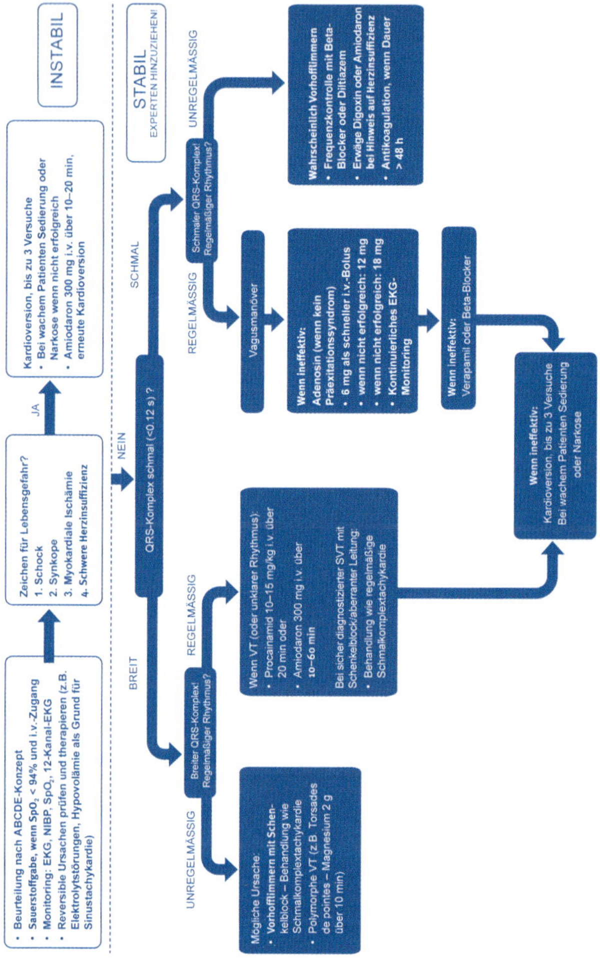

Abb. 5.2 ERC-Algorithmus Tachykardie © German Resuscitation Council (GRC) und Austrian Resuscitation Council (ARC) 2021 [F781-035] *(Onlineversion: https://else4.de/opi [QR-Code s. Titelei])*

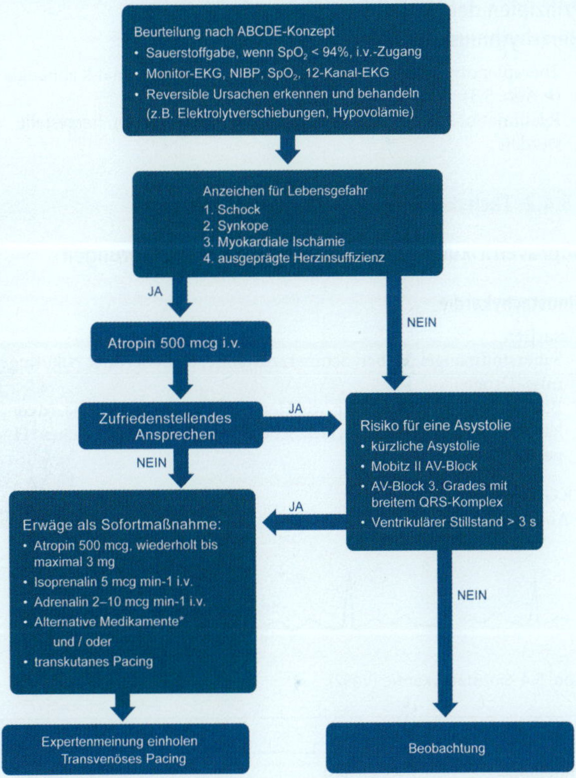

* Alternative Medikamente sind:

- Aminophyllin
- Dopamin
- Glucagon (wenn die Bradykardie durch ß-Blocker oder Kalziumkanalblocker induziert wurde)
- Glycopyrrolat (kann statt Atropin verwandt werden)

Abb. 5.3 ERC-Algorithmus Bradykardie © German Resuscitation Council (GRC) und Austrian Resuscitation Council (ARC) 2021 [F781-035]
(Onlineversion: https://else4.de/862 [QR-Code s. Titelei])

Prinzipien der Notfalltherapie von bradykarden Herzrhythmusstörungen

- Therapienotwendigkeit von Ausprägung der Symptomatik abhängig (▶ Abb. 5.3)
- Reanimationsbereitschaft muss bei instabilen Patienten hergestellt werden

5.4.2 Tachykarde Herzrhythmusstörungen

Supraventrikuläre tachykarde Herzrhythmusstörungen

Sinustachykardie

Ursachen
- Sauerstoffmangel, Fieber, Schmerzzustände, Koffein- oder Nikotingenuss, Drogen
- Begleiterscheinung bei Erkr. wie Herzinsuff., Lungenembolie, Myokarditis, Myokardinfarkt, KHK, Schock verschiedener Ursachen, Hyperthyreose

EKG-Befunde
▶ Abb. 5.4

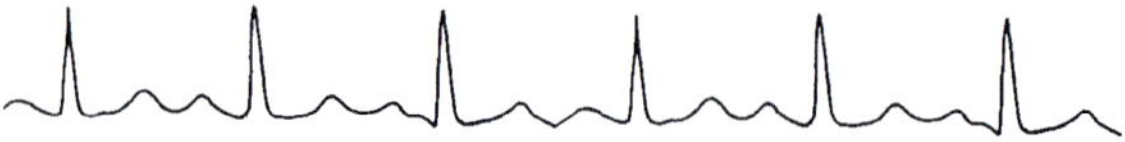

Abb. 5.4 Sinustachykardie [V492]

Herzfrequenz	> 100/Min.
Rhythmus	Regelmäßig
P-Welle	Positive P-Welle in II, III, aVF, evtl. in der T-Welle des vorangegangenen Komplexes verborgen
QRS-Komplex	Schmal
P/QRS-Beziehung	P-Welle vor jedem QRS-Komplex
PQ-Zeit	Normal (< 0,2 Sek.)

Therapie

- Wenn nötig/möglich, kausal.
- Evtl. Metoprolol 1–3 mg repetitiv i. v. (Notarzt).

Tachykard übergeleitetes Vorhofflimmern

Supraventrikuläre Arrhythmieform, die anfallsweise (paroxysmal) oder persistierend auftritt. Ausschlaggebend für die Diagnose ist der unregelmäßige RR-Abstand.

Ursachen

Häufig ohne Ursache (idiopathisch), arterielle Hypertonie, rheumatische Herzerkr., Mitralklappenfehler, KHK.

EKG-Befunde

▶Abb. 5.5

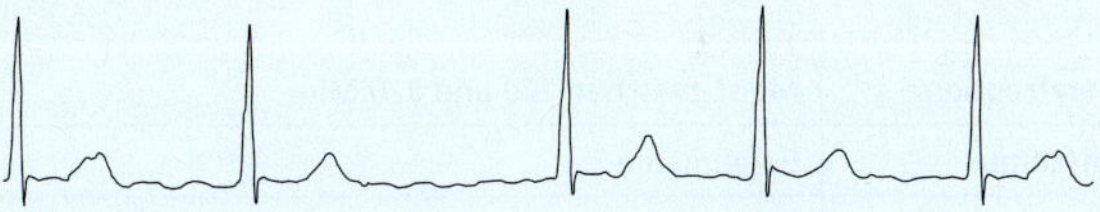

Abb. 5.5 Tachykard übergeleitetes Vorhofflimmern [V492]

Herzfrequenz	> 100/Min.
Rhythmus	Unregelmäßig
P-Welle	Keine P-Welle sichtbar, unregelmäßige Flimmerwellen
QRS-Komplex	Schmal
P/QRS-Beziehung	Unregelmäßige, von Vorhofimpulsen unabhängige ventrikuläre Erregung
PQ-Zeit	–

Therapie

- ▶Kap. 5.4.1
- Bei symptomatischem tachykard übergeleitetem Vorhofflimmern NA erforderlich!

AV-Knoten-Reentry-Tachykardie

Regelmäßig, plötzlich beginnende und endende Tachykardie („On-Off“-Phänomen).

Ursachen

Duale AV-Leitungseigenschaften (langsame und schnelle Leitungsbahn).

EKG-Befunde

▶ Abb. 5.6

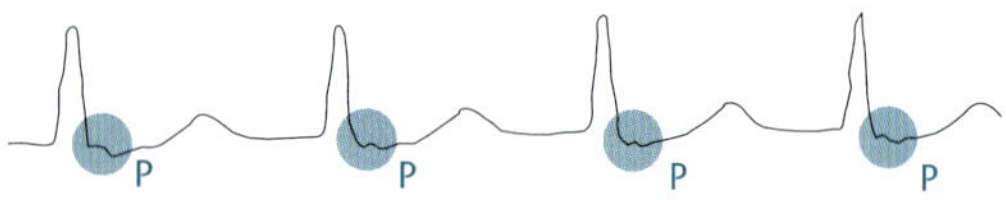

Abb. 5.6 AV-Knoten-Reentry-Tachykardie [V492]

Herzfrequenz	Meist zwischen 160 und 220/Min.
Rhythmus	Regelmäßig
P-Welle	Häufig gar nicht sichtbar, evtl. in der ST-Strecke
QRS-Komplex	Schmal
P/QRS-Beziehung	P-Welle evtl. kurz hinter dem QRS-Komplex verborgen
PQ-Zeit	–

Therapie

- Vagale Manöver: trinken kalter Flüssigkeit, Valsalva-Manöver
- Bei symptomatischem Pat. NA erforderlich (Adenosintherapie)!

Vorhoftachykardie

Ausbildung eines ektopen Fokus im rechten oder linken Vorhof mit hoher Entladungsfrequenz.

Ursachen

Herzerkr., z. B. Myokardinfarkt, Myokarditis, dilatative Kardiomyopathie, Cor pulmonale, Medikamentenintox., z. B. Digitalis. Selten bei herzgesunden Pat.

EKG-Befunde

▶Abb. 5.7

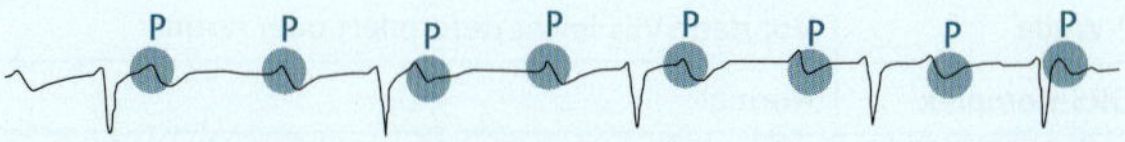

Abb. 5.7 Vorhoftachykardie mit 2:1-Block [V492]

Herzfrequenz	160–220/Min.
Rhythmus	Regelmäßig
P-Welle	P-Wellen in Abhängigkeit von der Lokalisation des Fokus
QRS-Komplex	Normal
P/QRS-Beziehung	Evtl. höhergradige Blockierung, z. B. 2:1-, 3:1-, 4:1-Block
PQ-Zeit	–

Therapie

- ▶Kap. 5.4.1
- Bei symptomatischem Pat. NA erforderlich!

Supraventrikuläre Extrasystolie

Supraventrikuläre Extrasystolen (SVES) entstehen oberhalb des His-Bündels.

Ursachen

Körperliche oder emotionale Belastung, Koffein- oder Nikotinabusus.

EKG-Befunde

▶Abb. 5.8

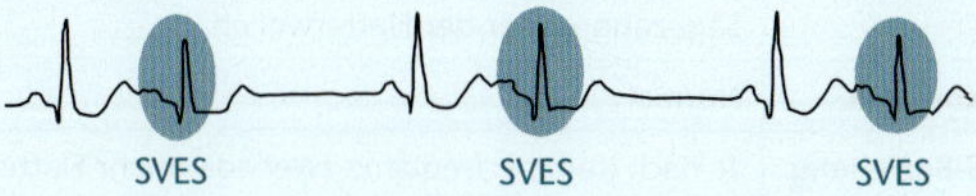

Abb. 5.8 Supraventrikuläre Extrasystolie als Bigeminus [V492]

Herzfrequenz	Normaler Grundrhythmus, zwischen 60–100/Min.
Rhythmus	Bei Auftreten der SVES unregelmäßig
P-Welle	Vor den SVES leicht deformiert oder normal
QRS-Komplex	Normal
P/QRS-Beziehung	P-Welle vor jedem QRS-Komplex
PQ-Zeit	Normal

Therapie

- NA i. d. R. nicht erforderlich.

Vorhofflattern

Hohe Depolarisationsfrequenz der Vorhöfe durch Reentry-Mechanismus.

Ursachen

Strukturelle Herzerk., Hyperthyreose, Medikamentenintox., z. B. Digitalis (selten!).

EKG-Befunde

▶ Abb. 5.9

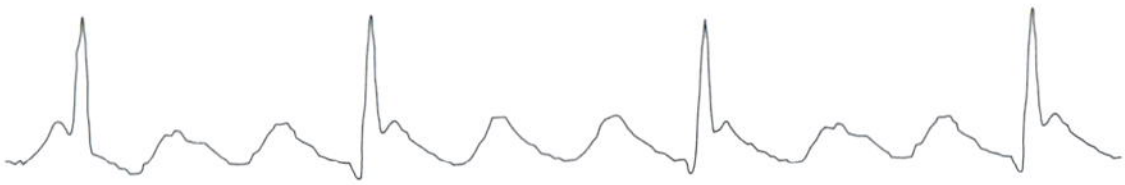

Abb. 5.9 Vorhofflattern [V492]

Herzfrequenz	Vorhoffrequenz 250–350/Min., Kammerfrequenz normalerweise 120–180/Min. (2:1-Überleitung)
Rhythmus	Regelmäßig
P-Welle	Keine; bei rechtsatrialem Vorhofflattern auffälliges Sägezahnmuster der Flatterwellen
QRS-Komplex	Normal
P/QRS-Beziehung	Je nach Kammerfrequenz zwei oder mehr Flatterwellen vor jedem QRS-Komplex
PQ-Zeit	Keine

Therapie

- ▶ Kap. 5.4.1
- Bei symptomatischen Pat. NA erforderlich!

Ventrikuläre tachykarde Herzrhythmusstörungen

Ventrikuläre Tachykardie

Schnelle, meist regelmäßige Erregungsbildung in einem Fokus (monotope ventrikuläre Tachykardie) oder mehreren Foki (polytope ventrikuläre Tachykardie).

Ursachen

Strukturelle Herzerkrankungen, Long-QT-Syndrom, Medikamente (u. a. trizyklische Antidepressiva), erhöhter Sympathikotonus bei Herzgesunden (sehr selten!).

EKG-Befunde

▶ Abb. 5.10

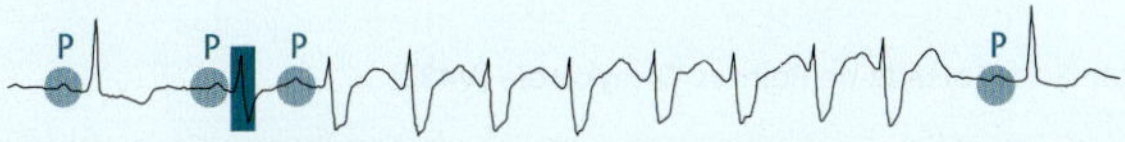

Abb. 5.10 Nicht anhaltende Kammertachykardie. Zu Beginn der Tachykardie Fusionssystole [V492]

Herzfrequenz	120–220/Min.
Rhythmus	Regelmäßig
P-Welle	Keine
QRS-Komplex	Breit (≥ 0,12 Sek.) und schenkelblockartig deformiert
P/QRS-Beziehung	Keine
PQ-Zeit	Keine

Therapie

- ▶ Kap. 5.4.1
- NA immer erforderlich!
- Bei Pulslosigkeit sofortige Reanimation und Defibrillation (▶ Kap. 2.4)

Torsade de Pointes

Ventrikuläre Tachykardie mit an- und abschwellender Amplitude. Übergang ins Kammerflimmern leicht möglich.

Ursachen

R-auf-T-Phänomen, strukturelle Herzerkrankungen, Hypokaliämie, Medikamente, die eine Verlängerung der Repolarisation (T-Welle) bewirken.

EKG-Befunde

▶ Abb. 5.11

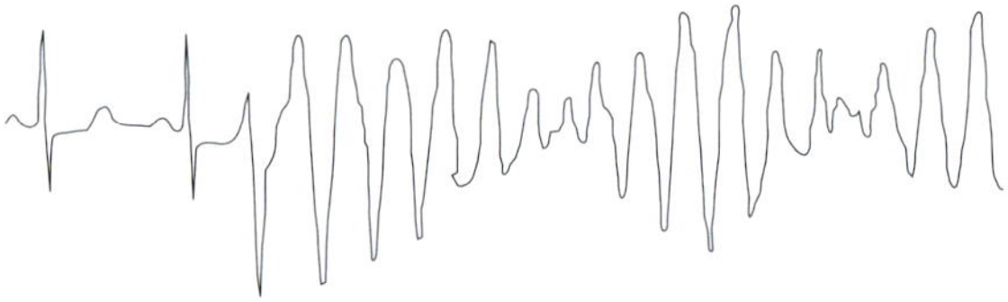

Abb. 5.11 Torsade-de-Pointes-Tachykardie [V492]

Herzfrequenz	150–200/Min.
Rhythmus	Regelmäßig
P-Welle	Keine
QRS-Komplex	Breit (≥ 0,12 Sek.) und deformiert, schraubenartiges An- und Abschwellen der QRS-Amplitude
P/QRS-Beziehung	Keine
PQ-Zeit	Keine

Therapie

- ▶ Kap. 5.3.1
- NA immer erforderlich! (Magnesiumgabe)
- Bei Pulslosigkeit sofortige Reanimation und Defibrillation (▶ Kap. 2.4)

Ventrikuläre Extrasystolie

Entstehungsort im oder unterhalb des His-Bündels.

Ursachen

- Strukturelle Herzerkrankungen, psychovegetative Einflüsse, körperliche Belastung, Koffein- oder Nikotingenuss, Elektrolytstörungen, z. B. Hypokaliämie
- Medikamente, z. B. Digitalis, Sympathomimetika, Katecholamine, Antiarrhythmika, trizyklische Antidepressiva

EKG-Befunde

▶ Abb. 5.12, ▶ Abb. 5.13

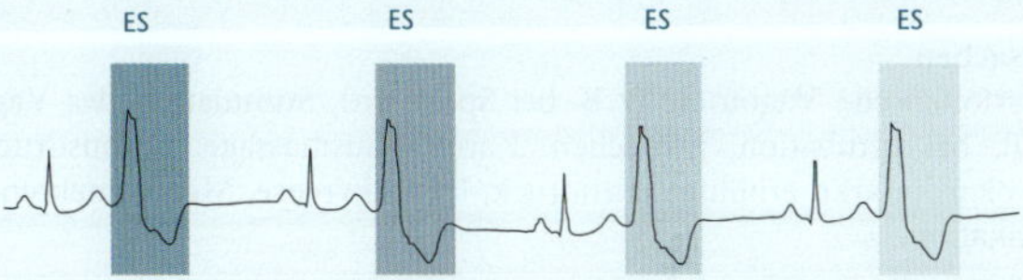

Abb. 5.12 Bigeminiforme monomorphe ventrikuläre Extrasystolie [V492]

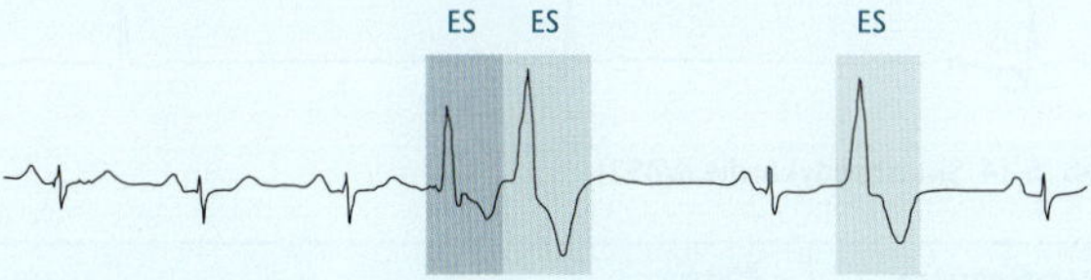

Abb. 5.13 Polymorphe ventrikuläre Extrasystolen [V492]

Herzfrequenz	Normalerweise 60–100/Min.
Rhythmus	Unregelmäßig
P-Welle	Vor jedem normalen QRS-Komplex, fehlt vor der ventrikulären Extrasystole
QRS-Komplex	QRS-Komplex ist breit (≥ 0,12 Sek.) und schenkelblockartige deformiert, evtl. folgt nach der VES eine kompensatorische Pause
P/QRS-Beziehung	P-Welle vor jedem normalen QRS-Komplex, P-Welle fehlt vor jeder VES
PQ-Zeit	Wenn P vorhanden, normal

Therapie

- ▶ Kap. 5.3.1
- NA nur bei symptomatischen VES erforderlich!

5.4.3 Bradykarde Herzrhythmusstörungen

Sinusbradykardie

Verlangsamung der normalen Sinusknotenfunktion bei erhöhtem Vagotonus (Stimulation des Parasympathikus).

Ursachen

Physiologische Vagotonie (z. B. bei Sportlern), Stimulation des Vagus (z. B. bei Intubation, Erbrechen, Karotissinusmassage, Bulbusdruck), Myokardinfarkt, erhöhter Hirndruck, Hypothyreose, Medikamentenintoxikation.

EKG-Befunde

▶ Abb. 5.14

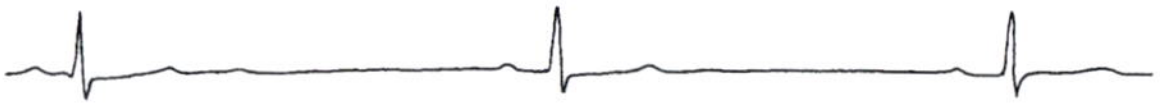

Abb. 5.14 Sinusbradykardie [V492]

Herzfrequenz	< 60/Min.
Rhythmus	Regelmäßig
P-Welle	Positive P-Welle in II, III, aVF
QRS-Komplex	Normal
P/QRS-Beziehung	P-Welle vor jedem QRS-Komplex
PQ-Zeit	< 0,2 Sek.

Therapie

- ▶ Kap. 5.3.1
- NA ist nur bei Zeichen einer kardialen Dekompensation erforderlich!

Bradyarrhythmia absoluta bei Vorhofflimmern

Supraventrikuläre Arrhythmieform, die anfallsweise (paroxysmal) oder chronisch auftritt. Ausschlaggebend für die Diagnose sind die Flimmerwellen mit unregelmäßigem Kammerrhythmus.

Ursachen

Rheumatische Herzerkr., Mitralklappenfehler, KHK, arterielle Hypertonie.

EKG-Befunde

▶Abb. 5.15

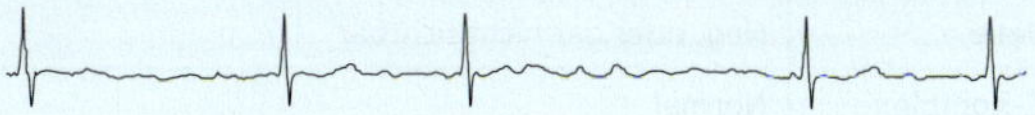

Abb. 5.15 Bradyarrhythmia absoluta bei Vorhofflimmern [V492]

Herzfrequenz	Vorhoffrequenz 350–600/Min., Ventrikelfrequenz häufig < 60/Min.
Rhythmus	Unregelmäßig
P-Welle	Keine P-Welle sichtbar, unregelmäßige Flimmerwellen
QRS-Komplex	Normal
P/QRS-Beziehung	Unregelmäßige, von Vorhofimpulsen unabhängige, ventrikuläre Erregung
PQ-Zeit	Keine messbar

Therapie

- ▶Kap. 5.3.1
- NA erforderlich!

AV-junktionaler Rhythmus

Sinkt die Frequenz des Sinusknoten unter die Depolarisationsfrequenz des AV-Knotens, übernimmt dieser die Reizbildung.

Ursachen

Erhöhter Vagotonus (z. B. bei Sportlern), Sinusknotendysfunktion, Myokardinfarkt, Medikamentenintoxikation.

EKG-Befunde

▶ Abb. 5.16

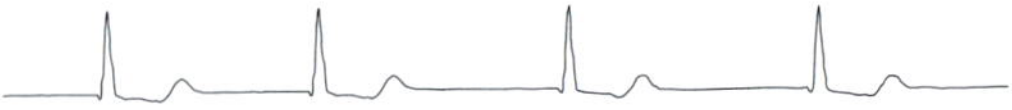

Abb. 5.16 AV-junktionaler Rhythmus [V492]

Herzfrequenz	40–60/Min.
Rhythmus	Regelmäßig
P-Welle	Neg. oder gar nicht sichtbar
QRS-Komplex	Normal
P/QRS-Beziehung	P-Welle erscheint negativ oder im QRS-Komplex verborgen
PQ-Zeit	Wenn P-Welle neg. normal, sonst nicht messbar

Therapie

- ▶ Kap. 5.3.1
- NA nur bei Zeichen kardialer Dekompensation erforderlich!

AV-Blockierungen

AV-Block I. Grades

Überleitung jeder Vorhoferregung auf die Ventrikel bei herabgesetzter AV-Überleitungsgeschwindigkeit (> 0,2 Sek.).

Ursachen

Erhöhter Vagotonus (z. B. bei Sportlern), degenerative Erkrankungen des AV-Überleitungssystems, Myokarditis, Herzmuskelschädigung, KHK, Medikamentenintoxikation.

EKG-Befunde

▶ Abb. 5.17

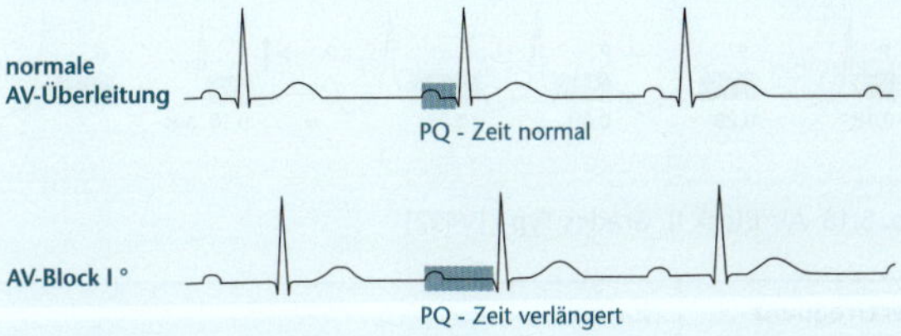

Abb. 5.17 AV-Block I. Grades [V492]

Herzfrequenz	Normal
Rhythmus	Regelmäßig
P-Welle	Vorhanden
QRS-Komplex	Normal
P/QRS-Beziehung	P-Welle vor jedem QRS-Komplex
PQ-Zeit	Verlängert (> 0,2 Sek.)

Therapie

- ▶ Kap. 5.3.1
- NA i. d. R. nicht erforderlich!

AV-Block II. Grades Typ I (Wenckebach)

Periodische Zunahme der AV-Überleitungszeit, bis eine Vorhoferregung auf nicht erregbares Gewebe trifft.

Ursachen

Myokardinfarkt, KHK, Herzmuskelschädigung, Medikamentenintox., z. B. Digitalis, β-Blocker, Kalziumantagonisten.

EKG-Befunde

▶ Abb. 5.18

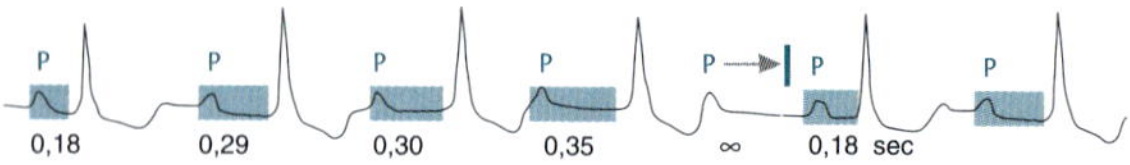

Abb. 5.18 AV-Block II. Grades Typ I [V492]

Herzfrequenz	Normal
Rhythmus	Unregelmäßig
P-Welle	Eine vor jedem QRS-Komplex, bis auf den periodischen Ausfall einer Kammererregung
QRS-Komplex	Periodischer Ausfall eines QRS-Komplexes
P/QRS-Beziehung	P-Welle vor jedem QRS-Komplex, so lange, bis Ausfall einer einzigen Überleitung
PQ-Zeit	Zunehmende Verlängerung, bis schließlich eine Vorhoferregung nicht mehr übergeleitet wird

Therapie

- ▶ Kap. 5.3.1
- NA bei Zeichen kardialer Dekompensation.

AV-Block II. Grades Typ II (Mobitz)

Eine oder mehrere Vorhoferregungen werden nicht über den AV-Knoten zur Kammer geleitet. Im EKG ist ein fixiertes Blockierungsverhältnis sichtbar, z. B. 2 : 1-Block oder 3 : 1-Block

Ursachen

Myokardinfarkt (Ausdruck einer Septumbeteiligung), degenerative Erkr. des Reizleitungssystems, Medikamentenintoxikation.

EKG-Befunde

▶ Abb. 5.19

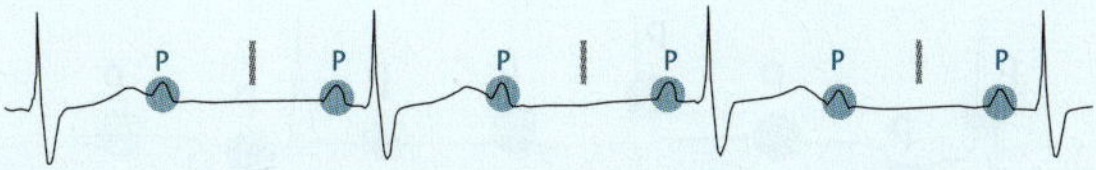

Abb. 5.19 AV-Block II. Grades Typ II mit einem Blockierungsverhältnis von 2:1 [V492]

Herzfrequenz	Vorhoffrequenz zwischen 60 und 100/Min., Kammerfrequenz langsamer
Rhythmus	Regelmäßig
P-Welle	≥ 2 für jeden QRS-Komplex
QRS-Komplex	Normal, evtl. verbreitert (≥ 0,12 Sek.)
P/QRS-Beziehung	≥ 2 nicht weitergeleitete Vorhoferregungen erscheinen als P-Welle ohne nachfolgenden QRS-Komplex
PQ-Zeit	Normal oder verzögert

Therapie

- ▶ Kap. 5.4.1

! NA nachfordern, da jederzeit Übergang in AV-Block III. Grades bzw. Morgagni-Adams-Stokes-Anfall möglich.

- Reanimationsbereitschaft

AV-Block III. Grades (totaler AV-Block)

Es liegt eine totale Unterbrechung mit kompletter Dissoziation von Vorhof- und Kammeraktion vor. Es besteht ein Kammerersatzrhythmus mit Frequenzen < 60/Min.

Ursachen

Myokardinfarkt (Ausdruck einer Septumbeteiligung), strukturelle Herzerkrankungen, Medikamentenintoxikationen.

EKG-Befunde

▶ Abb. 5.20

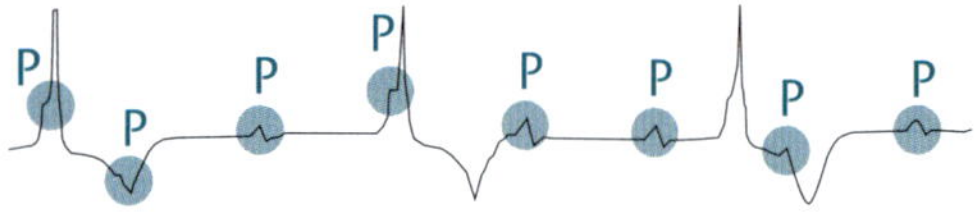

Abb. 5.20 AV-Block III. Grades [V492]

Herzfrequenz	Vorhoffrequenz zwischen 60 und 100/Min., Kammerfrequenz häufig weniger als 60/Min.
Rhythmus	Regelmäßig
P-Welle	Erscheint regelmäßig
QRS-Komplex	Normal, je tiefer der Block liegt, desto breiter der Kammerkomplex (kompletter Block QRS-Breite ≥ 0,12 Sek.)
P/QRS-Beziehung	Vorhoferregung und QRS-Komplexe zeitlich unabhängig voneinander
PQ-Zeit	Inkonstant

Therapie

- ▶ Kap. 5.3.1

! NA nachfordern, da der Pat. hochgradig gefährdet ist, einen Morgagni-Adams-Stokes-Anfall zu erleiden.

- Reanimationsbereitschaft herstellen

Idioventrikulärer Rhythmus

Kammerersatzrhythmus mit geringer Frequenz.

Ursachen

Myokardinfarkt, Medikamentenintox., z. B. Digitalis.

EKG-Befunde

▶ Abb. 5.21

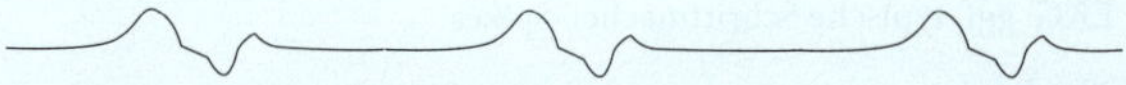

Abb. 5.21 Idioventrikulärer Rhythmus [V492]

Herzfrequenz	20–40/Min.
Rhythmus	Häufig regelmäßig
P-Welle	Keine
QRS-Komplex	Stark verbreitert (≥ 0,12 Sek.) und deformiert
P/QRS-Beziehung	Keine
PQ-Zeit	Keine

Therapie

- ▶ Kap. 5.3.1
- NA immer nachfordern.

5.4.4 Schrittmacherfehlfunktion

Mögliche Ursachen

- **Oversensing:** Muskelpotenziale werden als Herzaktion interpretiert
- **Exitblock:** fehlende Reizbeantwortung des Myokards auf Schrittmachertherapie
- **Schrittmacherinduzierte Reentry-Tachykardie:** durch retrograde Kammer-Vorhofleitung
- **Elektromagnetische Störfelder:** z. B. durch Haushaltsgeräte, Mobiltelefone

Ersteindruck

- Sichtbare OP-Narbe mit einer Länge von 5–8 cm unterhalb der rechten oder linken Klavikula
- Tastbares Schrittmacheraggregat
- Kardiale Symptomatik, z. B. Morgagni-Adams-Stokes-Anfall, pektanginöse Beschwerden, evtl. Halsvenenstauung

ABCDE-Schema

- Evtl. SpO_2 ↓
- Evtl. RR ↓, P ↑ oder ↓
- EKG: ggf. typische Schrittmacher-Spikes

Maßnahmen

- Standardmaßnahmen bei Herzrhythmusstörungen: ▶Kap. 5.4.1
- ! NA ist bei allen Schrittmacherfehlfunktionen erforderlich
- Nach Schrittmacher-Pass fragen
- Auf absolut notwendige Maßnahmen beschränken!
- Abstand von Defibrillations- bzw. Schrittmacherelektroden zum Aggregat des implantierten Schrittmachers → min. 10 cm

Medikamentöse Therapie

- Venösen Zugang legen, offen halten mit Ringer-Lösung oder NaCl 0,9 %.
- Medikamentöse Therapie der Bradykardie: ▶Kap. 5.4.1

Weiterführende Maßnahmen

- Magnettest: durch Auflegen eines Magneten auf das Schrittmacheraggregat wird der Schrittmacher auf Asynchron-Betrieb gestellt
- Bei Versagen der medikamentösen Therapie transkutane Schrittmacherther. im Demand-Modus
- ! Achtung: Spikes des Patientenschrittmachers können den transkutanen Schrittmacher im Demand-Modus unterdrücken → Komplikationen bis hin zur Asystolie; Magnet auflegen und Demand-Frequenz oberhalb der Festfrequenz einstellen

Transport

- Idealerweise in Krankenhaus, in dem SM-Implantation durchgeführt wurde.

5.4.5 Patienten mit implantiertem Defibrillator (ICD)

ICD-Komplikationen

- **Inadäquate Therapie** (Schock oder ATP): z. B. bei supraventrikulären Rhythmusstörungen, ICD-Proarrhythmien, Defekt an ICD und/oder Elektroden, externen Interferenzen
- **Ineffektive Therapie:** Erhöhung der Defibrillationsschwelle

Ursachen

- Neu aufgetretene oder verschlechterte linksventrikuläre Dysfunktion, akute myokardiale Ischämie, Hypokaliämie, Hypomagnesiämie, Hyperthyreose
- Medikamenteneinflüsse:
  - Proarrhythmische Effekte von Antiarrhythmika, z. B. Sotalol, Flecainid
  - Änderung der antiarrhythmischen Medikation
  - Mangelnde Patientencompliance

Indikation zur Deaktivierung des ICD

- Kreislaufstillstand, kardiopulmonale Reanimation
- Rezidivierende inadäquate Schockabgaben
- ICD-Fehlfunktion

ABCDE-Schema

- Kontinuierliches EKG-Monitoring, QRS-Ton anstellen
- 12-Kanal-EKG → nach Schockabgabe vorübergehende (< 15–30 Min.) ST-Streckenveränderungen möglich

Maßnahmen

- Standardmaßnahmen bei Herzrhythmusstörungen: ▶ Kap. 5.4.1
- ! NA nachfordern
- Unbedingt Schrittmacher/ICD-Ausweis mitnehmen

Medikamentöse Therapie

- Venösen Zugang legen, offen halten mit Ringer-Lösung oder NaCl 0,9 %
- Evtl. Sedierung: Midazolam 2–2,5 mg i. v.

Weiterführende Maßnahmen

- Behandlung nach ERC-Leitlinien (Defipatches immer in a. p.-Position anlegen)
- Evtl. ICD mit starkem Ringmagneten deaktivieren und den Pat. über externe Patches defibrillieren:
  - Ringmagnet über der linken oberen Begrenzung des Aggregats auflegen
- **Electrical Storm:** Amiodaron 300 mg in 250 ml Glukose 5 % als Kurzinfusion über 30 Min., evtl. 150 mg Amiodaron als Bolus vorweggeben

Transport

- Idealerweise in Krankenhaus, in dem ICD-Implantation durchgeführt wurde.

5.5 Neurokardiogene Synkope, orthostatische Dysregulation

Pathophysiologie

- **Neurokardiogene (vasovagale) Synkope:** Ursachen z. B. emotionaler Stress, Schmerzen, Angst, Vagusreizung
- **Orthostatische Dysregulation:** Versagen des vasokonstriktorischen Reflexes im Bereich der Beinvenen durch längeres Stehen

Ersteindruck

- Schwindel, „Schwarzwerden vor den Augen“, besonders beim Aufstehen
- Leistungs- und Antriebsschwäche, Müdigkeit
- Übelkeit, Erbrechen
- Blasse, fahle Haut, evtl. Schweißausbruch
- Kalte Hände, Füße
- Evtl. bei neurokardiogener Synkope: kurzfristiger Bewusstseinsverlust
- Evtl. kardiale Symptome: Herzklopfen, Herzschmerzen

ABCDE-Schema

- RR < 100/60, HF ↔ bis ↓

Maßnahmen

- Lagerung: Beine erhöht lagern
- O_2-Gabe: 6–8 l/Min.
- Basismonitoring (RR, P, EKG, SpO_2)
- Meist keine spezifische Therapie notwendig

Medikamentöse Therapie

- Venösen Zugang legen: wenn kardiale Ursachen ausgeschlossen werden können, initial 10 ml/kg KG Ringer-Lösung oder NaCl 0,9 % i. v.
- Spezifische Therapie, z. B. bei Bradykardie Atropin 0,05–0,1 mg i. v.
- Ggf. bei RR ↓ ½–1 Amp. Akrinor® (Cafedrin-Theodrenalin) langsam über 1–2 Min. i. v.

5.6 Morgagni-Adams-Stokes-Anfall, kardiale Synkope

Durch akute Herzrhythmusstörung bedingte zerebrale Durchblutungsstörung mit nachfolgender (manchmal nur kurzer) Bewusstlosigkeit.

Ersteindruck

- Schwarzwerden vor den Augen
- Kurzzeitiger Bewusstseinsverlust
- Evtl. Harn- oder Stuhlinkontinenz (kein Zungenbiss, DD Krampfanfall)
- Meist sturzbedingte Verletzung

ABCDE-Schema

- EKG anlegen und interpretieren (AV-Block III. Grades, andere Rhythmusstörung?)
- Nach Abschluss der weiteren Basismaßnahmen evtl. 12-Kanal-EKG ableiten (Myokardinfarkt? Hinweise auf Lungenembolie?)
- Während der kardialen Synkope weite Pupillen
- **Fremdanamnese:** evtl. Pulslosigkeit, Atemstillstand, zerebraler Krampfanfall ohne typische Prodromi
- **Anamnese:** bekannte Myokardischämie, AV-Blockierungen, wiederholte Synkopen unklarer Genese, Kardiomyopathie, Digitalis-Medikation (z. B. Metildigoxin, Digitoxin)

Maßnahmen

! Ständige Reanimationsbereitschaft!
! NA nachfordern!
- Lagerung: bewusstseinsklare Pat. mit erhöhtem Oberkörper lagern; bei Kreislaufstillstand Rückenlage mit erhöhten Beinen
- O_2-Gabe: 4–6 l/Min. über Maske
- Sofortiges **Absetzen von Medikamenten,** die die AV-Überleitungszeit verlängern

Medikamentöse Therapie

- Venösen Zugang legen, offen halten mit Ringer-Lösung
- Behandlung von Herzrhythmusstörungen ▶Kap. 5.4.1
- Ggf. ACS-Behandlung ▶Kap. 5.2

Weiterführende Maßnahmen

- **Wiederholte kardiale Synkopen:** Narkoseeinleitung, Intubation und Beatmung

5.7 Hypertensive Krise/hypertensiver Notfall

Definitionen

- **Hypertensive Krise:** plötzlicher, starker Blutdruckanstieg ohne Zeichen eines akuten Organschadens
- **Hypertensiver Notfall:** plötzlicher, starker Blutdruckanstieg mit Zeichen eines akuten Organschadens, z. B. Lungenödem, Angina pectoris

Häufige Ursachen

- Essenzielle Hypertonie (90 % d. F.)
- Renale Hypertonie: durch Nierenarterienverschluss, Nierentumoren
- Endokrine Hypertonie (z. B. durch Cushing-Syndrom, Hyperthyreose)
- Schwangerschaft (Gestose, HELLP-Syndrom)

Ersteindruck

- Kopfschmerzen, Schwindel, Sehstörungen („Flimmern vor den Augen“)
- Übelkeit, Erbrechen
- Bewusstseinsstörungen, neurologische Ausfälle (Paresen, Sprachstörungen), fokale oder generalisierte Krampfanfälle
- Bei akutem Linksherzversagen Dyspnoe, evtl. Zyanose
- Evtl. Angina-pectoris-Anfall mit retrosternalen Schmerzen
- Nasenbluten (▶ Kap. 14.2)

ABCDE-Schema

- Auskultation: bei Linksherzversagen → Lungenödem mit feuchten Rasselgeräuschen
- HF normal bis erhöht, RR > 180/120 mmHg
- Bei kardialen Symptomen, z. B. retrosternalem Schmerz, Lungenödem, frühzeitig an ein 12-Kanal-EKG denken
- **Anamnese:** bekannte arterielle Hypertonie → Einnahme von Antihypertensiva, z. B. β-Blocker, Diuretika, Kalziumantagonisten, ACE-Hemmer; evtl. Schwangerschaft → Präeklampsie (▶ Kap. 12.2.3)

Maßnahmen

! NA nachfordern
- Pat. beruhigen
- Lagerung: Oberkörper erhöht
  - Bei Bewusstlosigkeit stabile Seitenlage
  - Bei Lungenödem sitzende Lagerung: Oberkörper hoch, Beine von der Trage hängen lassen
- O_2-Gabe: 4–6 l/Min., bei Lungenödem 6–10 l/Min. über Gesichtsmaske mit Reservoir, Ziel-SpO_2: > 95 %

Medikamentöse Therapie

- Venöser Zugang vor Blutdrucksenkung!
- Offen halten mit Ringer-Lösung
- Bei AP-Beschwerden: 2–3 Hübe Nitro-Spray s. l. (Nitrate sind für die Akuttherapie von Hochdruckkrisen nicht zugelassen!)
- Urapidil 12,5 mg i. v., ggf. wiederholen, Senkung um max. 25 % des Ausgangsdrucks
- Evtl. Sedierung mit Midazolam 2–2,5 mg i. v.
- Ggf. Lungenödem behandeln ▶Kap. 5.3
- **Tachykardie:** Metoprolol 5 mg i. v.
- **Entzugssyndrome:** Clonidin 0,15 mg i. v., ggf. wiederholen

5.8 Akutes Aortensyndrom

Einteilung und Klassifikation

- **Aortendissektion (Svennson Typ I):** Häufigste und prognostisch ungünstigste Variante des akuten Aortensyndroms, bedingt durch eine Längsspaltung des Gefäßes mit Bildung eines falschen Lumens in der mittleren Wandschicht. Weitere Unterteilung nach Stanford.
- **Intramurales Hämatom (IMH) (Svennson Typ II):** Durch akute Blutung aus rupturierten Vasa vasorum der Aortenmedia. Plötzlicher Beginn, heftigste Schmerzen („Apoplexie der Aorta"). Typische Komplikation: Aortenruptur.
- **Lokale Dissektion (Svennson Typ III): Meist zufällig entdeckt.**
- **Penetrierendes Aortenulkus (PAU) (Svennson Typ IV):** Plaqueruptur bei ausgeprägter Aortensklerose. Bei Arrosion von Vasa vasorum der Aortenmedia durch das zentrale Ulkus des Aortenplaques kann es zur schmerzhaften intramuralen Blutung kommen.
- **Iatrogene/Traumatische Dissketion (Svennson Typ V):** traumatische Aortendissektion, z. B. bei Hochrasanztrauma oder iatrogen, z. B. intraoperativ oder bei Manipulationen im HWS-Bereich (Vertebralis-Dissektion).

Ersteindruck

- Reißender Schmerzcharakter, plötzlich beginnend (erreicht innerhalb von Sek. bis Min. seine max. Intensität)
- Zwei- oder mehrgipfliger Verlauf mit Verlagerung der Schmerzsymptomatik bei Propagation des Dissektates in der Aorta („wandernder Schmerz")
- Pulsierende Schmerzsymptomatik
- Retrosternales Druckgefühl, evtl. in den Rücken ausstrahlend

ABCDE-Schema

- RR (initial beidseits), dann alle 2–5 Min. am Arm mit höherem Blutdruck
  - Evtl. Seitendifferenz RR_{SYST} > 20 mmHg
- Nach Ruptur: P ↑↑, RR ↓↓ (schwere Schocksymptomatik)

Maßnahmen

! NA nachfordern. Bei weiteren Transportstrecken an einen RTH-Transport denken und frühzeitig alarmieren

- Pat. beruhigen
- Lagerung: leicht erhöhter Oberkörper, bei Schocksymptomatik mit angehobenen Beinen
- O_2-Gabe: 5–15 l/Min. über Nasenbrille bzw. Gesichtsmaske

Medikamentöse Therapie

- Mehrere großlumige venöse Zugänge, Volumengabe anhand der Vitalparameter angepasst bis zu 40 ml/kg KG Ringer-Lösung als Druckinfusion
- **Blutdrucksenkung** auf RR_{SYST} 100–120 mmHg:
  - Metoprolol 1–2 mg titrierend i.v. (1. Wahl)
  - Bei KI gegen β-Blocker: Kalziumantagonisten, z. B. Nitrendipin oder Nifedipin 5–10 mg p.o., Verapamil 5 mg i.v.
  - Ggf. Vasodilatanzien, z. B. Glyzeroltrinitrat s. l. oder Urapidil i.v. in 10-mg-Schritten bei unzureichendem Effekt
  - Cave: Ziel-RR bei Verdacht auf eine akute Ruptur 80–90 mmHg (permissive Hypotension)
- **Analgesie:** Morphin 2–10 mg i.v. (auftitrieren)
  - **Cave:** Kreislaufsituation!
- **Sedierung:** Midazolam 2–2,5 mg i.v., ggf. einmal wiederholen
  - **Cave:** Kreislaufsituation!

Weiterführende Maßnahmen

- **Intubation und Beatmung:** bei schwerer Schocksymptomatik oder respiratorischer Insuff. zurückhaltende Indikationsstellung

5.9 Akuter arterieller Verschluss

Akuter Verschluss einer Arterie, der durch Kollateralkreisläufe nicht oder nur unzureichend ausgeglichen werden kann.

Ursachen

In 10 % der Fälle entstammen die Embolien aus atherosklerotischen Plaques der Bauchaorta oder der A. iliaca. In 20 % der Fälle entstehen die Stenosen durch Thrombosen.

Ersteindruck

DD Thrombose (langsamer Beginn, bekannte arterielle Verschlusskrankheit) im Gegensatz zum arteriellen Verschluss (plötzlicher Beginn, evtl. kardiale Vorerkr.).

Die 6 Ps beim arteriellen Verschluss (nach Pratt)

- **P**ain (Schmerz): plötzlicher, starker Schmerz
- **P**aleness (Blässe): blass marmorierte bis scharf begrenzt bläuliche Haut
- **P**aralysis (Bewegungsstörung): auch auf kleine Gelenke achten (Zehen!)
- **P**ulselessness (Pulslosigkeit): kein Puls distal der Verschlussstelle tastbar
- **P**aresthesia (Missempfindung): Taubheitsgefühl, Kältegefühl
- **P**rostration (Schock): insb. bei relativem Volumenmangel

ABCDE-Schema

- Der Pulsstatus kann, bei mangelnder Erfahrung oder schwierigen Verhältnissen, auch mittels Pulsoximeter ermittelt werden
- Bei Schocksymptomatik: Puls ↑, RR ↓

Maßnahmen

- Lagerung: betroffene Extremität tieflagern (erhöhter Perfusionsdruck), leicht erhöhter Oberkörper
  - Ruhigstellung der Extremität, Watteverpackung (Wärmeerhalt)

Medikamentöse Therapie

- Venösen Zugang legen: offen halten mit Ringer-Lösung i. v.
  - Cave: Nie an der betroffenen Extremität punktieren!
- **Analgesie:** Morphin 2–5 mg i. v. (auftitrieren), Ziel NRS <4
  - **Cave:** Kreislaufsituation!
- **Antikoagulation:** Heparin 5 000(–10 000) I. E. i. v., um Appositionsthromben zu verhindern

5.10 Akuter venöser Verschluss

Verschluss von Beinvenen, seltener Arm- oder Körpervenen (z. B. V. subclavia) mit venöser Abflussbehinderung und nachfolgender Gefahr einer Lungenembolie durch Losreißen des Thrombus (▶ Kap. 6.4).

Häufige Ursachen

- Störung des Blutflusses: lange Bettlägerigkeit, lange Flug- oder Busreisen („Economy-Class-Syndrom") , Myokardinfarkt, Herzinsuff., Adipositas
- Störung der Gefäßwand: Trauma, Venenpunktion, Operationen
- Störung der Blutzusammensetzung: AT-III-Mangel, Thrombophilie, Lebererkr., forcierte Diurese mit Exsikkose, Ovulationshemmer (Pille)

Ersteindruck

- Schwere- und Spannungsgefühl oder Muskelschmerzen in der betroffenen Extremität
- Zerreißungsschmerz beim Gehen
- Erhöhte Hauttemperatur
- Schwellung, erhöhte Konsistenz der Muskulatur
- Glänzende, rötlich-livide Haut
- Schüttelfrost, innere Unruhe

ABCDE-Schema

- HF ↑
- Subfebrile Temperaturen (< 38 °C)

Maßnahmen

- Lagerung: Hochlagern der betroffenen Extremität (↑ venöser Abfluss)
- Pat. darf unter keinen Umständen laufen oder eine Kraftanstrengung vollbringen
- Keine Wärmezufuhr

Medikamentöse Therapie

- Venösen Zugang legen (nie an der betroffenen Extremität!), offen halten mit Ringer-Lösung i. v.
- **Analgesie:** Morphin 2–5 mg i. v. (auftitrieren), Ziel NRS < 4
- **Antikoagulation:** Heparin 5 000(–10 000) I. E. i. v.

6 Lunge

Boris A. Hoffmann, Frank Flake

6.1 Leitsymptome und ihre Differenzialdiagnose

Tab. 6.1 Leitsymptome und ihre Differenzialdiagnose

Leitsymptome	Differenzialdiagnose
Atemnot (Dyspnoe)	• **Kardiale Ursachen:** z. B. Lungenödem • **Pulmonale Ursachen:** z. B. Pneumonie, SARS-CoV-2 • **Andere Ursachen:** z. B. Hyperventilation, medikamentös-toxisch, Adipositas, Aszites, Anämie
Stridor, Giemen (▶ Kap. 6.2)	Durch Verengung der Atemwege. • **Inspiratorischer Stridor:** nur in der Einatemphase zu hören → Erkrankungen von Kehlkopf und Trachea, Struma • **Exspiratorischer Stridor:** nur in der Ausatemphase zu hören → bronchiale Obstruktion (z. B. Asthma bronchiale), Linksherzinsuffizienz • **In- und exspiratorischer Stridor:** Trachealobstruktion, Fremdkörperaspiration oder massive Obstruktion
Rasseln, Brodeln	Lungenödem, Flüssigkeitsaspiration, Pneumonie, Bronchitis
Hämoptyse/ Hämoptoe	Tumor (Bronchialkarzinom), Tuberkulose, Infektionen, Herzinsuffizienz, Lungenabszess, Bronchiektasie, Lungenembolie, Blutungen im HNO-Bereich

6.2 Asthma bronchiale und COPD

Anfallsweise auftretende, ganz oder teilweise reversible Atemwegsobstruktion unterschiedlicher Intensität. Erschwert ist besonders die Ausatmung.

- **Exogen-allergisches** Asthma: allergische Sofortreaktion
- **Nichtallergisches** Asthma: durch (Virus-)Infekte, körperliche Belastung, Klimareize
- **Status asthmaticus:** Asthmaanfall, der trotz adäquater Behandlung länger als 6–12 h anhält, akut lebensbedrohlich
- **COPD:** Oberbegriff für chron. obstruktive Bronchitis, obstruktives Lungenemphysem und Asthma bronchiale

Ersteindruck

- Unruhe, Angst, Schweißausbruch
- Giemen, Brummen, Pfeifen
- Anfallsweise Atemnot, Hustenreiz (evtl. mit Auswurf von zähem glasigem Schleim), verlängerte Exspiration mit Stridor, Tachypnoe
- Orthopnoe, evtl. Zyanose

ABCDE-Schema

- Auskultation: Giemen, Stridor, evtl. vermindertes Atemgeräusch („silent chest")
- Evtl. Halsvenenstauung (Rechtsherzbelastung)
- SpO_2 ↓, evtl. $EtCO_2$ ↑
- Tachykardie

Mögliche Zeichen einer Verschlechterung

- Silent chest
- Erschöpfung oder Bewusstseinseintrübung
- Bradykardie
- Zentrale Zyanose (blaue Zunge)
- Hyperkapnie

Maßnahmen

! Ungeduld und Hektik vermeiden!
! Notarzt nachfordern
- Ruhe ausstrahlen, Pat. beruhigen
- Einsatz der Atemhilfsmuskulatur ermöglichen → Aufstützen der Arme, aufrechter Sitz
  - Bei Bewusstlosigkeit stabile Seitenlage
- Wärmeerhalt: Pat. zudecken

Medikamentöse Therapie

- Aerosol-Gabe:
  - Salbutamol 2–4 Hübe oder besser Verneblung von Salbutamol 5 mg
  - bei älteren Pat. besser Fenoterol 2–3 Hübe
  - Adrenalin-Vernebelung (Adrenalin 5 mg und 5 ml NaCl 0,9 %)
  - **Ipratropiumbromid** 0,5 mg über Verneblermaske
- Venösen Zugang anlegen, offen halten mit Vollelektrolytlösung
- **Glukokortikoide:** Prednisolon 100–250 mg i. v.
- Evtl. **β_2-Sympathomimetika:** Reproterol 0,09 mg langsam (1:10 verdünnt) i. v.
- Evtl. **Adrenalin** 0,1 mg i. v. oder 0,3 mg endobronchial (verdünnt mit 7 ml NaCl 0,9 %, titrierte Gabe)
- Evtl. **Theophyllin:** zur Bronchodilatation
- Evtl. **Sedierung:** Morphin 2,5–5 mg i. v. (Cave: keine Benzodiazepine)
  - Ggf. Promethazin 25–50 mg i. v.

Weiterführende Maßnahmen

- **Ggf. NIV-Therapie**
- Ggf. Intubation und Beatmung, Narkoseeinleitung mit S-Ketamin und Midazolam, Narkoseaufrechterhaltung mit Propofol und Sufentantil.

6.3 Lungenödem

6.3.1 Kardiales Lungenödem

▶ Kap. 5.3 Akute Herzinsuffizienz

6.3.2 Toxisches Lungenödem

Schädigung der Alveolarmembran und der pulmonalen Kapillarwände durch toxische Substanzen mit der Folge eines Flüssigkeitsaustritts in den interstitiellen Raum und die Alveolen.

Mögliche Ursachen

Gift- und Reizgase (z. B. Brandgase, Kampfstoffe), Alkylphosphate, Heroinintox., Barbiturate, Magensaftaspiration (Mendelson-Syndrom)

! Bei Urämie Mischform: toxische Ursache und Abfall des kolloidosmotischen Drucks.

Ersteindruck

▶ Kap. 5.3

- DD kardiales Lungenödem
  - Kann oft nur aus der Eigen- und Fremdanamnese, z. B. Brand, Arbeitsunfall, Suizidversuch, gestellt werden.

ABCDE-Schema

▶ Kap. 5.3

Maßnahmen

- ▶ Kap. 5.3

Medikamentöse Therapie

- **Diurese, Vorlastsenkung:** Furosemid 20–40 mg i. v.
- **Glukokortikoide:** initial 4 Hübe Beclomethason-Dosieraerosol, alle 2 h weitere 4 Hübe
  - Cave: Die Wirkung inhalativer Glukokortikoide ist umstritten
- Evtl. **Analgesie:** Morphin 2,5–5 mg i. v. (auftitrieren)
- Evtl. **Sedierung:** Midazolam 2,5–5 mg i. v.
  - Cave: Atemdepression
- Evtl. bei Bronchialobstruktion: 2–3 Hübe Fenoterol-Dosieraerosol

Weiterführende Maßnahmen

- Ggf. NIV-Therapie
- Ggf. Intubation und Beatmung

6.4 Lungenembolie

Vollständige oder teilweise Unterbrechung der arteriellen Lungenstrombahn durch Thromben. Zu 90 % aus Bein- oder Beckenvenen. Daraus folgt ein Druckanstieg im kleinen Kreislauf (pulmonalarterieller Druck ↑) mit nachfolgender akuter Rechtsherzbelastung.

Häufige Ursachen

▶ Kap. 5.10 (Venöser Verschluss)

Ersteindruck

- Variable Thoraxschmerzen (evtl. inspirationsabhängig)
- Schweißausbruch
- Dyspnoe, Husten (evtl. blutig)
- Evtl. Zyanose
- Halsvenenstauung
- Plötzliche Bewusstlosigkeit bis Kreislaufstillstand

ABCDE-Schema

- SpO_2 ↓
- Tachykardie, Hypotonie (bis hin zum Schock)
- Evtl. **Zeichen der Rechtsherzbelastung** im EKG:
  - S_IQ_{III}-Typ („McGinn-White-Syndrom“): tiefes S in Abl. I, tiefes Q in Abl. III (19 % d. F.)
  - $S_IS_{II}S_{III}$-Typ (Sagittal-Typ) (3 % d. F.)
  - Rechtstyp
  - Neg. T-Wellen in V_1 bis V_4 (23 % d. F.)

Maßnahmen

! NA nachfordern
- Pat. beruhigen, ihn dazu auffordern, sich möglichst nicht zu bewegen
- Oberkörper hochlagern
  - Bei Schock Flachlagerung (Herzentlastung)
  - Bei Bewusstlosigkeit stabile Seitenlage
- O_2-Gabe 8–15 l/Min. über Reservoirmaske
- Evtl. Reanimation (▶ Kap. 3)

Medikamentöse Therapie

- Venösen Zugang anlegen, offen halten mit Vollelektrolytlösung
- Falls RR_{SYST} > 100 mmHg, 2–3 Hübe Nitro-Spray s. l.
- Evtl. **Antikoagulation:** Heparin 5 000–10 000 I. E. i. v.
- Evtl. Analgesie: Morphin 2–10 mg i. v. (auftitrieren) (zusätzlich Senkung des Pulmonalarteriendrucks)

- Evtl. **Sedierung:** Midazolam 2,5–5 mg i. v.
- **Schock:** Dobutamin 6–12 µg/kg KG/Min. i. v.

Weiterführende Maßnahmen

- **Ggf. präklinische Lyse-Ther.:** z. B. bei Reanimationsbedingungen

6.5 Hyperventilationssyndrom

Durch Steigerung der Atemfrequenz hervorgerufene vermehrte CO_2-Abatmung mit nachfolgender respiratorischer Alkalose. Durch Absinken des freien Ca^{2+} erhöhte Krampfbereitschaft.

Ersteindruck

- Häufig junge Frauen betroffen
- Atemnot, starker Erregungszustand, Angstzustände
- Erstickungsgefühl bei schneller Atmung
- Kribbeln in Händen, Füßen und am Mund
- Tonische Muskelkontraktion, z. B. mit Karpfenmaul (rund geöffneter Mund in Inspirationsstellung), Pfötchenstellung der Hände
- Gefühl des Herzrasens → immer EKG schreiben und interpretieren
- Blässe
- Schwitzen

ABCDE-Schema

- AF ↑
- (Sinus-)Tachykardie
- RR normal

Maßnahmen

- Nur in schweren Fällen (tetanischer Anfall) NA erforderlich
- Pat. beruhigen: Gespräch suchen, Kontakt herstellen
  - Pat. zum ruhigen und gleichmäßigen Atmen auffordern
- Lagerung: Oberkörper hochlagern
- CO_2-Rückatmung mit Plastiktüte oder Hyperventilationsmaske. Nur konsequentes Rückatmen beseitigt die Hyperventilation

Medikamentöse Therapie

Evtl. leichte Sedierung mit Diazepam 2,5–5 mg i. v., Lorazepam 1 mg p. o. (als Tavor® Expidet)

6.6 Cor pulmonale

Akute oder chronische Druckbelastung des rechten Herzens aufgrund einer Druckerhöhung im Lungenkreislauf (pulmonale Hypertonie). Spätfolgen: Rechtsherzhypertrophie → Rechtsherzdilatation.

Ursachen
Die häufigsten Lungenerkr., die zum Cor pulmonale führen können, sind Lungenembolie (akut), chron. Bronchitis, Lungenfibrose, chron. Pneumonie.

Ersteindruck
▶ Kap. 6.4

ABCDE-Schema
▶ Kap. 6.4

Maßnahmen

- ▶ Kap. 6.4
- Ursachen erkennen und entsprechende Maßnahme einleiten

Medikamentöse Therapie

- Vasodilatation: falls RR_{SYST} > 100 mmHg, 2–3 Hübe Nitro-Spray s. l. → Vorlastsenkung
- Furosemid 20–40 mg i. v.
- Evtl. kontinuierliche Vorlastsenkung: Glyzeroltrinitrat 0,3–3 mg/kg KG/Min. i. v. über Perfusor
- Evtl. Katecholamine: Dobutamin 6–12 µg/kg KG/Min. i. v.

6.7 Fremdkörperaspiration

Teilweiser oder kompletter Verschluss der oberen Luftwege durch flüssige oder feste Fremdkörper.

Ersteindruck
- Akut einsetzende Atemnot: Sprechen und Atmen unmöglich
- Inverse Atmung: Vorwölbung des Abdomens bei Inspiration
- Zyanose, evtl. Kreislaufstillstand durch Vagusreiz oder Hypoxie („Bolustod“)

ABCDE-Schema

- SpO_2 ↓
- Tachykardie
- Typische Anamnese: z. B. „gerade gegessen“, „mit Murmeln gespielt“

Maßnahmen

- Indikation, einen NA anzufordern, je nach Situation:
  - NA erforderlich: festsitzender Fremdkörper, unklare Situation, Atemstillstand, Reanimation, Kinder
  - NA nicht zwingend erforderlich: Fremdkörper konnte entfernt werden, Zyanose ist zurückgegangen, Atemnot überwunden
- Ansprechbaren Pat. zum Husten auffordern
- Schläge auf den Rücken, zwischen die Schulterblätter
- Evtl. **Heimlich-Manöver** (Cave: Zwerchfellruptur oder Ruptur intraabdomineller Organe)
- Evtl. Reanimation (▶ Kap. 3)

Weiterführende Maßnahmen

- Ggf. Laryngoskopie zur Entfernung des Fremdkörpers
  - Lagerung: Kopftieflage
  - Einstellung des Pharynx/Larynx mit Laryngoskop
  - Entfernen des Fremdkörpers mit Magill-Zange
- **Grundsatz:** liegt Fremdkörper hinter den Stimmritzen, Intubation bzw. Notkoniotomie anstreben

7 Schock

Frank Flake, Boris A. Hoffmann

7.1 Einteilung

Tab. 7.1 Wegweiser zur Schockursache (modifiziert nach Schubert)

V.a. hypovolämischen Schock	=	Hinweise auf Volumenverlust, z.B. Trauma, Verbrennung, Blutung, Operation, Flüssigkeitsverluste + „leere", kollabierte Venen
V.a. kardiogenen Schock	=	Bekannte Herzerkr., Herzrhythmusstörung, Thoraxschmerz, akuter Infarkt, Herztamponade als Hinweise auf kardiale Erkrankung + „gefüllte", gestaute Halsvenen
V.a. septischen Schock	=	Fieber, hochrote Haut, bakterieller Infekt als Hinweise auf Sepsis + keine Hinweise auf Volumenverlust oder kardiale Erkrankung
V.a. anaphylaktischen Schock	=	Hinweise auf Überempfindlichkeitsreaktion, z.B. Kontrastmittelgabe, Arzneimittelinjektion, Infusion, Insektenstich, allergische Hauterscheinungen
V.a. neurogenen Schock	=	Hinweise auf akute Störung des ZNS, z.B. SHT, intrazerebrale Blutung, Sonnenstich

7.2 Hypovolämischer Schock/ Volumenmangelschock

Häufigste Schockursache. Durch absolute Verminderung der zirkulierenden Blutmenge entstehende **Kreislaufinsuffizienz.**

Ursachen

- **Blutverluste** (hämorrhagischer Schock), z.B. innere und äußere Blutungen
- **Plasma- bzw. Flüssigkeitsverluste** (hypovolämischer Schock), z.B. durch Verbrennungen, Durchfälle, Erbrechen

Ersteindruck

- Unruhe, Blässe, Kaltschweißigkeit, im fortgeschrittenen Stadium Zyanose
- Bewusstseinsstörung bis Bewusstlosigkeit
- Evtl. sichtbare Quellen für starken Flüssigkeits- bzw. Blutverlust

ABCDE-Schema

- Evtl. schnelle, flache Atmung
- Halsvenen kollabiert (nicht sichtbar), verminderte Venenfüllung (Punktion erschwert)
- Puls ↑, kaum tastbar
- Nagelbettprobe verlangsamt (> 2 Sek.), RR ↓
  - RR-Amplitude vermindert, z. B. 90/70 mmHg
- EKG: Sinustachykardie, HF ↑

Maßnahmen

- Kausal vorgehen, z. B. Blutung stillen mittels Druckverband
- Pat. beruhigen
- Lagerung: Flachlagerung, Beine hoch, bei Bewusstlosigkeit: stabile Seitenlage
- O_2-Gabe 10–15 l/Min. über Gesichtsmaske
- Vor Wärmeverlust schützen
- Basismonitoring (RR, P, EKG, SpO_2)
- Ggf. Entscheidung zum „Load, Go and Treat"-Transport

Medikamentöse Therapie

- Venösen Zugang legen (2–3 großlumige): 20–40 ml/kg KG Vollelektrolytlösung als Druckinfusion i. v.
  - ggf. permissive Hypotension (Ziel RR_{SYST}: 80 mmHg) einleiten
- Ggf. **Analgesie**
- Ggf. **Sedierung:** z. B. Diazepam 5–10 mg i. v. oder Midazolam 2,5–5 mg (0,05–0,1 mg/kg KG) i. v.
- Gabe von kolloidalen Volumenersatzmitteln erwägen, z. B. 20–30 ml/kg KG i. v.

Weiterführende Maßnahmen

- **Intubation und Beatmung:** großzügige Indikation

7.3 Kardiogener Schock

Akute Kreislaufinsuffizienz durch myokardiales **Pumpversagen.**

Ursachen

- Akuter Myokardinfarkt
- Dekompensierte Herzinsuff., Kardiomyopathie
- Tachy- und bradykarde Herzrhythmusstörungen, z. B. ventrikuläre Tachykardie
- Herzklappenfehler
- Myokarditis
- Überdosierung herzkraftsenkender Medikamente, z. B. β-Blocker

Ersteindruck

- Blässe, Kaltschweißigkeit
- Atemnot, evtl. Zyanose
- Bewusstseinsstörung bis hin zur Bewusstlosigkeit
- Bei insuffizienter Pumpleistung des rechten Herzens gestaute Halsvenen

ABCDE-Schema

- Auskultation: feuchte Rasselgeräusche über den basalen Lungenabschnitten
- Evtl. Tachykardie, Bradykardie, Arrhythmie, Puls kaum tastbar (zentralisiert)
- Nagelbettprobe verlangsamt (> 2 Sek.)
- RR ↓, bis nicht mehr messbar
- EKG: evtl. Hinweis auf z. B. Myokardinfarkt, Herzrhythmusstörung

Fokussierte Untersuchung

- Evtl. Lungenödem
- Evtl. Ödeme, vor allem in den Beinen

Maßnahmen

- Pat. beruhigen
- Lagerung: erhöhter Oberkörper (30–45°), evtl. Beine tief
- O_2-Gabe: 6–15 l/Min. über Gesichtsmaske

Medikamentöse Therapie

- Venösen Zugang legen, offen halten mit Vollelektrolytlösung, sehr langsam laufen lassen
- Kausale Therapie, Ursache, z. B. Rhythmusstörung behandeln
- **Analgesie:** z. B. Morphin 2–10 mg i. v. (auftitrieren)
- **Herzentlastung, Vasodilatation, Senkung des Füllungsdrucks:**
  - 1–2 Hübe Nitro-Spray s. l.
  - Furosemid 20–40 mg i. v.
  - evtl. zusätzlich Glyzeroltrinitrat 0,03–0,18 mg/kg KG/h über Perfusor
- **Sedierung:** z. B. Midazolam 2,5–5 mg (0,05–0,1 mg/kg KG) i. v.
- **Analgesie:** Morphin oder Fentanyl 0,05–0,1 mg i. v.
- **Cave:** Atemdepression

Weiterführende Maßnahmen

- Großzügige Indikation zu Intubation und Beatmung

7.4 Anaphylaktischer Schock

Akut lebensbedrohliche **Antigen-Antikörper-Reaktion** des Organismus mit Freisetzung von Histamin, Serotonin und Bradykinin. Kreislaufinsuff. durch histaminbedingte Weitstellung der peripheren Gefäße, erhöhte Kapillarpermeabilität, verminderter venöser Rückstrom, Bronchospasmus.

Ursachen

- Allergische Reaktion auf Medikamente
- Allergische Reaktion auf Fremdeiweiße und Polysaccharide

Ersteindruck

▶ Tab. 7.2

Tab. 7.2 Schweregrade der systemischen anaphylaktischen Reaktion (nach Ring J et al. Leitlinie zu Akuttherapie und Management der Anaphylaxie. S2-Leitlinie der Deutschen Gesellschaft für Allergologie und klinische Immunologie. Allergo J Int 2014; 23:96)

Schweregrad	Symptome
I	Leichte Allgemeinsymptome (Juckreiz), Hauterscheinungen (z. B. Hautrötung, Flush, Urtikaria), Angioödem
II	Zusätzlich: Kreislauf- (z. B. Hypotonie, Tachykardie) und Atemwegsreaktionen (z. B. Dyspnoe), Übelkeit, Erbrechen
III	Zusätzlich: Schocksymptomatik, Bronchospasmus, Zyanose
IV	Herz-Kreislauf-Stillstand, Atemstillstand

- Unruhe, Juckreiz, Schwindel, Schüttelfrost, Angst, Übelkeit (bis zum Erbrechen), Durchfall
- Hautreaktionen (Ödeme, Quaddeln, Flush)
- Dyspnoe mit Bronchospasmus
- Evtl. Krampfanfall
- Bewusstseinsverlust
- Kreislaufstillstand

ABCDE-Schema

- Auskultation: unauffällig im Gegensatz zum kardiogenen Schock; evtl. Bronchospasmus
- Puls ↑
- RR ↓

- EKG: Sinustachykardie
- Anamnese: bekannte Allergie

Fokussierte Untersuchung

- Evtl. Larynxödem

Maßnahmen

- Weitere Allergenzufuhr stoppen, z. B. Infusion
- Pat. beruhigen
- Lagerung: Oberkörperhochlagerung (30–45°)
- O_2-Gabe: 10–15 l/Min. über Gesichtsmaske
- Vor Wärmeverlust schützen
- Basismonitoring (RR, P, EKG, SpO_2)
- Kühlung von Schwellungen, z. B. bei Insektenstichen
- Evtl. Beatmung oder kardiopulmonale Reanimation (▸ Kap. 3)

Medikamentöse Therapie

- Venösen Zugang legen (2–3 großlumige): 20–40 ml/kg KG Vollelektrolytlösung als Druckinfusion i. v.
- Bei Stadium II/III: 0,5 mg Adrenalin i. m. in den lateralen Oberschenkel (Erwachsenendosierung)
- Glukokortikoide: Prednisolon 250 mg i. v.
- Histaminantagonisten: Dimetinden 0,1 mg/kg KG i. v. oder Clemastin 0,05 mg/kg KG i. v., ggf. Ranitidin 50 mg
- Bei insp. Stridor: Adrenalin inhalativ (2 mg pur)

Weiterführende Maßnahmen

- Ggf. Bronchospasmus behandeln (▸ Kap. 6.2)
  - Keine PEEP-Beatmung (Gefahr des Airtrappings!)
- Bei fortbestehender Schocksymptomatik Katecholamintherapie
- Bei ausgeprägtem Larynxödem Intubation oder Koniotomie

7.5 Septischer Schock

Kreislaufinsuff. durch **Freisetzung bakterieller Gifte** (Endotoxine) bei schweren Infektionen mit gramnegativen Erregern, z. B. Escherichia coli, Salmonellen, Proteus. Bei grampositiven Erregern leichtere Verläufe. Letalität 30–50 %.

Risikofaktoren

Diabetes mellitus, große operative Eingriffe, Kachexie, Verbrennungen, Agranulozytose, Leukämie, Malignome, Behandlung mit Glukokortikoiden und Zytostatika.

qSOFA-Score
Vermutete Infektion plus Vorliegen von ≥ 2 dieser Kriterien:
- Verwirrtheit bzw. GCS < 15
- Systolischer Blutdruck ≤ 100 mmHg
- Atemfrequenz ≥ 22/Min.

Ursachen

Harnwegs- oder Gallenwegsinfektionen, septischer Abort, Katheterinfektion (z. B. Venenverweilkanülen, ZVK), Tracheostoma.

Ersteindruck

- **Hyperdynames Stadium:**
  - Hyperventilation, Tachypnoe
  - Tachykardie
  - Überwärmte, gerötete, trockene Haut
  - Schüttelfrost
- **Hypodynames Stadium:**
  - Kalte, zyanotische, evtl. marmorierte Haut
  - Bewusstsein meist eingeschränkt, häufig Verwirrtheit, evtl. Koma
  - Oligurie

ABCDE-Schema

- Gezieltes Erfragen von Infektsymptomen
- Hyperdynames Stadium:
  - HF ↑
  - RR ↓, vor allem auch der diastolische Druck (z. B. 90/40 mmHg)
  - Fieber
- Hypodynames Stadium:
  - HF ↑
  - RR ↓
  - Körpertemperatur < 38 °C

Maßnahmen

- Pat. beruhigen
- Lagerung: Oberkörperhochlagerung (30–45°), ggf. Flachlagerung
- O_2-Gabe: 10–15 l/Min. über Gesichtsmaske mit Reservoir
- Vor Wärmeverlust schützen

Medikamentöse Therapie

- Venöse Zugänge legen (2–3 großlumige): 20–40 ml/kg KG Vollelektrolytlösung als Druckinfusion i. v.
- **Bei therapieresistenter Hypotonie:** Noradrenalin 10 µg/Min. über einen Perfusor

7.6 Neurogener Schock

Extrem seltene Schockform! **Störung des ZNS** führt zu peripherer Gefäßerweiterung, damit relativem Volumenmangel. DD neurokardiogene (vasovagale) Synkope, orthostatischer Kollaps (▶ Kap. 5.5).

Ursachen

SHT, erhöhter intrakranieller Druck, Sonnenstich, starke Schmerzen.

Ersteindruck

- Unruhe, Verwirrtheit (zerebrale Dysfunktion)
- Blässe, Kaltschweißigkeit
- Bewusstseinsstörungen bis Bewusstlosigkeit, Synkope

ABCDE-Schema

- Tachykardie
  - Auch normaler Puls oder Bradykardie möglich
  - Ggf. fadenförmiger Puls
- RR ↓

Maßnahmen

- Pat. beruhigen
- Lagerung: Oberkörperhochlagerung (30–45°)
- O_2-Gabe: 6–15 l/Min. über Gesichtsmaske
- Vor Wärmeverlust schützen

Medikamentöse Therapie

- Venöse Zugänge legen (2–3 großlumige): 20–40 ml/kg KG Vollelektrolytlösung als Druckinfusion i. v.
- Antihypotonika: z. B. Cafedrin-Theodrenalin (Akrinor®) 0,5–2 ml i. v.
- Katecholamine: z. B. Noradrenalin 0,05–0,2 µg/kg KG/Min. i. v. über Perfusor

7.7 Spinaler Schock

Sympathikusblockade aufgrund einer akuten **Querschnittslähmung** oberhalb Th 4 führt in der betroffenen Region zur Vasodilatation der Gefäße. Folge ist ein relativer Volumenmangel mit nachfolgender Schocksymptomatik.

Ursachen

Verletzung des Rückenmarks (akute Querschnittsymptomatik).

Ersteindruck

- Unruhe
- Bewusstseinsstörungen bis Bewusstlosigkeit, Synkope
- Evtl. typische Kinematik und Unfallsituation

ABCDE-Schema

- Tachykardie
  - Auch normaler Puls bzw. Bradykardie möglich
- RR ↓

Fokussierte Untersuchung

- **Inspektion:** evtl. unkontrollierter Abgang von Kot und Urin, Inspektion des Rückens durch Lagerung auf Schaufeltrage (Ansicht von unten)
  - evtl. sichtbare Deformierungen, Wunden
- **Palpation:** Sensibilitätsstörungen in Armen und Beinen
  - keine Schmerzangabe beim Kneifen des Pat. in der betroffenen Region, evtl. Kribbeln in den Armen oder Beinen

Maßnahmen

- Pat. beruhigen
- Lagerung: Flachlagerung, Beine hoch, bei Bewusstlosigkeit ggf. stabile Seitenlage (Achtung: Trauma des Pat. beachten) → für Immobilisation sorgen
- O_2-Gabe: 6–15 l/Min. über Gesichtsmaske
- Vor Wärmeverlust schützen

Medikamentöse Therapie

- Venöse Zugänge legen (2–3 großlumige): 20–40 ml/kg KG Vollelektrolytlösung als Druckinfusion i. v.
- Ggf. Cafedrin-Theodrenalin (Akrinor®) 0,5–2 ml i. v.

8 Traumatologie

Frank Flake, Boris A. Hoffmann

8.1 (Poly-)Trauma

Gleichzeitige Traumatisierung mehrerer Körperregionen oder Organsysteme, wobei wenigstens eine Verletzung oder die **Kombination lebensbedrohlich** ist (Tscherne).

8.1.1 Grundsätzliches Verhalten/ Vorgehen bei (Poly-)Traumatisierten

- **Eintreffen an der Notfallstelle:** Wie ist die Situation vor Ort?
  - Persönliche Schutzausrüstung überprüfen und ggf. anlegen
  - Ersteinschätzung der Unfallstelle auf Gefahren
  - Lagemeldung absetzen: Technische Rettung erforderlich? Evtl. weitere Kräfte nachfordern
  - Verletzungsmechanismus (ggf. lassen sich hieraus mögliche Verletzungen erkennen)?
- Bei langem Transportweg bzw. falls geeignete Klinik nicht in unmittelbarer Nähe, NA und RTH nachfordern!
- **Primary Survey:**
  - Arbeitsplatz organisieren und X-(C)-ABCDE-Vorgehensweise
  - Akute Vitalbedrohung erkennen und behandeln, z. B. Atemwege freimachen oder freihalten, Reanimation, Blutungskontrolle (X)
  - O_2-Gabe: 10–15 l/Min. über Sauerstoffmaske mit Reservoir
  - Wunden steril abdecken, evtl. Verbände anlegen, gut fixieren, Fremdkörper belassen
  - Evtl. HWS-Stützkragen anlegen, z. B. Stifneck®; bei entsprechendem Verdacht unnötige Bewegungen vermeiden
- **Secondary Survey** (nur wenn die Zeit es zulässt, ggf. erst im Fahrzeug möglich): genaue Kopf-bis-Fuß-Untersuchung
- **Behandlung und Immobilisation:**
  - Entscheidung, ob Transport im Vordergrund steht
  - Transportmittel, Transportziel festlegen, (Schockraum-)Anmeldung!
  - Weitere Versorgung nach Befund, ggf. während des Transportes
  - Nach Möglichkeit mind. einen venösen Zugang legen: offen halten mit Vollelektrolytlösung; bei Schocksymptomatik: 20–40 ml/kg KG Vollelektrolytlösung i. v. → ggf. während des Transportes
- **Transport vorbereiten:**
  - Lagern des Pat. auf Trage (mit Spineboard, am besten mit Vakuummatratze), Transport in den RTW
  - Kontrolle aller Versorgungseinrichtungen

- **Transport durchführen:**
  - Kontinuierliches Monitoring (RR, P, SpO_2, EKG, evtl. $EtCO_2$)
  - Regelmäßige Verlaufskontrolle
  - Evtl. erweiterte Untersuchung (wenn zeitlich möglich, siehe Secondary Survey)
  - Fortführen der Behandlung
- **Übergabe in der Zielklinik:** an den aufnehmenden Arzt, das Schockraumteam

8.1.2 Befreien aus Fahrzeugen

Vorgehen beim Eintreffen der Feuerwehr

- **Feuerwehreinsatzleiter** aufsuchen
- Gemeinsam Lage erkunden, alle einzelnen Schritte zur Befreiung des Pat. abstimmen
- Zur erschütterungsfreien Rettung und um Bewegungsschmerzen zu vermeiden Stabilisierung des Fahrzeuges vornehmen lassen
- Bei schwersteingeklemmten und polytraumatisierten Pat. Dach entfernen lassen, um ein großes Arbeitsfeld zu schaffen
- Während die Feuerwehr arbeitet, Zeit nutzen und evtl. notwendiges Material bereitstellen, z. B. Immobilisationskragen, Schaufeltrage, KED®-System, Spine-Board, Vakuummatratze, Trage

8.2 Kopfverletzungen

8.2.1 Schädel-Hirn-Trauma (SHT)

Tab. 8.1 Einteilung Blutungsräume im Schädel

Ort	Symptome
Intrazerebral: Blutung in die Hirnsubstanz	• Sekundäre Eintrübung • Evtl. kontralaterale Halbseitensymptomatik
Epidural: Blutung zwischen Dura und Schädelkalotte	• Meist initial kurze Bewusstlosigkeit • Symptomfreies Intervall (1–3 h) • Hemiparese
Subdural: Blutung zwischen Dura und Arachnoidea	• Meist primär anhaltende Bewusstlosigkeit • Hemiparese • Früh Anisokorie

Verletzung der Schädelknochen oder des Gehirns durch äußere **Gewalteinwirkung** auf den Kopf. Gefahr von sekundären Verletzungsfolgen, z. B. intrakranielle Blutungen, Hirnödem, Hirnschwellung (▶ Tab. 8.1).
Schädelbasisfraktur: Fraktur des knöchernen Schädels im Bereich der Schädelbasis → Austritt von Liquor aus Ohr oder Nase.

Klinik

Im Gegensatz zur Schädelprellung geht das SHT mit Bewusstseinsstörung, vegetativer Begleitsymptomatik wie Erbrechen und heftigen Kopfschmerzen einher.

Einteilung

Je nachdem, ob eine Verbindung zwischen Liquorraum und Außenwelt besteht, unterscheidet man ein **offenes** und ein **gedecktes SHT** (▶ Tab. 8.2).

Tab. 8.2 Gradeinteilung des SHT (nach Tönnis, Loew und Hermann)

I.°	Bewusstlosigkeit (nicht Amnesie) < 5 Min., vollständige Rückbildung aller Symptome innerhalb von 5 d
II.°	Bewusstlosigkeit zwischen 5 und 30 Min., völlige funktionelle Rückbildung oder Endstadium mit geringen verbleibenden Störungen innerhalb von 30 d
III.°	Bewusstlosigkeit > 30 Min., bleibende Defekte mit Funktionsstörungen sind obligatorisch
IV.°	Schwere neurologische Defekte machen den Pat. auf Dauer pflegeabhängig und unfähig zur Kontaktaufnahme

Ersteindruck

- Übelkeit, Erbrechen → bei jedem SHT-Pat. erhöhte Aspirationsgefahr
- Atemstörung
- Evtl. sichtbare Verletzung der Kopfschwarte bzw. der knöchernen Schädelkalotte, evtl. Austritt von Hirnmasse
- Evtl. Krampfanfälle

ABCDE-Schema

- Evtl. SpO_2 ↓
- BZ!
- Kopfschmerzen, Schwindel

- **Hirndruckzeichen:**
  - Druckpuls: kräftiger Puls (hohe Blutdruckamplitude) bei deutlicher Bradykardie (Frequenzabfall auf bis zu 20/Min.)
  - Atemstörung: Biot-Atmung: unregelmäßiges Atemzugvolumen und Atemfrequenz mit Apnoephasen
- **Bewusstseinsstörungen** bis hin zur Bewusstlosigkeit: retrograde bzw. anterograde Amnesie
  - Beurteilung nach Glasgow-Coma-Scale
  - Beurteilung der Orientiertheit zu Zeit, Ort, Person und Situation

Fokussierte Untersuchung

- **Inspektion:**
  - Pupillenerweiterung meist einseitig (Einklemmung des N. oculomotorius)
  - Evtl. Liquor-, Blutaustritt aus Nase, Mund, Ohr
- **Palpation:** evtl. tastbarer Frakturspalt

Erhöhter intrakranieller Druck

- **Frühzeichen:** Schwindel, Übelkeit, Erbrechen
- **„Obere Einklemmung"** (Einklemmung des medialen Temporallappens im Tentoriumschlitz):
  - Okulomotorische Symptome: primäre Reizmiosis, dann evtl. einseitige Mydriasis mit erloschener Lichtreaktion, später evtl. totale Ophthalmoplegie (Blick nach unten außen)
  - Extremitätenlähmung erst ein-, dann beidseitig
- **„Mittlere Einklemmung":** Bewusstseinstrübung bis Koma; zunächst motorische Unruhe, dann zunehmende Tonuserhöhung der Muskulatur, zunächst Streckstellung der Beine, Beugung der Arme, nachfolgend Streckspasmen aller Extremitäten („Enthirnungsstarre"), vegetative Symptome
- **„Untere Einklemmung"** (Einklemmung des Kleinhirns im Foramen magnum): Bradykardie durch Beteiligung vegetativer Zentren, RR-Abfall, Hyperthermie, Atemlähmung

Maßnahmen

! ▶Kap. 8.1

- Lagerung: bei Bewusstlosigkeit stabile Seitenlage, sonst Oberkörper um max. 30° hochlagern
- Bei Pat. mit RR_{SYST} < 80 mmHg keine Oberkörperhochlagerung → zerebrale Minderperfusion wird verstärkt

Medikamentöse Therapie

- **Analgesie:** Fentanyl 0,1–0,2 mg i. v.
- (S)-Ketamin kann erwogen werden
- **Sedierung:** Midazolam 2,5–5 mg (0,05–0,1 mg/kg KG) i. v.
- **Einleitung:** Thiopental 3–5 mg/kg KG (**Cave:** RR ↓) oder Propofol 1–2 mg/kg KG i. v.

Weiterführende Maßnahmen

- ggf. **Schutzintubation** und Narkose
- Beatmungsdrücke limitieren

8.2.2 Gesichtsschädelfrakturen

Fraktur des knöchernen Gesichtsschädels meist im Rahmen eines direkten Traumas. Selten pathologische Frakturen, z. B. bei Tumoren, Entzündungen.

Ersteindruck

Blutung im Gesichtsbereich, z. B. Nasenbluten, Hämatom, Schwellung.

ABCDE-Schema

- Kaltschweißigkeit, blasse, fahle Haut
- P ↑, evtl. RR ↓ (Schocksymptomatik)

Fokussierte Untersuchung

- Sichere Frakturzeichen (▶ Kap. 8.7.1)
- Palpation: evtl. Sensibilitätsstörungen, tastbare Stufenbildung (▶ Tab. 8.3), Krepitation

Tab. 8.3 Gesichtsschädelfrakturen und ihre typischen Zeichen

Jochbeinfraktur	Stufenbildung über dem Jochbein, Abflachung des Jochbeins
Nasenbeinfraktur	Deformität, z. B. Schiefstellung oder Abplattung des Nasenbeins, abnorme Beweglichkeit, Nasenbluten
Mittelgesichtsfraktur	Behinderung beim Kieferschluss, Stufenbildung, Krepitationen, abnorme Beweglichkeit, evtl. Liquorrhö

Tab. 8.3 Gesichtsschädelfrakturen und ihre typischen Zeichen *(Forts.)*	
Kieferfraktur	Stufenbildung, Kieferöffnungs- bzw. Kieferschlussstörungen
Kiefergelenksfraktur	Behinderung bei Kieferöffnung und Kieferschluss, evtl. Kiefersperre, evtl. Blutung aus dem äußeren Gehörgang

Maßnahmen

! ▸Kap. 8.1

! Zur Basisuntersuchung bei unkomplizierter Nasenbeinfraktur NA nicht erforderlich, bei komplizierteren Frakturen mit starken Blutungen nachfordern → Aspirationsgefahr

Medikamentöse Therapie

- **Analgesie:** Fentanyl 0,05–0,1 mg i. v.
- **Antiemetikum:** Metoclopramid 10 mg i. v. oder Dimenhydrinat 100–200 mg i. v. als Infusionszusatz → immer geben, weil große verschluckte Blutmengen den Brechreiz fördern!
- Evtl. **Sedierung:** Midazolam 2,5–5 mg i. v. (▸Kap. 19.1.27)

Weiterführende Maßnahmen

- Evtl. Magensonde legen
- Ggf. **Schutzintubation** und Narkose
  - Bei Blut im Hypopharynx bzw. Aspiration PEEP von 5–10 cmH_2O einstellen

8.3 Thoraxtrauma

8.3.1 Rippenfraktur

Einteilung

- **Einfache Rippenfraktur:** Eine Rippe ist an einer Stelle gebrochen.
- **Rippenstückfraktur:** Eine Rippe ist zweimal gebrochen, dabei ist das Segment frei beweglich.
- **Rippenserienfraktur:** Bruch von insgesamt mindestens drei oder zwei nebeneinanderliegenden Rippen.

Ersteindruck

- Schmerzen im Frakturbereich
- Schonatmung, auch beim Husten
- Evtl. Dyspnoe, Zyanose

ABCDE-Schema

- Tachypnoe
- Auskultation: seitendifferente Atemgeräusche als möglicher Hinweis auf Pneumothorax (▶ Kap. 8.3.3) oder Hämatothorax (▶ Kap. 8.3.5)
- Evtl. SpO_2 ↓
- Evtl. P ↑, RR ↑
- Anamnese: Unfallhergang, z. B. Auto-, Zweirad- oder Sportunfall, evtl. Schlägerei, Misshandlung

Fokussierte Untersuchung

- **Inspektion:** evtl. Hämatom oder Prellmarken im Frakturbereich, evtl. seitendifferente Atemexkursionen, meist bei Rippenstückfraktur paradoxe Atmung
- **Palpation:** Druckschmerzen, evtl. Krepitationen, evtl. tastbare Stufenbildung, evtl. Hautemphysem

Maßnahmen

! ▶ Kap. 8.1

- Lagerung mit erhöhtem Oberkörper nach Wunsch des Pat., evtl. auf der verletzten Seite
- Je nach Schwere NA nachfordern, z. B. bei starken Schmerzen, Verschlechterung des Allgemeinzustands

Medikamentöse Therapie

- Evtl. **Analgesie:** Fentanyl 0,05–0,1 mg i. v.
- Evtl. **Sedierung:** Diazepam 5 mg i. v. oder Midazolam 2,5–5 mg (0,05–0,1 mg/kg KG) i. v.

8.3.2 Sternumfraktur

Fraktur des Brustbeins durch direkte Quetschung (Sicherheitsgurt, Aufprall mit hoher Geschwindigkeit). Meist kombiniert mit anderen Traumen, z. B. Rippenfrakturen.

Ersteindruck

- Unfallhergang und Kinematik ergründen, z. B. Lenkradaufprall
- Retrosternales Druckgefühl
- Schmerzen, evtl. atemabhängig

Fokussierte Untersuchung

- **Inspektion:** evtl. Hämatom im Frakturbereich, Gurtmarken
- **Palpation:** lokaler Druckschmerz, evtl. tastbare Stufe, evtl. Krepitation

Maßnahmen

! ▶Kap. 8.1
- Lagerung: erhöhter Oberkörper je nach Wunsch des Pat.

! Evtl. NA nachfordern, z. B. bei starken Schmerzen, Dyspnoe

Medikamentöse Therapie
• Evtl. **Analgesie:** Fentanyl 0,05–0,1 mg i. v. • Evtl. **Sedierung:** Diazepam 5 mg i. v. oder Midazolam 2,5–5 mg (0,05–0,1 mg/kg KG) i. v.

8.3.3 Pneumothorax

Durch Verletzung der Pleura dringt **Luft in den Pleuraspalt** ein.

Einteilung

Je nach Ursache unterscheidet man:

- **Offener Pneumothorax:** Verletzung von außen mit Thoraxwunde (Blutung), ein- und ausströmende Luft
- **Geschlossener Pneumothorax:** Verletzung der Lunge (Pleuraspalt) von innen, z. B. durch frakturierte Rippen oder durch Ruptur von Emphysemblasen (Spontanpneumothorax)

Ersteindruck

- Akute Atemnot
- Zyanose
- Starker Husten
- Meist stechender Schmerz auf der betroffenen Thoraxseite
- Evtl. Bewusstlosigkeit
- Evtl. sichtbare Thoraxwunde, gestörte Atemmechanik, evtl. Hautemphysem, evtl. paradoxe Atmung

ABCDE-Schema

- Evtl. gestaute Halsvenen als Zeichen oberer Einflussstauung
- Tachypnoe
- Auskultation: abgeschwächtes Atemgeräusch, evtl. brodelnde RG
- Evtl. SpO_2 ↓
- Evtl. Puls ↑, RR ↓ (bei Schocksymptomatik)

Evtl. Wunde mit ein- und ausströmender Luft: „sucking wound“

Fokussierte Untersuchung

- **Perkussion:** hypersonorer Klopfschall
- **Palpation:** evtl. Krepitation, Stufenbildung, Schneeballknistern als Hinweis auf Hautemphysem

Maßnahmen

! ▸Kap. 8.1
- Lagerung: erhöhter Oberkörper; bei Bewusstlosigkeit stabile Seitenlage, möglichst auf verletzter Thoraxseite
- Offener Pneumothorax: lockerer keimarmer Verband mit steriler Kompresse, gut fixieren, evtl. vorhandene Fremdkörper in der Wunde belassen, evtl. kürzen

Medikamentöse Therapie

- **Analgesie:** Fentanyl 0,1–0,2 mg i. v.
- **Sedierung:** Midazolam 2,5–5 mg (0,05–0,1 mg/kg KG) i. v.

Weiterführende Maßnahmen

- Ggf. **Drainage** mit Bülau- oder Monaldi-Set durch erfahrenen NA bei Ventilmechanismus:
  - Bülau-Drainage: Inzision und Punktion im 5–6. ICR, vordere Axillarlinie

! Falls RTH-Transport ansteht, vorher dränieren
- Ggf. Intubation und Narkose
  - Verzicht auf PEEP-Beatmung

8.3.4 Spannungspneumothorax

Pathogenese

Durch **Ventilmechanismus** gelangt bei jeder Inspiration Luft in den Pleuraraum, die bei der Exspiration nicht mehr entweichen kann.

Ersteindruck

! Vergleich Pneumothorax
- **Obere Einflussstauung:** extrem gefüllte Jugularvenen, evtl. punktförmige Blutungen (Petechien)
- Zunehmende Atemnot
- Kaltschweißigkeit, fahle Blässe
- Evtl. Bewusstlosigkeit

ABCDE-Schema

- Auskultation: aufgehobenes bzw. abgeschwächtes Atemgeräusch
- SpO_2 ↓
- Puls ↑, RR ↓
- EKG-Veränderungen: evtl. Rhythmusstörungen

Fokussierte Untersuchung

- **Inspektion:** evtl. sichtbare Thoraxwunde, gestörte Atemmechanik, evtl. paradoxe Atmung

- **Perkussion:** hypersonorer Klopfschall
- **Palpation:** evtl. Krepitation, Stufenbildung, evtl. Schneeballknistern → Hautemphysem

Maßnahmen

- ▶Kap. 8.3.3
- Evtl. Reanimation (▶Kap. 3), gleichzeitig Drainage platzieren (durch NFS, NA)
- Entscheidende Maßnahme ist die Entlastungspunktion; sie sollte eingesetzt werden, wenn zwei der drei folgenden Kriterien zutreffen:
  - Atemprobleme und Zyanose
  - Fehlende Radialispulse (später Schock)
  - Bewusstseinstrübung
- Durchführung: Entlastungspunktion mit großlumiger Kanüle (Viggo braun 2,0 mm, ZVK-Punktionskanüle 2,3 mm oder Spezialkanüle) im 2.–3. ICR der betroffenen Seite in der Medioklavikularlinie → Rippenoberrand

8.3.5 Hämatothorax

Verletzung des **Pleuraspalts** und der angrenzenden Gefäße (▶Kap. 8.3.3) mit Einblutungen in den Pleuraraum.

Ersteindruck

- Dyspnoe
- Evtl. Zyanose, Husten
- Evtl. Kaltschweißigkeit, Blässe
- Starke Schmerzen
- Evtl. gefüllte Jugularvenen, punktförmige Blutungen (Petechien) als Zeichen oberer Einflussstauung
- Evtl. Bewusstlosigkeit

ABCDE-Schema

- Evtl. Tachypnoe, abgeschwächtes oder fehlendes Atemgeräusch, brodelnde RG
- SpO_2 ↓
- Puls ↑, RR ↓ (bei Schocksymptomatik)

Fokussierte Untersuchung

- **Perkussion:** Gedämpfter Klopfschall
- **Palpation:** evtl. Krepitation, Stufenbildung, Schneeballknistern → Hautemphysem

- Evtl. sichtbare Thoraxwunde, gestörte Atemmechanik, evtl. Hautemphysem, evtl. paradoxe Atmung
- Evtl. Wunde mit ein- und ausströmender Luft: „sucking wound“

Maßnahmen

! ▸Kap. 8.1
- Evtl. Reanimation (▸Kap. 3), gleichzeitig Drainage platzieren (durch NFS, NA)
- Lagerung: erhöhter Oberkörper, bei Bewusstlosigkeit stabile Seitenlage, möglichst auf verletzter Thoraxseite
- Wundversorgung: lockerer keimarmer Verband mit steriler Kompresse, gut fixieren, evtl. vorhandene Fremdkörper in der Wunde belassen, evtl. kürzen

Medikamentöse Therapie

- ▸Kap. 8.3.3

Weiterführende Maßnahmen

- **Bülau-Drainage** mit Saugsystem oder Urinbeutel (1.000 ml) mit Rücklaufschutz (z. B. Heimlich-Ventil) konnektieren → gesammelte Flüssigkeitsmenge erfassen

8.3.6 Herzbeuteltamponade

Meist durch Trauma (Verletzung am Herzen oder an umgebenden Strukturen) oder Entzündung des Herzbeutels **(Perikarditis)** hervorgerufene Ansammlung von Flüssigkeit (zumeist Blut) im Perikard.

Ersteindruck

- Evtl. gefüllte Jugularvenen, punktförmige Blutungen (Petechien) als Zeichen oberer Einflussstauung
- Kaltschweißigkeit
- Dyspnoe mit Zyanose
- Evtl. Bewusstlosigkeit

ABCDE-Schema

- Tachypnoe
- Auskultation: evtl. Pneumothoraxzeichen: abgeschwächtes oder fehlendes Atemgeräusch
- Palpation: evtl. Pulsus paradoxus (inspiratorische Abnahme des RR bis hin zu nicht tastbarem Puls)
- P ↑, RR ↓ bei Schocksymptomatik

Fokussierte Untersuchung

- Evtl. Prellmarken oder Wunden im Thoraxbereich
- Evtl. Schneeballknistern als Hinweis auf ein Lungenemphysem.

Maßnahmen

! ▸ Kap. 8.1

- Lagerung: flach, evtl. leicht erhöhter Oberkörper, bei Bewusstlosigkeit stabile Seitenlage
- Wundversorgung: lockeren keimarmen Verband mit steriler Kompresse anlegen, gut fixieren, evtl. vorhandene Fremdkörper in der Wunde belassen, evtl. kürzen

Medikamentöse Therapie

- **Analgesie:** Fentanyl 0,1–0,2 mg i. v.
- **Sedierung:** Midazolam 2,5–5 mg (0,05–0,1 mg/kg KG) i. v.
- **Katecholamine:** Dobutamin-Perfusor: 250 mg auf 50 ml Glukose 5 %, 2,5–12 µg/kg KG/Min.

Weiterführende Maßnahmen

- Als Ultima Ratio durch erfahrenen NA Perikardpunktion (subxiphoidale Punktion)
- Bei zusätzlichem Pneumo- oder Hämatothorax Thoraxdrainage einlegen
- Ggf. Intubation und Narkose
  - Verzicht auf PEEP

8.4 Abdominaltrauma

8.4.1 Stumpfes Bauchtrauma

Stumpfe Verletzung des Abdomens ohne sichtbare äußere Verletzung, z. B. durch Verkehrs- oder Arbeitsunfall, Verschüttungen und Einklemmungen.

Ersteindruck

- Pat. liegt auf dem Rücken mit angezogenen Beinen und hält sich den Bauch
- Klassische Kinematik und Unfallhergang
- Starke Schmerzen im Abdominalbereich
- Evtl. Atemnot
- Kaltschweißigkeit

ABCDE-Schema

- Evtl. SpO_2 ↓
- Evtl. RR ↓, P ↑ (bei Schock und inneren Blutungen)

Fokussierte Untersuchung

- **Inspektion:** Evtl. Bauchdeckenhämatom, Prellmarken, Hämatome, Schürfwunden
- **Auskultation:** evtl. spärliche bis aufgehobene Darmgeräusche
- **Palpation:** brettharte Bauchdecke → Abwehrspannung

Maßnahmen

! ▸Kap. 8.1
- Lagerung: Oberkörper leicht hochlagern (ca. 15–20°), Beine angezogen, z. B. mit Knierolle, Schocklage, bei Bewusstlosigkeit stabile Seitenlage

! **Schneller Transport hat Priorität;** erweiterte Maßnahmen simultan mit Transport einleiten

Medikamentöse Therapie

- Evtl. **Analgesie:** Fentanyl 0,1–0,2 mg i. v. (**Cave:** RR-Abfall)
- Evtl. 1.000–1.500 ml kolloidale Lösung i. v. → Achtung: Zieldruck bei massiven Blutungen 80–90 mmHg (permissive Hypotension)

Weiterführende Maßnahmen

! **Intubation und Beatmung:** nur bei Bewusstlosigkeit mit Ateminsuff. anstreben → verzögert den Transport

8.4.2 Perforierendes Bauchtrauma

Perforierende Verletzung des Abdomens mit sichtbarer Wunde, z. B. durch Messerstich-, Schuss- oder Pfählungsverletzung.

Ersteindruck

- Starke Schmerzen im Abdominalbereich
- Kaltschweißigkeit
- Evtl. sichtbare Blutungen
- Evtl. Austritt von Bauchorganen, Hämatome, Wunden
- Evtl. sichtbare Fremdkörper

ABCDE-Schema

- Evtl. Atemnot → Verletzung des Thorax?
- Evtl. SpO_2
- RR ↓, P ↑ (bei Schock)
- Anamnese: Unfallhergang, z. B. Stich- oder Schusswaffengebrauch

Fokussierte Untersuchung

- **Auskultation:** spärliche bis aufgehobene Darmgeräusche
- **Palpation:** brettharte Bauchdecke → Abwehrspannung

Maßnahmen

- ! ▸Kap. 8.1
- Lagerung: flach, evtl. angezogene Beine, Schocklage, Knierolle, bei Bewusstlosigkeit stabile Seitenlage
- Fremdkörper in Wunde belassen, ggf. abpolstern
- ! **Schneller Transport hat Priorität;** erweiterte Maßnahmen simultan mit Transport einleiten

8.4.3 Urogenitale Verletzungen

Stumpfe oder spitze Verletzungen des Urogenitalbereichs.

Klinisches Bild, Basismaßnahmen

- ▸Kap. 8.5

Erweiterte Maßnahmen

- Evtl. **Analgesie:** Fentanyl 0,1–0,2 mg i. v.
- **Sedierung:** Midazolam 2,5–5 mg (0,05–0,1 mg/kg KG) i. v.

8.5 Beckentrauma

Entsteht durch starke Gewalteinwirkung auf das Becken.

Ersteindruck

- Starke Schmerzen im Beckenbereich
- Kaltschweißigkeit
- Evtl. sichtbare Blutungen
- Evtl. sichtbare Fehlstellungen

ABCDE-Schema

- Evtl. Atemnot → Verletzung des Thorax?
- P ↑, RR ↓ (bei Schock)

Fokussierte Untersuchung

- Bei Verdacht auf eine Beckenfraktur durch die Kinematik oder Inspektion keine weitere Untersuchung durch Palpation
- **Auskultation:** spärliche bis aufgehobene Darmgeräusche
- **Palpation:** Schmerzen bei Druck von oben, seitlich oder auf die Symphyse

Maßnahmen

! ▶Kap. 8.1
- **Lagerung:** flach, bei Bewusstlosigkeit stabile Seitenlage
- Beckenschluss mit Beckengurt durchführen; dabei immer die Knie zusammen fixieren

Medikamentöse Therapie

- Evtl. 1.000–1.500 ml kolloidale Lösung i. v. → Achtung: Zieldruck bei massiven Blutungen 80–90 mmHg (permissive Hypotension)
- Evtl. **Analgesie:** Fentanyl 0,1–0,2 mg i. v. (▶Kap. 19.1.15)
- Evtl. **Sedierung:** Midazolam 2,5–5 mg (0,05–0,1 mg/kg KG) i. v.

Weiterführende Maßnahmen

- Ggf. Intubation und Notfallnarkose, Versorgungszeit jedoch sehr kurz halten

8.6 Wirbelsäulentrauma

8.6.1 Schleudertrauma (HWS-Distorsion)

Entsteht v. a. bei Auffahrunfällen durch Schleudern des Kopfes nach ventral, dann nach dorsal. Folgen sind Verstauchungen des Kapsel-Band-Apparates und der Bandscheiben.

Ersteindruck

! Bei Schmerzen im HWS-Bereich immer von einer schwerwiegenden Verletzung ausgehen, z. B. Fraktur
- Schmerzen im HWS-Bereich (oft erst nach Stunden)
- Evtl. Kopfschmerzen, Tinnitus, Schwindel
- Nackensteifigkeit
- Bei Schluckbeschwerden an retropharyngeales Hämatom denken (HWS-Fraktur?)

ABCDE-Schema

- Anamnese: Unfallhergang, Unfallart → Auffahrunfall?

Fokussierte Untersuchung

- **Palpation:** Druck- und Klopfschmerz über der HWS
- Neurologische Ausfälle: verändertes Berührungsempfinden (Hyper- oder Hypästhesien), verändertes Schmerzempfinden (Hyper- oder Hypalgesien) in Armen oder Händen

Maßnahmen

- ! ▸Kap. 8.1
- ! Oberstes Ziel: Immobilisation des Pat.
- ! NA beim isolierten Schleudertrauma meist nicht erforderlich, bei Schluckbeschwerden oder neurologischen Ausfällen NA jedoch immer nachfordern
- Beim isolierten Schleudertrauma sind Medikamente meist nicht erforderlich.

- Evtl. **Analgesie:** Fentanyl 0,1–0,15 mg i. v.
- Evtl. **Sedierung:** Midazolam 2,5–5 mg (0,05–0,1 mg/kg KG) i. v.

8.6.2 Querschnittssyndrom

Schwerste Folge eines Wirbelsäulentraumas. Durch Quetschung, Einblutung kommt es zur Kompression des Rückenmarks (Medulla spinalis).

Einteilung

- **Dens-axis-Fraktur** („Genickbruch"; Abbrechen des „Zahnes" des 2. Halswirbels) → Eindringen des Dens in das verlängerte Rückenmark (Medulla oblongata) → sofortiger Tod
- **Hoher Querschnitt** (Regionen oberhalb C_4) → Zwerchfelllähmung durch Schädigung des N. phrenicus → infauste Prognose
- **Tiefer Querschnitt** (Läsionen unterhalb von C_5); Lähmungen können aufsteigen
- **Kompletter Querschnitt:** weder motorische noch sensible Funktionen unterhalb der Verletzung
- **Inkompletter Querschnitt:** motorische und sensible Funktion unterhalb der Verletzung teilweise erhalten, jedoch neurologische Ausfälle

Ersteindruck

- Evtl. Kopfschmerzen
- Nackensteifigkeit
- Evtl. unkontrollierter Stuhl- oder Harnabgang
- Kaltschweißigkeit
- Atemnot

ABCDE-Schema

- Klassische Kinematik und Unfallhergang:
  - Direktes WS-Trauma: Schlag-, Stich-, Schussverletzung im Bereich der WS
  - Badeunfall: Kopfsprung in zu flaches Wasser

  - Arbeits- bzw. Hausunfall: Sturz aus großer Höhe, herabfallende Lasten
  - Verkehrsunfall: extreme Verbiegung der Wirbelsäule
- SHT: häufig HWS-Beteiligung
- Evtl. SpO_2 ↓
- P ↑, RR ↓ (bei spinalem Schock)

Fokussierte Untersuchung

- Inspektion des Rückens durch Lagerung auf Schaufeltrage und Ansicht von unten: evtl. sichtbare Deformierungen, Wunden
- **Palpation:** Sensibilitätsstörungen in Armen und Beinen → keine Schmerzangabe beim Kneifen des Pat. in der betroffenen Region, evtl. Kribbeln in den Armen/Beinen
- (Druck-)Schmerzen im WS/HWS-Bereich, bei HWS-Frakturen häufig als sog. Schulter-Arm-Syndrom

! Untersuchungsbefund genau dokumentieren

Maßnahmen

- ▶Kap. 8.1

! RTH und NA nachfordern

Medikamentöse Therapie

- **Analgesie:** Fentanyl 0,1–0,15 mg i. v. oder Morphin 2–10 mg i. v. (auftitrieren)
- **Sedierung:** Midazolam 2,5–5 mg (0,05–0,1 mg/kg KG) i. v.

Weiterführende Maßnahmen

- Ggf. Intubation und Narkose
- Nasale Intubation vorziehen → reduzierte Bewegung der HWS oder Fixieren des Kopfes durch einen Helfer

8.7 Extremitätentrauma

8.7.1 Extremitätenfrakturen

Durch Stoß, Schlag, Aufprall, Fall, Geschoss, Überbelastung hervorgerufener Bruch eines Extremitätenknochens unter Bildung von zwei oder mehreren Bruchstücken. Die Versorgung von gesicherten Frakturen und nicht gesicherten Frakturen ist nahezu identisch.

Einteilung (Auswahl)

- **Geschlossene Fraktur:** keine nach außen hin sichtbare Verletzung
- **Offene Fraktur:** Kombination mit einer Verletzungswunde, die im direkten Zusammenhang zur Fraktur steht → Riss-Quetsch-Wunde über der Fraktur ist keine offene Fraktur

Ersteindruck

▶Tab. 8.4

Tab. 8.4 Fraktur erkennen

Sichere Frakturzeichen	Unsichere Frakturzeichen
Abnorme Beweglichkeit	Schmerz, Kompressionsschmerz
Fehlstellung (Dislokation)	Schwellung, Hämatom
Sichtbare freie Knochenenden bei offener Fraktur	Gestörte Funktionsfähigkeit/Funktionsausfall

ABCDE-Schema

Anamnese: Unfallhergang? Eventuell Sturz, Verkehrsunfall.

Fokussierte Untersuchung

- **D**urchblutung: Seitengleiche Pulse distal der Fraktur vorhanden? Evtl. kapilläre Füllungszeit (< 2 Sek.) am Nagelbett überprüfen
- **Mo**torik: Pat. Zehen oder Finger bewegen lassen („Bewegen Sie bitte die Großzehe des rechten/linken Fußes")
- **S**ensibilität: Pat. gezielt berühren („Wo habe ich Sie angefasst?" ist präziser als „Spüren Sie das?")
  - Obere Extremität: A. radialis, evtl. A. brachialis
  - Untere Extremität: A. dorsalis pedis, A. tibialis posterior
- **Palpation:** nur bei unklarer Diagnose vorsichtig durchführen, da jede Bewegung der Frakturzone weitere Weichteilschäden nach sich ziehen kann

Maßnahmen

- ▶Kap. 8.1
- Achsengerechte Korrektur von Fehlstellungen

Medikamentöse Therapie

- **Analgesie:**
  - (S)-Ketamin 0,125 mg/kg KG i. v., Midazolam 1 mg (0,05–0,1 mg/kg KG) i. v.
    Bei schwer zugänglichem Pat. und (Klein-)Kindern ausnahmsweise auch (S)-Ketamin 1–3 mg/kg KG i. m.
  - Opioide: Fentanyl 0,1–0,15 mg i. v. oder Tramadol 50–100 mg i. v.
  - Bei Fehlen hochpotenter Analgetika evtl. auch Metamizol 1–2 g i. v. → Wirkbeginn erst nach 5–15 Min.

Weiterführende Maßnahmen

- Ggf. Reposition
- Evtl. Intubation und Beatmung

8.7.2 Amputationsverletzungen

Traumatische Abtrennung von Gliedmaßen oder Körperteilen (z. B. Finger, Unterschenkel, Nase, Penis). Bei **totaler Amputation** besteht keine direkte Verbindung zum Körper mehr, bei **subtotaler Amputation** ist eine (kleine) evtl. durchblutete Hautbrücke vorhanden.

Maßnahmen

- ▶Kap. 8.1
- Amputat immer mitnehmen, evtl. zusätzliche Kräfte, wie z. B. Polizei, Feuerwehr, zum Suchen anfordern; es besteht eine juristische Verpflichtung zur Mitnahme des Amputats
- Amputatversorgung (steril, kühl, trocken)

Medikamentöse Therapie

- Bei Schocksymptomatik ggf. kolloidales Volumenersatzmittel 500–1.000 ml i. v.
- **Analgesie:** Fentanyl 0,1–0,15 mg i. v.
- Auch Einsatz von Ketamin bzw. (S)-Ketamin möglich, z. B. 0,5–1 mg/kg KG langsam i. v. in Kombination mit Midazolam 1 mg
- **Sedierung:** Midazolam 2,5–5 mg (0,05–0,1 mg/kg KG) i. v.

Weiterführende Maßnahmen

- Evtl. Intubation und Beatmung

8.8 Kleine Traumatologie

Sehr häufig wird der RD zu kleinen, harmlosen Wunden gerufen. Aufgrund stärkerer Blutungen, z. B. bei Kopfplatzwunden, sind die Pat. verängstigt und aufgeregt.

Merke

Tiefere oder kontaminierte Wunden sollten innerhalb von 6 h einem Chirurgen vorgestellt werden.

Ersteindruck/Wundarten:

- **Schürfwunde:** oberflächliche Verletzung der Haut; keine spezielle Behandlung erforderlich
- **Schnittwunde:** glatte Wundränder; je nach Ausdehnung und Tiefe chirurgische Versorgung nötig
- **Risswunde:** zerfetzte Wundränder; je nach Ausdehnung und Tiefe chirurgische Versorgung nötig
- **Bisswunde:** Stich- oder Quetschwunde, meist durch Tiere verursacht; Bedarf stets einer ambulanten Abklärung (Infektions- und Tollwutverdacht)
- **Platzwunde:** Riss-Quetsch-Wunde über Knochen, z. B. Schädelkalotte („Kopfplatzwunde"); Bedarf meist einer ambulanten Versorgung (Naht)

Maßnahmen

- Pat. beruhigen
- Evtl. Impfpass mitnehmen: Tetanus-Impfschutz ausreichend?
- Basischeck durchführen; bei Kopfplatzwunden besonders auf mögl. Gehirnerschütterung achten (▶ Kap. 8.2.1)
- **Wundversorgung:**
  - Wunde inspizieren: Lage, Art, Tiefe, Ausdehnung (Durchmesser, Länge)
  - Nicht direkt in die Wunde fassen, ggf. sterile Handschuhe anziehen
  - Die Wunde selbst nicht desinfizieren; Blutreste außerhalb der Wunde mit etwas Desinfektionsmittel und einer Kompresse entfernen. Dabei nie in die Wunde, sondern immer von ihr wegwischen
  - Wunde mit einer Kompresse steril abdecken und mit einem Fenster- oder Wickelverband versorgen
  - Verband bis zur definitiven Versorgung belassen
- In den seltensten Fällen venöser Zugang oder erweiterte Maßnahmen erforderlich

9 Gastrointestinaltrakt

Boris A. Hoffmann, Frank Flake

9.1 Leitsymptome und ihre Differenzialdiagnose

Tab. 9.1 Leitsymptome und ihre Differenzialdiagnose

Leitsymptome	Differenzialdiagnose
Akute Bauchschmerzen, Peritonismus	Magen-Darm-Infekte (Gastroenteritis), akute Gastritis, Ileus, Appendizitis, Leistenbruch, Pankreatitis, Ulcus ventriculi/duodeni, Divertikulitis, Gallenkolik bei Gallensteinen (Cholelithiasis), akute Cholezystitis, Nierenkolik, Mesenterialinfarkt, Nieren- oder Milzinfarkt, Pyelonephritis, akutes Koronarsyndrom, rupturiertes Aortenaneurysma, chronisch entzündliche Darmerkr., Reizdarmsyndrom, diabetische Ketoazidose (diabetische Pseudoperitonitis), gynäkologische Ursachen (Adnexitis, Extrauteringravidität, stielgedrehte oder rupturierte Ovarialzyste), Intox.
Übelkeit und Erbrechen	Akute Gastritis, akute Gastroenteritis, Ileus, Ulcus ventriculi/duodeni, akutes Koronarsyndrom, Intox. (Zytostatika, Eisen, Kalium, Opiate, Alkohol, Antibiotika), Schock, Schwangerschaft, diabetische Ketoazidose, Nahrungsmittelvergiftung, Ösophagusvarizenblutung, ZNS-Ursachen (erhöhter Hirndruck, Migräne, Menière-Krankheit), metabolisch-endokrine Ursachen (Urämie, Addison-Krankheit/-Krise, Hyperkalzämie, Hyponatriämie)
Diarrhö	Gastroenteritis, Salmonellose, Intoxikationen (Herzglykoside, Pilze, Schwermetalle), Nahrungsmittelallergie/-unverträglichkeit, Medikamente (Magnesium, Laxanzien, Colchicin, Digitalis), chronisch entzündliche Darmerkr., vegetative Störungen (Angst, Nervosität)
Blutabgang (oral, rektal)	Ösophagusvarizenblutung, Ulkusblutung, Divertikelblutung, Karzinom, Hämorrhoiden, chronisch entzündliche Darmerkr., ischämische Kolitis, Infektionen

9.2 Gastrointestinale Blutungen

Blutungen aus dem Gastrointestinaltrakt (GIT), die präklinisch meist nicht genau zu lokalisieren sind. Hinweise können Farbe und Beschaffenheit der Ausscheidungen geben.

Einteilung

- **Oraler Blutabgang (Hämatemesis):** Erbrechen von Blut, das (bei Kontakt mit der Magensäure) evtl. kaffeesatzartig verändert ist

- **Rektaler Blutabgang:**
  - **Teerstuhl** (Meläna): schwarze, glänzende, klebrige Stühle; Blutungsquelle fast immer im oberen GIT
  - **Blutauflagerungen** auf dem Stuhl: Blutungsquelle meist Rektum
  - **Blutstuhl** (Hämatochezie): starke Blutung aus dem Anus, typisch für untere GI-Blutung, kann aber auch bei massiver oberer GI-Blutung auftreten

Ersteindruck

- Bluterbrechen
- Peritonitiszeichen: Bauchschmerzen, Übelkeit, Peritonismus
- Schwindel, evtl. Erschöpfung, evtl. kaltschweißiges, blasses Hautkolorit als vegetative Zeichen

ABCDE-Schema

- Auskultation von Lunge und Abdomen mit der Frage nach Aspiration und Darmgeräuschen
- P ↑ kaum tastbar, evtl. RR ↓
- Anamnese: bekanntes Ulkusleiden, Medikation mit nichtsteroidalen Antirheumatika, oralen Antikoagulanzien (z. B. Phenprocoumon, Dabigatran, Apixaban, Rivaroxaban, Edoxaban), Thrombozytenaggregationshemmern (z. B. Acetylsalicylsäure, Clopidogrel)

Maßnahmen

! Bei massiver Blutung oder Schocksymptomatik (RR ↓, P ↑) → NA nachfordern

- Ruhe ausstrahlen
- Lagerung: Oberkörper erhöht
  - Bei Schocksymptomatik: Schocklage
  - Bei Bewusstlosigkeit: stabile Seitenlage
- O_2-Gabe 4–6 l/Min. (ggf. höher dosieren) über Nasensonde
  - Bei Erbrechen keine Gesichtsmaske → Gefahr der Aspiration bei eingetrübtem Pat.

Medikamentöse Therapie

- Venösen Zugang legen: 500–1.000 ml Vollelektrolytlösung infundieren
  - Bei Schocksymptomatik: 20–40 ml/kg KG VEL i. v.
  - Ziel-RR_{SYST} 80–90 mmHg (permissive Hypotension)
- Evtl. **Analgesie:** Morphin 2,5–5 mg i. v. (auftitrieren), Piritramid 7,5–15 mg i. v. oder Fentanyl 0,05–0,1 mg i. v.
  Ggf. Einsatz kolloidaler Infusionslösungen

Weiterführende Maßnahmen

- Magensonde legen, regelmäßig absaugen → Abschätzen der Blutmenge, Verringerung der Aspirationsgefahr
- Ggf. Intubation und Narkose
- Immer als Rapid Sequence Induction (RSI)

9.2.1 Ösophagusvarizenblutung

Blutende Krampfadern im unteren Drittel des Ösophagus, unterschiedliche Blutungsstärke. Entstehen meist auf dem Boden einer Leberzirrhose, z. B. bei Alkoholkranken.

Ersteindruck

- Erbrechen von kaffeesatzartigem, braunem Blut (Oxidation des Blutes durch Magensäure), evtl. im Schwall
- Schwindel, Erschöpfung, Übelkeit, Kaltschweißigkeit als vegetative Symptome
- Schmerzen im Übergangsbereich Thorax/Abdomen
- Evtl. Ikterus (Gelbsucht)
- Evtl. Leberhautzeichen, z. B. Gefäßspinnen am Oberkörper (Spider naevi), Palmarerythem, Lackzunge

ABCDE-Schema

- Auskultation mit der Frage nach Aspiration
- Evtl. SpO_2 ↓
- P ↑ kaum tastbar (fadenförmig), RR ↓
- Anamnese: Alkoholabusus, Pfortaderhochdruck, bekannte Leberzirrhose

Maßnahmen

- ▶Kap. 9.2
- O_2-Gabe 4–6 l/Min. (ggf. höher dosieren) über Nasensonde
  - Achtung: niemals über Gesichtsmaske → Gefahr des Erbrechens in die Maske und Aspiration

Medikamentöse Therapie

- Evtl. **Analgesie:** Fentanyl 0,05–0,1 mg i. v., vorsichtige Dosierung aufgrund bestehender Hypovolämie → RR-Abfall
- Evtl. Terlipressin 1–2 mg i. v.

Weiterführende Maßnahmen

- Ggf. Intubation und Beatmung

9.2.2 Akute anale Blutungen

Blutungen aus dem Anus sind meist nicht lebensbedrohlich, aber sehr unangenehm für den Pat.

Ursachen

- **Häufig:** Hämorrhoiden, Rektumkarzinom, Divertikelblutungen
- **Seltener:**/Anal-/Rektumprolaps, Analfissur (schmerzhafter längsverlaufender Einriss der Analhaut), Analfisteln

Ersteindruck

- Blutung aus dem Anus
- Schmerzen, v. a. bei und nach der Defäkation (Fissur), Nässen und Brennen

Fokussierte Untersuchung

- Nur wenn situativ notwendig
- Inspektion:
  - Evtl. Schleimabgang
  - Evtl. sichtbare Fissur am Schließmuskel
  - Herausragende Rektum- oder Darmteile (Anal-/Rektumprolaps).

Maßnahmen

- ▸Kap. 9.2
- Ruhe und Verständnis ausstrahlen
- Unnötige Untersuchungen vermeiden
- Wundversorgung: sterile Kompressen vor den Analbereich legen
- Evtl. O_2-Gabe 2–4 l/Min.

9.3 Ileus

Störung der Darmpassage durch Lähmung oder Verschluss.

Einteilung

- **Mechanischer Ileus:** Verschluss des Darmlumens
- **Paralytischer Ileus:** Lähmung der Darmmotorik

Ersteindruck

- Stärkste kolikartige Schmerzen
- Peritonismus (▸Kap. 9.1)

ABCDE-Schema

- **Bei mechanischem Ileus:**
  - Stärkste kolikartige Schmerzen
  - Stuhlverhalt
  - Übelkeit, Erbrechen, evtl. Koterbrechen (Miserere)
  - Evtl. äußerlich erkennbare versteifte Darmwindungen, evtl. massiv geblähtes Abdomen
- **Bei paralytischem Ileus:**
  - Stark aufgetriebenes druckempfindliches Abdomen
  - Erbrechen
  - Starker Flüssigkeitsverlust → Exsikkose
  - Evtl. Schocksymptomatik: P ↑, RR ↓, blasse, kaltschweißige Haut
  - Haltung des Pat.: gekrümmt, Beine häufig angezogen

Fokussierte Untersuchung

- **Auskultation:**
  - Mechanischer Ileus: evtl. metallisch klingende Darmgeräusche, Hyperperistaltik
  - Paralytischer Ileus: Auskultation: „Totenstille" (fehlende Darmgeräusche)

Maßnahmen

! Evtl. NA nachfordern

- Lagerung mit leicht erhöhtem Oberkörper und angewinkelten Beinen → Knierolle
  - Evtl. Trage in Schocklage bringen
- O_2-Gabe 6–15 l/Min.

Medikamentöse Therapie

- Venösen Zugang legen, offen halten mit Vollelektrolytlösung
- Bei Schocksymptomatik NA nachfordern, zweiten Zugang legen und 1500–2000 ml Vollelektrolytlösung infundieren
- Evtl. Antiemtika: Metoclopramid 10 mg i. v.
- Evtl. **Sedierung:** Midazolam 2,5–5 mg i. v.

Weiterführende Maßnahmen

- Evtl. Magensonde legen und Mageninhalt absaugen

9.4 Akute Appendizitis

Akute Entzündung der Appendix vermiformis (Wurmfortsatz des Blinddarms). Meist durch Darmkeime ausgelöst, durch Verschluss mit Kotsteinen oder Verwachsungen.

Ersteindruck

- Appetitlosigkeit
- Übelkeit
- Erbrechen
- Haltung des Pat.: oft gekrümmt mit angezogenen Knien
- Bei Kindern oft (hohes) Fieber und Diarrhö

ABCDE-Schema

- Evtl. Tachykardie
- Evtl. Fieber: meist subfebril bis ca. 39 °C, Temperaturdifferenz rektal-axillär > 0,8 °C
- Anamnese: Beginn mit Übelkeit und Erbrechen, diffuse Schmerzen im Oberbauch, die in den rechten Unterbauch wandern, Erschütterungsschmerz, Schmerz bei Hüftbewegung

Fokussierte Untersuchung

- **Palpation:** evtl. bretttharte Bauchdecke, lokaler Klopfschmerz, kontralateraler Loslassschmerz, reflektorische Abwehrspannung im rechten Unterbauch
- **Druckschmerzpunkte**
  - **McBurney-Punkt:** Übergang rechtes (laterales) mittleres Drittel zwischen Nabel und Spina iliaca anterior superior (vorderer oberer Darmbeinstachel)
  - **Lanz-Punkt:** Übergang rechtes mittleres Drittel zwischen beiden vorderen oberen Darmbeinstacheln
  - **Blumberg-Zeichen:** kontralateraler Loslasschmerz
  - **Rovsing-Zeichen:** kontinuierliches Drücken der linken Seite von unten nach oben („Ausstreichen des Dickdarmes"), verursacht rechtsseitige Schmerzen
  - **Psoasdehnungsschmerz:** schnelles Strecken des zuvor gebeugten rechten Hüftgelenks erzeugt Schmerzen

Maßnahmen

! Evtl. NA nachfordern
- Lagerung mit erhöhtem Oberkörper und leicht angezogenen Beinen → Knierolle
- O_2-Gabe 4–6 l/Min.

Medikamentöse Therapie

- Venösen Zugang legen: offen halten mit Vollelektrolytlösung
- **Analgesie:** kurz wirksame Analgetika nach Bedarf
  - Evtl. Piritramid 3,75–7,5 mg i. v. oder
  - Fentanyl 0,05–0,1 mg i. v.

  Evtl. **Sedierung:** Midazolam 2,5–5 mg i. v.

9.5 Gallenkolik

Durch Steine, welche die Gallenwege verschließen, wird der Galleabfluss in das Duodenum behindert.

Ersteindruck

- Akuter wellen- oder wehenartiger Schmerz im rechten und mittleren Oberbauch, evtl. Ausstrahlung in die rechte Thoraxhälfte, die Schulter oder den Rücken
- Haltung des Pat.: typischerweise gekrümmt und mit angezogenen Knien
- Übelkeit, Erbrechen als vegetative Begleitsymptome
- Fieber, evtl. Schüttelfrost
- Evtl. Ikterus

ABCDE-Schema

- Evtl. Tachykardie
- Anamnese: bekannte Gallensteine, evtl. heller Stuhl, dunkler Urin; Auslöser: fettreiche Mahlzeiten?
- **Palpation:** Druck- und Klopfschmerz im rechten Oberbauch → Gallenblase oft tastbar, evtl. gespannte Bauchdecke

Maßnahmen

! Bei starken Schmerzen NA nachfordern
- Lagerung mit leicht erhöhtem Oberköper und angewinkelten Beinen → Knierolle
- O_2-Gabe 4–6 l/Min.

Medikamentöse Therapie

- Venösen Zugang legen, offen halten mit Vollelektrolytlösung
- Ggf. Volumentherapie: 500–1.000 ml balancierte VEL
  - Vorsicht bei Herzinsuff.
- **Spasmolyse:** Butylscopolamin 20 mg langsam i. v.
- Evtl. **Analgesie:**
  - Pethidin 25–100 mg langsam i. v. (vagolytisch) oder
  - Metamizol 1 g als Kurzinfusion i. v.
- **Antiemetika:**
  - Metoclopramid 10 mg i. v. oder
  - Dimenhydrinat 62 mg i. v. oder
  - Ondansetron 4 mg i. v.
- Evtl. **Sedierung:** Midazolam 2,5–5 mg i. v.

9.6 Hohlorganperforation

Bei einer Perforation sind alle Wandschichten des Verdauungstraktes betroffen.

Ersteindruck

- Erbrechen von kaffeesatzartigem, braunem Blut sowie Teerstuhl als Hinweis auf Ulkusblutung
- Starke Schmerzen im Epigastrium, die sich schnell in den rechten Unterbauch (DD Appendizitis) oder in beide Schultern ausbreiten; brettharter Bauch, plötzliches Auftreten
- Typische Haltung des Pat.: sehr ruhig liegend und bemüht, jegliche Bewegung zu vermeiden

Übelkeit, Erbrechen als vegetative Begleitsymptome

ABCDE-Schema

- Evtl. Tachykardie, evtl. RR ↓, evtl. Fieber
- Anamnese: bekanntes Ulkusleiden, Gastritis, vorangegangener Eingriff, Medikamente

Fokussierte Untersuchung

- **Palpation:** Druckschmerz im Oberbauch, brettharter Bauch

Maßnahmen

- ! Bei starken Schmerzen NA nachfordern (Analgesie)
- Lagerung mit leicht erhöhtem Oberköper und angewinkelten Beinen → Knierolle
- Evtl. O_2-Gabe 4–6 l/Min.

Medikamentöse Therapie

- Venösen Zugang legen, offen halten mit Vollelektrolytlösung
- **Analgesie:** kurzwirksame Analgetika nach Bedarf, evtl. Fentanyl 0,1–0,2 mg i. v.
- Weitere medikamentöse Therapie je nach Beschwerdebild und Erkrankungsschwere (z. B. Volumenther. oder Antiemetika)

9.7 Akute Pankreatitis

Entzündung der Bauchspeicheldrüse mit schweren septischen Begleitkomplikationen bis hin zum Multiorganversagen.

Ursachen

- Gallenwegserkr. (Eindringen von Galle ins Pankreassystem; 55 %)
- Alkoholabusus (35 %)
- Infektionen
- Medikamente (z. B. Furosemid, Glukokortikoide; 2 %)
- Postoperativ nach chirurgischen Baucheingriffen
- Genetisch (hereditäre Pankreatitis)
- ! Gefahr von Sepsis und Schock

Ersteindruck

- Zügig einsetzende stärkste Schmerzen im Oberbauch, oft in der Tiefe lokalisiert und in den Rücken ausstrahlend → evtl. gürtelförmige Schmerzausbreitung, oft nach Alkoholgenuss oder fettem Essen
- Übelkeit, Erbrechen, Appetitlosigkeit
- Evtl. Gesichtsrötung (Flush)
- Evtl. Ikterus
- Selten bläuliche Flecken um den Bauchnabel (Cullen-Zeichen) oder im Flankenbereich (Grey-Turner-Zeichen) → prognostisch ungünstig

ABCDE-Schema

- Evtl. Schocksymptomatik (P ↑, RR ↓, kaltschweißige Haut).
- Evtl. Fieber

Fokussierte Untersuchung

- Auskultation: verminderte Darmgeräusche (paralytischer [Sub]Ileus)
- **Palpation:** druckschmerzhaftes Abdomen, elastische, aber leicht gespannte Bauchdecke („Gummibauch")

Maßnahmen

! Ggf. Notarzt nachfordern

- Lagerung mit leicht erhöhtem Oberkörper und angewinkelten Beinen → Knierolle
  - Evtl. Trage in Schocklage bringen
- O_2-Gabe 6–8 l/Min.

Medikamentöse Therapie

- Venösen Zugang legen: 1.000–1.500 ml Vollelektrolytlösung
  - Schocksymptomatik: NA nachfordern, zweiten Zugang legen und 20–40 ml/kg KG Ringer-Lösung infundieren
- Evtl. **Analgesie:** Tramadol 100 mg i. v. oder Pethidin 50–100 mg langsam i. v. oder bei stärksten Schmerzen Buprenorphin 0,3 mg i. v.
- Evtl. **Sedierung:** Midazolam 2,5–5 mg i. v.

9.8 Mesenterialinfarkt

Durchblutungsstörungen der Mesenterialarterien oder Mesenterialvenen. Es kommt zur Mangelversorgung der Darmwand und zur Nekrose.

Ursachen

In 90 % der Fälle Verschluss der A. mesenterica superior bei Arteriosklerose (höheres Patientenalter), seltener Thrombose der Mesenterialvenen; bei Herzinsuff., Herzrhythmusstörungen (Vorhofflimmern), Schock, Sepsis.

Ersteindruck

- Initial heftiger Abdominalschmerz (für ca. 6–8 h [Initialstadium = Ischämietoleranz des Darms]), später nachlassende Schmerzen („fauler Friede", Latenzphase)
- Spätphase (> 12 h, irreparable Darmnekrose): paralytischer Ileus, aufgetriebener Bauch, bretttharte Bauchdecke, blutige Diarrhö (Einblutung in die nekrotische Darmwand)
- Angst: Zustand wird vom Pat. als lebensbedrohlich empfunden
- Evtl. Tachypnoe

ABCDE-Schema

- Evtl. Schocksymptomatik: P ↑, RR ↓, Kaltschweißigkeit
- Anamnese: bekannte Arteriosklerose, KHK, Herzrhythmusstörungen

Fokussierte Untersuchung

- Auskultation: Zeichen des paralytischen Ileus (▶ Kap. 9.3) („Totenstille")
- **Palpation:** erst unauffälliges Abdomen, später Abwehrspannung, Erschütterungsschmerz

Maßnahmen

- Lebensbedrohliches Krankheitsbild mit Transportpriorität
- Lagerung mit leicht erhöhtem Oberkörper und angewinkelten Beinen → Knierolle, evtl. Trage in Schocklage bringen
- O_2 Gabe 6–8 l/Min.

Medikamentöse Therapie

- Venösen Zugang legen, offen halten mit Vollelektrolytlösungen
  - Bei Schocksymptomatik NA nachfordern, zweiten Zugang legen und 20–40 ml/kg KG Ringer-Lösung infundieren
- Evtl. **Analgesie:** Tramadol 100 mg i.v., Pethidin 50–100 mg langsam i.v.
- Evtl. **Sedierung:** Midazolam 2,5–5 mg i.v.

Weiterführende Maßnahmen

- Evtl. Magensonde legen und Mageninhalt absaugen

10 Neurologische Notfälle

Boris A. Hoffmann, Frank Flake

10.1 Leitsymptome und ihre Differenzialdiagnose

Tab. 10.1 Leitsymptome und ihre Differenzialdiagnose

Leitsymptome	Differenzialdiagnose
Kopfschmerz (Zephalgie)	Chron. Kopfschmerzen, Migräne, Trigeminusneuralgie, Meningitis, Enzephalitis, SAB, Trauma
Meningismus	Meningitis, Meningoenzephalitis, SAB, reaktiv bei Insolation (Sonnenstich), Z. n. Lumbalpunktion
Rückenschmerzen	„Hexenschuss" (Lumbago), Bandscheibenvorfall
Schwindel	Menière-Krankheit, benigner paroxysmaler Lagerungsschwindel, Hypotonie, Commotio cerebri, zerebrale Ischämie, Trommelfellperforation, Mittelohrentzündung

10.2 Epilepsie/zerebraler Krampfanfall

Durch gesteigerte abnorme Aktivität von zentralen Nervenzellen kommt es zu zerebralen Krampfanfällen.

Ursachen

Sauerstoffmangel (z. B. auch als frühkindlicher Hirnschaden während der Geburtsphase), Fieberkrampf bei Säuglingen und Kleinkindern, Vergiftung, Hirnerkr. (Meningitis, Enzephalitis), SHT (auch mehrere Jahre zurückliegend), Hypoglykämie, Medikationsfehler bei bekannter Epilepsie.

Ersteindruck

Plötzliche, vorübergehende Bewusstseinsstörungen, z. T. mit abnormen motorischen, sensorischen, vegetativen oder psychischen Erscheinungen.

ABCDE-Schema

Zu unterscheiden sind:

- **Generalisierter Anfall: den ganzen Körper betreffender Krampfanfall**
- **Fokaler Anfall:** auf eine Körperregion begrenzter Krampfanfall
- **Prodromi** („Es liegt etwas in der Luft …"): Geruchsempfindung, visuelle Halluzinationen, aufgedrängte Gedanken

- **Grand-mal-Anfall:** Anfallsdauer 2–3 Min., großer generalisierter tonisch-klonischer Anfall, meist mit typischem Ablauf und postiktaler Nachschlafphase
- **Absence („Petit-mal"):** generalisierter Anfall im Kindes- und Jugendalter; plötzlich und ohne Aura einsetzende Vigilanzstörung (Absencen), hält durchschnittlich 10 Sekunden an
- **Status epilepticus:** Krampfaktivität > 5 Min. bei generalisiertem tonisch-klonischem Anfall oder länger als 20–30 Min. mit kontinuierlichen oder multiplen Anfällen, ohne dass zwischenzeitlich das Bewusstsein wiedererlangt wird (lebensbedrohlicher Zustand!)
- **Psychogener Krampfanfall:** psychisch bedingte, selten lebensbedrohliche Form des generalisierten Krampfanfalles

Maßnahmen

! NA nachfordern

- **Bei Grand-mal-Anfall oder Status epilepticus:** NA nachfordern, Pat. vor Verletzung schützen:
  - Gefährliche Gegenstände entfernen, Kopf unterpolstern, Flachlagerung, falls möglich Kopfseitenlagerung, Pat. nicht fixieren
- Nach dem Anfall: Atemwege freimachen und freihalten
- O_2-Gabe: 6–8 l/Min. über Gesichtsmaske
- Basismonitoring (RR, P, EKG, SpO_2)
- BZ stixen (Ausschluss einer Hypoglykämie)
- **Bei Abscencen:**
  - O_2-Gabe: 6–8 l/Min. über Gesichtsmaske
  - Basismonitoring (RR, P, EKG, SpO_2)
- BZ stixen (Ausschluss einer Hypoglykämie)

Medikamentöse Therapie

- Venösen Zugang legen; nachdem der Krampf beendet ist: offen halten mit Vollelektrolytlösung
- Bei Erw. Midazolam 5 mg nasal bzw. 5 mg i.v., Lorazepam 2–4 mg i.v. oder Clonazepam 1–2 mg (max. 6 mg) i.v.
- Bei Kindern ≥ 15 kg KG Diazepam 10 mg rektal, < 15 kg KG Diazepam 5 mg rektal
- **Grand-mal-Anfall oder Status epilepticus:** Krampfdurchbrechung
  - z. B. mit Clonazepam 1–2 mg i.v.
  - evtl. mehrfach wiederholen (Tageshöchstdosis 6 mg)
- Falls Erfolg ausbleibt, Narkose mit Thiopental oder Propofol einleiten

10.3 Schlaganfall

Zerebrale Ischämie: In 80–85 % d. F. durch einen Hirninfarkt (ischämisch), in 15–20 % d. F. durch intrazerebrale Blutung ausgelöst. Mortalität ca. 20–30 %.

Häufige Synonyme:

Apoplex, apoplektischer Insult, Insult, zerebraler Insult, Stroke (engl.).

Ursachen

- **Zerebrale Ischämie:**
  - Thrombotischer Verschluss: z. B. auf dem Boden einer Arteriosklerose; Risikofaktoren sind Hypertonus, Hyperlipidämie, Diabetes mellitus, Nikotin
  - Kardiale Embolien, z. B. bei Vorhofflimmern
  - Vaskulitis (Arteriitis cranialis)
  - Hirn- oder Sinusvenenthrombose
- **Intrazerebrale Blutung:**
  - Arterieller Hypertonus (ca. 60 % d. F.)
  - Nichthypertensive Ursachen (40 % d. F.): Aneurysma, Angiom, Gerinnungsstörung, Tumorblutung, SHT

Ersteindruck

- Kopfschmerzen
- Übelkeit, Erbrechen
- Schwindel, meist als ungerichteter Schwankschwindel
- Einnässen, Einkoten
- Gefühlsstörungen, Lähmungen von Arm oder Bein, hängender Mundwinkel
- Sprachstörungen: Wortverständnis, Wortproduktion
- Koordinationsstörungen (auch beim Sprechen), Fallneigung
- Einseitige Sehstörung bis Erblindung
- Herdblick (Déviation conjuguée): Pat. blickt in Richtung des Ischämieherdes
- Bewusstseinsstörungen bis hin zur Bewusstlosigkeit
- Cheyne-Stokes-Atmung

ABCDE-Schema

- RR ↑, oft bei bekanntem Hypertonus
- Anamnese: bekannte Arteriosklerose, bekannter Hypertonus, Diabetes mellitus, in letzter Zeit TIA

Maßnahmen

! NA nachfordern
- Lagerung: Oberkörper erhöht (bis 30°)
  - Bei Bewusstlosigkeit stabile Seitenlage
- Kein routinemäßige O_2-Gabe, solange SpO_2 > 90 %
- Basismonitoring (RR, P, EKG, SpO_2)
- BZ stixen (Ausschluss einer Hypoglykämie)

Medikamentöse Therapie

- Venösen Zugang legen, offen halten mit Vollelektrolytlösung, ggf. Volumengabe
- Blutdruckmanagement:
  - Bei RR_{SYST} > 210 mmHg: Urapidil 12,5–50 mg i. v. (langsam auftitrieren), nie um mehr als 20 % des Ausgangsdrucks senken (Ziel-RR_{SYST} ca. 140–170 mmHg)
  - Bei RR_{SYST} < 90 mmHg: Volumengabe oder Katecholamine (Ziel-RR_{SYST} > 120 mmHg)
- Blutzuckermanagement
  - BZ auf Werte um 100–150 mg/dl halten

Transport

- Lysezeitfenster berücksichtigen
- Krankenhaus mit Stroke-Unit und ggf. Neurochirurgie auswählen
- Krankenhaus mit Neuroradiologie erwägen

10.4 Intrakranielle Blutungen

10.4.1 Subarachnoidalblutung

Die akute Subarachnoidalblutung (SAB) entsteht fast immer durch Ruptur eines sackförmigen Aneurysmas.

Ersteindruck

- Bei plötzlich eintretendem bohrendem Kopfschmerz mit Nackensteife immer an eine SAB denken
- Kurze oder anhaltende Bewusstlosigkeit
- Erbrechen
- Nackensteifigkeit
- Herdsymptome bei Einbruch des Blutes in die Hirnsubstanz: Halbseitenlähmung, Aphasie, evtl. Augenmuskellähmungen, evtl. fokale oder generalisierte Krampfanfälle

ABCDE-Schema

- Evtl. Tachykardie oder Tachyarrhythmie
  - Später Bradykardie oder Bradyarrhythmie
- Arterieller Hypertonus
- Evtl. EKG-Veränderungen wie bei Ischämie oder Herzinfarkt

Maßnahmen

! NA nachfordern
- Lagerung: Oberkörper leicht erhöht (10–15°)
  - Bei Bewusstlosigkeit stabile Seitenlage
- O_2-Gabe: 4–6 l/Min. (Ziel-SpO_2 94–98 %)
- Basismonitoring (RR, P, EKG, SpO_2)

Medikamentöse Therapie

- Venösen Zugang legen, offen halten mit Vollelektrolytlösung
- Evtl. **Analgesie:** z. B. Morphin 2,5–5 mg i. v. (auftitrieren)
- **Antiemetika:** Metoclopramid 10 mg i. v. oder Ondansetron 4 mg i. v.
- Ziel-RR_{SYS}: 110–140 mmHg

Weiterführende Maßnahmen

- Ggf. Schutzintubation und Notfallnarkose

10.4.2 Epidurales Hämatom

In 80 % der Fälle traumatische Blutung zwischen Schädelkalotte und harter Hirnhaut (Dura mater).

Ursachen

Meist arteriellen Ursprungs (wenn venös, aus Knochenbruchspalt). Sturz als häufigste Ursache. Seltener bei Schädelknochentumoren/-metastasen mit Gefäßarrosion.

Ersteindruck

- Klassischer klinischer Verlauf:
  - Initiale Bewusstlosigkeit (bedingt durch Commotio cerebri)
  - Freies Intervall: Wiedererlangen des Bewusstseins nach primärer Bewusstlosigkeit → erneute Bewusstseinseintrübung (bedingt durch Hirndrucksteigerung) → symptomfreies Intervall von 4–8 h

ABCDE-Schema

- Evtl. Bradykardie
- Meist Prell- oder Schürfmarke
- Anamnestisch häufig Sturzereignis oder Schlag auf den Kopf

Maßnahmen

- ▶Kap. 10.4.3

10.4.3 Subdurales Hämatom

Hämatom zwischen harter und weicher Hirnhaut. Oft bei älteren Patienten.

Ursache

Entsteht akut im Rahmen eines Traumas. Seltener Spontanruptur einer intrakraniellen Gefäßmalformation, z. B. Angiom oder bei hämorrhagischer Diathese, Antikoagulanzien- oder Lysetherapie. Chronisch bei länger zurückliegendem Bagatelltrauma (Alkoholiker).

Ersteindruck

- Bewusstseinsstörungen
- Kopfschmerzen
- Neurologische Ausfälle

ABCDE-Schema

- Evtl. Bradykardie
- Anamnese
  - Gezielt nach zurückliegenden Traumata fragen
  - **Akutes subdurales Hämatom** (SDH) im Rahmen eines SHT geht immer mit Bewusstseinseintrübung, meistens mit Bewusstlosigkeit einher:
    - Kontralaterale Halbseiten- oder Herdsymptomatik
    - Rasche Entwicklung von Beuge- oder Streckabwehrbewegungen (Synergismen)
    - Ipsilaterale Mydriasis
    - Prell- oder Schürfmarke obligat
  - **Chron. subdurales Hämatom** meistens bei älteren Menschen (60.–80. Lj.) mit anamnestisch länger zurückliegenden, primär harmlosen Stürzen oder ohne jede Vorgeschichte:
    - Zunehmende Kopfschmerzen über Tage
    - Zunehmende Hinfälligkeit mit Verwirrtheit, evtl. Blaseninkontinenz
    - Evtl. Halbseitenschwäche, Sprachstörung bei erhaltenem Bewusstsein, zumindest aber Erweckbarkeit, „Alterspsychose“, Desorientiertheit, Konzentrationsstörungen
    - Meist keine äußeren Verletzungszeichen (mehr sichtbar)

Maßnahmen

- ! NA nachfordern
- Lagerung: Oberkörper leicht erhöht (10–15°)
- O_2-Gabe: 15 l/Min. über Maske mit Reservoir
- Basismonitoring (RR, P, EKG, SpO_2)
- Evtl. Wundversorgung mit festem Kopfwickelverband
- Bei Sturzanamnese HWS-Immobilisationskragen anlegen (in 5–15 % der Fälle begleitende HWS-Verletzung)
- Wichtig: neurologische Beurteilung nach der Glasgow-Coma-Scale alle 5 Min. wiederholen

Medikamentöse Therapie

- Venösen Zugang legen, offen halten mit Vollelektrolytlösung
- Bei Einklemmungszeichen (sekundäre Bewusstseinseintrübung, Pupillendifferenz) → Mannitol 100–200 ml als Bolus i. v.

Weiterführende Maßnahmen

- Ggf. Schutzintubation und Notfallnarkose

10.5 Hirnhautentzündung (Meningitis)

Entzündung der weichen Hirnhaut (Pia mater) und Spinngewebshaut (Arachnoidea) durch Bakterien, Viren oder Pilze. Während virale und Pilzmeningitiden chronisch verlaufen, ist die bakterielle Meningitis ein schweres akutes und lebensbedrohliches Krankheitsbild.

Ersteindruck

- Kopfschmerzen
- Übelkeit, Erbrechen
- Bewusstseinsstörung → Bewusstlosigkeit
- Lichtscheu
- Allgemeines Krankheitsgefühl, z. B. Abgeschlagenheit, Schwächegefühl

ABCDE-Schema

- Meningismus: Nackensteifigkeit, positive Brudzinski-, Kernig-, Lasègue-Zeichen
- Fieber (39–40 °C)
- Petechiale Hauteinblutungen

Maßnahmen

! Bei Bewusstseinstrübung, Bewusstlosigkeit NA nachfordern
- Lagerung: flach lagern, Wunsch des Pat. beachten
  - Bei Bewusstlosigkeit stabile Seitenlage
  - Bei Hirndruckzeichen: Oberkörper hochlagern 30°
- O_2-Gabe: 6–8 l/Min., Ziel SpO_2 94–98 %
- Basismonitoring (RR, P, EKG, SpO_2)

Medikamentöse Therapie

- Venösen Zugang legen und Volumentherapie einleiten:
  - 500–1.500 ml Vollelektrolytlösung i. v.
- Bei starken Kopfschmerzen:
  - Tramadol 50–100 mg i. v. oder
  - Metamizol 1 g i. v. als Kurzinfusion
- Bei Übelkeit und Erbrechen:
  - Metoclopramid 10 mg i. v. oder
  - Ondansetron 4 mg i. v.
- Bei psychomotorischer Unruhe: Midazolam 2,5–5 mg i. v.

10.6 Bandscheibenvorfall (Wurzelkompressionssyndrom)

Durch degenerative Veränderungen im Bereich der Wirbelsäule drängen sich Anteile des Nucleus pulposus aus dem Faserring der Bandscheibe.

Häufigste Lokalisation

LWS, HWS, seltener Brustwirbelsäule (0,2 %).

Kaudasyndrom
- Notfall mit absoluter OP-Indikation! Medialer Prolaps, der durch die Kompression der Cauda equina zu irreversiblen neurologischen Ausfällen führt
- **Klinisches Bild:** Paraparese, Blasen- und Mastdarminkontinenz, Erektionsstörungen, Reithosenanästhesie (Sensibilitätsstörungen im Anogenitalbereich)

ABCDE-Schema

- Neurologische Untersuchung und Anamnese
  - **Lendenwirbelsäule:**
    - Rückenschmerzen: lumbal schleichend beginnend oder hochakut („Hexenschuss“)
    - Steif- oder Schiefhaltung bzw. gebeugte Schonhaltung

– Schmerzausstrahlung meist einseitig ins Bein, oft seitlich entlang der Hosennaht (L_5) oder über die Rückseite (S_1)
– Gleichzeitig oft Taubheits- oder Kribbelgefühle
– Paresen: Zehen (S_1)- oder Hackengang (L_5) einseitig nicht möglich, „Wegknicken“ des Fußes oder gelegentlich des Beins im Kniegelenk
– Evtl. Blasenentleerungsstörungen

- **Halswirbelsäule:**
  – Nackenschmerzen lokal oder ausstrahlend in den Hinterkopf, die Schultern, zwischen die Schulterblätter
  – Steif- oder Schiefhaltung der Halswirbelsäule mit Vermeidung von Bewegungen
  – Schmerzausstrahlung meist einseitig in den Arm bzw. die Finger: Daumen (C_6), Zeige- bis Ringfinger (C_7), Ring- und Kleinfinger (C_8)
  – Gleichzeitig oft Taubheits- oder Kribbelgefühle, v. a. der Fingerkuppen
  – Paresen: Händedruck einseitig abgeschwächt

Maßnahmen

! Evtl. NA nachfordern

- Pat. immobilisieren:
  - Lagerung auf Vakuummatratze, Rettung mittels Schaufeltrage
  - Bei HWS-Symptomatik ggf. HWS-Immobilisationskragen anlegen
- Basismonitoring (RR, P)
- Basischeck: Untersuchung auf äußere Verletzungszeichen

Medikamentöse Therapie

- Venösen Zugang legen, offen halten mit Vollelektrolytlösung
- Bei starken Schmerzen:
  - Tramadol 50–100 mg i. v. oder
  - Fentanyl 0,05–0,1 mg i. v.
  - Alternativ: Metamizol 1 g langsam i. v.
- Bei Querschnittssymptomatik: Methylprednisolon 30 mg/kg KG i. v. (NASCIS-Regimen)

Weiterführende Maßnahmen

- Bei Blasenentleerungsstörung evtl. transurethralen Blasenkatheter legen

11 Pädiatrische Notfälle

Frank Flake, Boris A. Hoffmann

11.1 Anamnese und Untersuchung

11.1.1 Grundlagen

- **Mit den Eltern zusammenarbeiten:**
  - Durchgeführte Behandlungen der Eltern nicht als Unsinn darstellen
  - Elternteil, wenn möglich, mitfahren lassen → gibt dem Kind Sicherheit
  - Fragen der Eltern immer ernst nehmen
  - Eltern über die Untersuchung und Behandlung aufklären
  - ! **Eltern sind keine Gegner, und man sollte sie auch nicht dazu machen.**
- **Umgang mit Kindern als Patienten:**
  - Augenkontakt aufnehmen und dem Kind Sicherheit geben
  - Außer in Notfällen: sich dem Kind langsam nähern, ohne seine persönliche Sphäre zu sehr zu verletzen
  - Kind spielerisch in die Untersuchung einbeziehen, ggf. mit Spielzeug ablenken
  - Niemals etwas versprechen, was man nicht halten kann
  - Immer mit warmen Händen untersuchen, Stethoskop erst begutachten und anfassen lassen, bevor man es einsetzt → vorher Membran anhauchen, anwärmen
  - Säugling: mit Vornamen ansprechen, evtl. mit Schnuller beruhigen
  - Kleinkind: mit Vornamen ansprechen und beruhigen; Schmerzen und Empfindungen vorsichtig interpretieren; viele Erkr. werden auf den Bauch projiziert
  - Bei Jugendlichen möglichst Anamnese auch ohne Eltern (nach)erheben: kann ergiebiger sein

11.1.2 (Fremd-)Anamnese

- Alter, Geburtsdatum, Geschlecht
- Krankheitsbezogene Anamnese: Hauptbeschwerden, weitere Krankheitszeichen, z. B. Diarrhö, Erbrechen. Seit wann? Verschlechterung plötzlich, langsam?
- Vorerkrankungen
- Medikamenteneinnahme
- Bisher durchgemachte (Kinder-)Krankheiten
- Impfungen
- Allergien
- Urinausscheidung: Menge, Häufigkeit und Farbe
- Stuhlgang: Verstopfung, Durchfall, Farbe

11.1.3 Körperliche Untersuchung

Alarmzeichen für einen schlechten AZ beim Kind

- Marmorierte oder blassgraue Haut, Munddreieck beachten; Schockzeichen, Sepsis, Auskühlung, Anämie, Hypoxämie, Hypoglykämie
- Zyanose (peripher oder zentral)
- Starrer Blick, seltener Lidschlag, halonierte Augen, z. B. bei Exsikkose
- Wach erscheinendes, aber sich nicht wehrendes Kind, z. B. bei Exsikkose
- Schonhaltung des Kopfes, Lichtscheu, erhöhtes Berührungsempfinden, z. B. bei Meningitis
- Anhaltend hohe Atemfrequenz, Nasenflügeln, z. B. bei Pneumonie, angestrengte Atmung mit jugulären/supraklavikulären/interkostalen Einziehungen, z. B. bei Krupp-Syndrom, obstruktiven Atemwegserkr.

11.2 Respiratorische Notfälle

Asthma bronchiale und obstruktive Bronchitis ▶ Kap. 6.2

11.2.1 Erkennen von Atemnot

Die meisten Formen der respiratorischen Insuff. sind im Kindesalter von Dyspnoe oder Zyanose begleitet.

Zeichen der Dyspnoe

- Beim Säugling: Tachypnoe (> 40/Min.), Nasenflügeln, Stöhnen, thorakale, juguläre oder epigastrische Einziehungen, „Schaukelatmung" (Abdomen wölbt sich vor, gleichzeitig zieht sich der Thorax zusammen)
- Beim älteren Kind und Säugling zusätzlich sichtbare Benutzung der Atemhilfsmuskulatur, Orthopnoe

Achtung

Zeichen eines drohenden Atemstillstands

- Zunehmende Bewusstseineintrübung
- Sinkende Atemfrequenz und nachlassende Atemanstrengung
- Sinkende Pulsfrequenz

Ursachen der Dyspnoe

- **Entzündlich**
- **Allergisch**
- **Traumatisch:** Fremdkörperaspiration, traumatische tracheale oder laryngeale Läsion, chemische Verätzung oder Verbrühung

Vereinfachte Differenzialdiagnose bei Dyspnoe

- **Dyspnoe mit Fieber:**
  - Meist hohes Fieber (> 38,5–40 °C): Pneumonie, Epiglottitis
  - Meist mäßiges Fieber (< 38,5 °C): obstruktive Bronchitis, Pseudokrupp
- **Dyspnoe mit inspiratorischem Stridor** (Obstruktion der oberen Luftwege): Epiglottitis, Pseudokrupp
- **Dyspnoe mit Giemen und exspiratorischem Stridor** (Obstruktion der unteren Luftwege): Asthma bronchiale, obstruktive Bronchitis

11.2.2 Krupp-Syndrom (Laryngotracheobronchitis)

Symptomkomplex ohne oder mit nur leichtem Fieber, Infekten der oberen Luftwege bis hin zur Obstruktion mit Atemnot.

Ursachen

(Virus-)Infekte (Infektkrupp), unspezifische Faktoren, z. B. sog. Umweltfaktoren wie Wetterwechsel, kaltes Wetter, Umweltverschmutzung.

Ersteindruck

- Unruhe
- Bellender Husten und Heiserkeit
- Inspiratorischer Stridor (meist auf Distanz hörbar)
- Bei starker Dyspnoe evtl. interkostale oder sternale Einziehungen
- Zyanose
- Bewusstseinsstörungen

! Keine Schluckstörung, kein Speichelfluss (DD Epiglottitis ▶ Tab. 11.2)

ABCDE-Schema

- AF ↑, SpO_2 ↓
- HF ↑
- Temp. ↑, selten > 38,5 °C
- Anamnese: oft schon seit 2–3 d Infekt der oberen Luftwege, schleichender Beginn

Fokussierte Untersuchung

▸Tab. 11.1

Tab. 11.1 Krupp-Score

Klinischer Befund		Punktzahl
Hautfarbe	Normal Grau Zyanose in Raumluft Zyanose mit 40 % O_2, Blässe	0 1 2 3 +
Luftaustausch in der Lunge	Normal Leicht vermindert Mittelmäßig vermindert Deutlich vermindert	0 1 2 3 +
Stridor	Kein Leicht Mittelmäßig Deutlich	0 1 2 3 +
Interkostale oder suprasternale Einziehungen	Keine Leichte Mittelmäßige Deutliche	0 1 2 3 +
Bewusstsein	Normal Unruhig Lethargie/Apathie	0 1 2 +
Diagnose	Milder Krupp	0–3
	Mittelschwerer Krupp	4–8
	Schwerer Krupp	9–14

Maßnahmen

- Kind kontinuierlich beobachten
- Absolute Ruhe → sehr aufgeregte Eltern von einem abkömmlichen Kollegen betreuen lassen
- Kind von den Eltern auf den Arm nehmen lassen und beruhigen
- Kühle, befeuchtete Luft: im Badezimmer Dusche anstellen oder Raumluftbefeuchter verwenden
- O_2-Gabe bei Zyanose oder Unruhe: 4–6 l/Min. über Nasenbrille, bei älteren Kindern über Gesichtsmaske
- Auf ausreichende Flüssigkeitszufuhr achten, Kind zum Trinken animieren
- Basismonitoring auf ein Minimum beschränken (min. SpO_2)

Medikamentöse Therapie

- **Leichter Krupp-Anfall:** nur Basismaßnahmen erforderlich
  - evtl. Prednison-Zäpfchen
- **Mittelschwerer Krupp-Anfall:**
  - < 10 kg KG: Prednison 30 mg rektal
  - > 10 kg KG: Prednison 100 mg rektal
- **Schwerer Krupp-Anfall:**
  - Prednison: 30 mg oder 100 mg rektal
    Adrenalin 4 mg inhalativ (= 4 ml Suprarenin® 1:1.000 vernebeln)

11.2.3 Epiglottitis

Entzündung des Kehldeckels (Epiglottis) infolge einer Infektion mit **Haemophilus influenzae Typ B.**

Ersteindruck

- Stark reduzierter Gesamteindruck
- Vermehrter Speichelfluss
- Heiserkeit
- Halsschmerzen und Halsschwellung
- Bei älteren Kindern Orthopnoe

ABCDE-Schema

- Hohes Fieber (> 38,5–40 °C)
- Anamnese: keine Hinweise auf Infekt in den letzten Tagen, akuter Verlauf

Fokussierte Untersuchung

▶ Tab. 11.2

Tab. 11.2 Differenzierung: Krupp-Syndrom und Epiglottitis

Symptom	Krupp-Syndrom	Epiglottitis
Fieber	Meist leicht	38,5–40 °C
Speichelfluss	Kaum	Sehr stark
Schluckstörung	Keine	Meistens
Heiserkeit	Ausgeprägt	Kaum
Halsschwellung	Wenig	Meist stark
Anamnese	Oft Infekt	Keine Hinweise
Husten	Ja, bellend	Nein
Verhalten	Unruhig	Ruhig
Atmung	Laut	Leise
Risikofaktor		
Alter	0,5–4. Lj.	Meist 3.–7. Lj.
Tageszeit	Abends, nachts	Ganztags
Jahreszeit	Herbst	Ganzjährig
Prognose	Sehr gut	Hohe Mortalität
Rezidive	Häufig	Selten

Maßnahmen

! NA nachfordern
! Kind kontinuierlich beobachten
- Absolute Ruhe → sehr aufgeregte Eltern von einem abkömmlichen Kollegen betreuen lassen
- O_2-Gabe bei Zyanose oder Unruhe: 4–6 l/Min. über Nasenbrille, bei älteren Kindern über Gesichtsmaske (6–8 l/Min.)
- Basismonitoring auf ein Minimum beschränken, evtl. nur Pulsoximetrie anlegen (Fußsensor verwenden)
- Minimalinvasives Vorgehen („Scoop and Run“) vorziehen

Weiterführende Maßnahmen

- **Prophylaktische Intubation** nur durch erfahrenen NA bei V. a. Epiglottitis empfehlenswert, da Intubation im Notfall nicht möglich sein könnte.
- Im Idealfall vor Intubation auf Relaxierung verzichten
- **Koniotomie:** im äußersten Notfall

11.2.4 Fremdkörperaspiration

Tritt häufig bei Kleinkindern (2.–3. Lj.) auf, da sie die Gewohnheit haben, „alles“ in den Mund zu stecken.

Ersteindruck

- Plötzliche Atemnot
- Husten und Keuchen
- Schluckbeschwerden und Würgen
- Heiserkeit
- Dyspnoe
- Zyanose
- In schweren Fällen: Bewusstlosigkeit, Apnoe

ABCDE-Schema

- Auskultation: Giemen über der Lunge, evtl. ohne Hilfsmittel zu hören, einseitig abgeschwächte Atemgeräusche
- Anamnese: beobachtetes Ereignis? Evtl. bereits länger liegender Fremdkörper: plötzliche Bronchitis, die nach einigen Tagen fieberhaft wurde

Maßnahmen

- Bei Herz-Kreislauf-Stillstand: Fremdkörper mittels Absaugen oder Magill-Zange entfernen → parallele Reanimation (▶ Kap. 3)
- Bei Bewusstlosigkeit: Kind auf den Rücken legen, Kopf zur Seite drehen und versuchen, den Fremdkörper zu entfernen
- Grundsätzlich Vorgehen nach ERC-Algorithmus „Atemwegsverlegung durch Fremdkörper" (▶ Abb. 11.1)
- Bei bereits länger liegendem Fremdkörper: Transport, Versuch unterlassen, den Fremdkörper präklinisch zu entfernen
- Basismonitoring (RR, P, SpO_2, evtl. EKG)
- O_2-Gabe 4–6 l/Min. über Nasenbrille oder Gesichtsmaske

Medikamentöse Therapie

- Evtl. venösen Zugang legen, Vollelektrolytlösung
- Evtl. Sedierung: Midazolam 0,025–0,05 mg/kg KG i. v., alternativ Midazolam intranasal

Weiterführende Maßnahmen

- Versuch, den Fremdkörper unter laryngoskopischer Sicht zu entfernen, gelingt meist nur bei großen Fremdkörpern vor dem Tracheaeingang, evtl. Analgosedierung notwendig

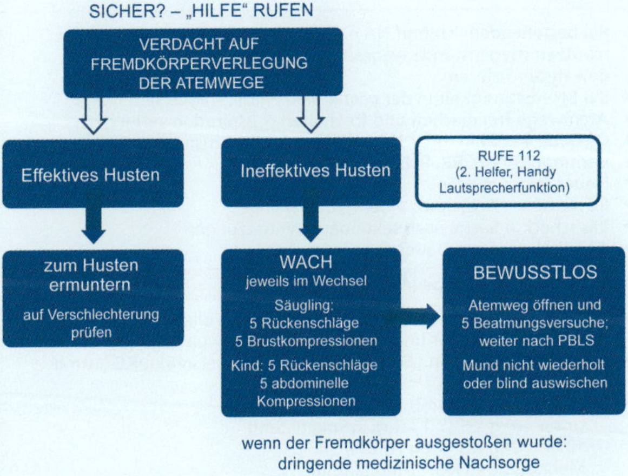

Abb. 11.1 ERC-Algorithmus Fremdkörperaspiration/Atemwegsobstruktion beim Kind © German Resuscitation Council (GRC) und Austrian Resuscitation Council (ARC) 2021 [F781-041] *(Onlineversion: https://else4.de/crr [QR-Code s. Titelei])*

11.3 Fieberkrampf

Häufigste Art der Krampfanfälle zwischen 6. Lebensmonat und 5. Lj. Dauern meist ca. 2–15 Min. **Komplizierter Fieberkrampf:** Krampfanfall dauert länger als 15 Min., Alter außerhalb der o. g. Grenze oder Fieberkrampf wiederholt sich innerhalb von 24 h.

Ersteindruck

- Tonisch-klonischer Krampf
- Bewusstseinstrübung, Bewusstlosigkeit
- Vermehrter Speichelfluss
- Evtl. Zyanose
- Einnässen

ABCDE-Schema

- Fieber, oft > 39–40 °C rektal
- Anamnese: Infektion, bestehender grippaler Infekt

Fokussierte Untersuchung

- **Inspektion:** oft lateraler Zungenbiss

Maßnahmen

! Bei bestehendem Krampf NA nachfordern, Kind vor Verletzungen schützen (Gegenstände wegräumen, Kopf unterpolstern) → nicht gewaltsam fixieren

- Bei Bewusstlosigkeit in der postiktalen Phase: stabile Seitenlage
- Atemwege frei machen und frei halten → Aspiration verhindern
- O_2-Gabe 4–6 l/Min. über Nasenbrille oder Gesichtsmaske
- Basismonitoring (RR, P, EKG, SpO_2)
- Fieber rektal messen
- BZ messen → Ausschluss einer Hypoglykämie
- Basischeck → Suche nach sekundären Verletzungen
- Anfallsmuster und Dauer dokumentieren

Medikamentöse Therapie

- Evtl. venösen Zugang legen, offen halten mit Vollelektrolytlösung

! Auswahl zw. rektaler und intranasaler Antikonvulsivagabe treffen!

- Krampfanfall > 2 Min.: Diazepam 5 mg rektal bei <15 kg KG, 10 mg rektal bei >15 kg KG
- Midazolam (15 mg/3 ml) über MAD®:
  - Unter 10 kg KG (< 1 Jahr): 2,5 mg (0,5 ml)
  - 10 bis 20 kg KG: 5 mg (1,0 ml)
  - Mehr als 20 kg KG: 10 mg (2,0 ml)

- Bei Fieber (> 38,5 °C) wahlweise:
  - Paracetamol-Supp.:
    - Bis 1 Jahr: 125 mg Supp.
    - 1 bis 6 Jahre: 250 mg Supp.
    - > 6 Jahre: 500 mg Supp.

  oder
  - Ibuprofen-Supp.:
    - 3 Monate bis 2 Jahre: 60 mg Supp.
    - ab 2 Jahre: 125 mg Supp.
- Bei erfolgloser Therapie mit Antikonvulsiva Thiopental 1–3 mg/kg KG i. v.

11.4 Exsikkose/Dehydratation

Flüssigkeits- und Elektrolytverluste, häufig durch Diarrhö oder Erbrechen.

Ursachen des Flüssigkeitsverlusts

- **Atemwege:** Tachypnoe
- **GIT:** Erbrechen oder Durchfall, Darmverschluss oder Darmlähmung, zu geringe Flüssigkeitszufuhr, Gastroenteritis
- **Harnwege:** z. B. bei Polyurie, fehlendem antidiuretischem Hormon (ADH) oder anderen Nierenerkr.

Ersteindruck und Einteilung

- **Leichte Exsikkose** (bis 5 % Gewichtsverlust): leicht trockene Schleimhäute, meistens Durst, RR und HF ↔, leichte Unruhe
- **Mittelschwere Exsikkose** (bis 10 % Gewichtsverlust): trockene Schleimhäute, bei Säuglingen meist Apathie, bei Kleinkind schrilles Schreien, evtl. RR ↓, HF ↑
- **Schwere Exsikkose** (> 10 % Gewichtsverlust): zusätzlich zunehmende Schockzeichen, meistens Apathie bis Bewusstlosigkeit, stehende Hautfalten, eingesunkene Fontanelle, halonierte Augen, respiratorische Insuffizienz, Oligurie bis Anurie, marmorierte Haut

ABCDE-Schema

- Bei schwerer metabolischer Azidose beschleunigte und vertiefte Atmung
- HF ↑, RR ↓
- Anamnese: anhaltendes Erbrechen oder Durchfall in den letzten Tagen, bekannter Diabetes mellitus

Maßnahmen

! Je nach Schwere, NA nachfordern
- Flachlagerung
- Ruhe ausstrahlen
- O_2-Gabe 4–6 l/Min. über Inhalationsmaske oder Nasenbrille
- Basismonitoring (RR, P, EKG, SpO_2)

Medikamentöse Therapie

- **Flüssigkeitszufuhr:**
  - Leichte Exsikkose: wenn möglich durch Trinken
  - Mittelschwere Exsikkose: 20–30 ml/kg KG Vollelektrolytlösung i.v.
  - Schwere Exsikkose: 30 ml/kg KG Vollelektrolytlösung i.v.
- Evtl. Sedierung mit Midazolam 0,025–0,05 mg/kg KG i.v. oder nasal

11.5 Neugeborenenmanagement

11.5.1 Beurteilung des Neugeborenen

Bestimmung des Gestationsalters

Bei unklarer Schwangerschaftsdauer, Findlingen oder inadäquatem Gewicht eines Neugeborenen ist es wichtig, das Gestationsalter so früh wie möglich zu ermitteln.

Reifezeichen

- **Hautdurchsichtigkeit:** Inspektion des Körpers, Sichtbarkeit von Blutgefäßen.
- **Ohrform und -festigkeit:** Inspektion der Ohrfaltung und Abtasten der Ohrmuschel und des Knorpels auf Festigkeit.
- **Fußsohlenfurchung:** Beurteilung der Furchen nach Streckung der Sohlenhaut von den Zehen bis zur Ferse. Nur große Falten werden registriert. Die Furchen werden mit steigendem Gestationsalter deutlicher sichtbar.
- **Brustdrüsengröße:** Anheben des Drüsenkörpers zwischen Daumen und Zeigefinger.
- **Brustwarze:** Inspektion, Abgrenzbarkeit der Brustwarzen.
- **Fingernägel:** Inspektion und Palpation der Fingerspitzen. Mit steigendem Gestationsalter werden die Fingernägel länger.
- **Kopfhaar:** Inspektion und Palpation. Mit steigendem Gestationsalter werden die Haare kräftiger, seidiger und die einzelnen Haare voneinander unterscheidbar.

APGAR-Score

Dokumentation nach 1, 5, und 10 Min. (▶ Tab. 11.3); liegt der APGAR-Wert nach 10 Min. noch unter 5, alle 5 Min. weiter dokumentieren, bis normaler Zustand erreicht ist.

Tab. 11.3 APGAR-Score

Klinisches Kriterium	0 Punkte	1 Punkt	2 Punkte
Aussehen und Hautfarbe	Blass/blau	Extremitäten zyanotisch, Stamm rosig	Überall rosig
Puls oder Herzfrequenz	Keine	< 100/Min.	> 100/Min.
Grundtonus	Schlaff	Träge Flexion	Aktive, kräftige Bewegungen
Atmung	Keine	Unregelmäßig oder Schnappatmung	Regelmäßig und kräftig, Schreien
Reflexe	Keine	Grimassieren	Husten, Niesen oder kräftiges Schreien
Ermittlung des APGAR-Score			
7–10 Punkte	Normal		
4–6 Punkte	Mäßige Asphyxie		
0–3 Punkte	Schwere Asphyxie		

11.5.2 Versorgung des Neugeborenen

Die Erstversorgung besteht zunächst aus Abtrocknen, Wärmeerhalt, ggf. Absaugen, Freimachen der Atemwege sowie der Beurteilung der Hautfarbe. Grundsätzliches Vorgehen ▶ Abb. 11.2.

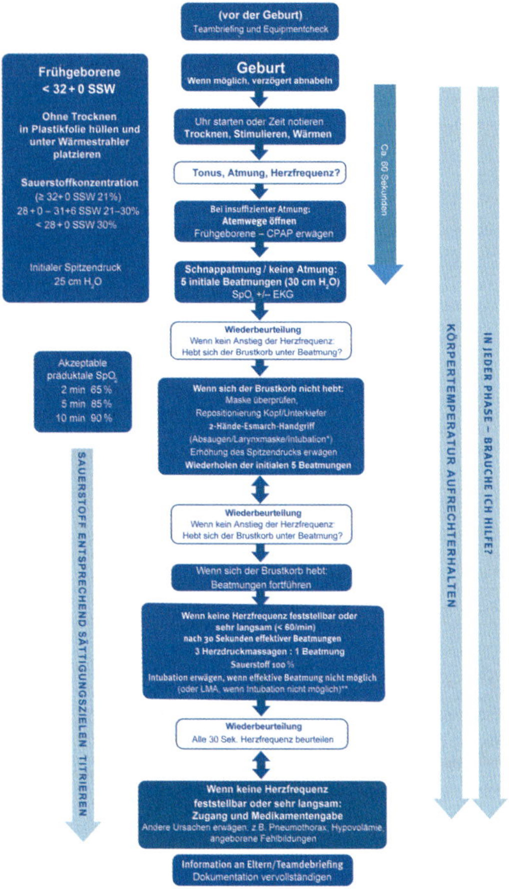

* Werden alle beschriebenen Maßnahmen zur Optimierung der Beatmung (Erhöhung des Spitzendrucks, 2-Hände-Esmarch-Handgriff, Guedel-Tubus, evtl. LMA) konsequent ausgeschöpft, ist eine Intubation zu diesem Zeitpunkt nur in sehr seltenen Fällen notwendig. (Anmerkung der AutorInnen der deutschen Fassung)
** Wenn sich der Brustkorb unter Beatmung zwischen den Thoraxkompressionen hebt, muss sehr gut abgewogen werden, ob eine Intubation zu diesem Zeitpunkt tatsächlich einen Vorteil bedeutet. (Anmerkung der AutorInnen der deutschen Fassung, detaillierte Erläuterungen finden sich im Guidelines-Text)

Abb. 11.2 ERC-Algorithmus Versorgung und Reanimation bei Neugeborenen © German Resuscitation Council (GRC) und Austrian Resuscitation Council (ARC) 2021 [F781-040] *(Onlineversion: https://else4.de/ih4 [QR-Code s. Titelei])*

11.5.3 Mekoniumaspiration

Reife oder übertragene Föten, die in utero Stress oder Asphyxie erleiden, entleeren Mekonium (erster Darminhalt) vorzeitig. Dieser kann vom Neugeborenen eingeatmet worden sein.

Ersteindruck

- Häufig reife oder übertragene Neugeborene, sehr selten Frühgeborene
- Gelb-grünlich mekoniumverfärbte Haut, Nabelschnur und Finger- und Fußnägel
- Stöhnatmung, Tachypnoe, interkostale Einziehungen
- Zyanose

ABCDE-Schema

- Auskultation: RGs

Fokussierte Untersuchung

- **Inspektion:**
  - Mekoniumgefärbtes Fruchtwasser
  - Bei trachealer Untersuchung sind Mekoniumstücke sichtbar
  - Kehlkopf ist mekoniumverfärbt.

Maßnahmen

! Prävention: unmittelbar nachdem der Kopf geboren ist, vor dem ersten Atemzug Mund und Nase absaugen

- Nach der Geburt: Atemwege frei machen und Trachea inspizieren. Ist Mekonium zu sehen, gründliches Absaugen, um weiteres Eindringen von Mekonium in die Alveolen zu verhindern
- O_2-Gabe: 2–4 l/Min.
- Basismonitoring (RR, P, EKG, SpO_2)
- Bei Neugeborenen immer EKG zur Überwachung anlegen
- Bei gesicherter Mekoniumaspiration: gründliches Absaugen

Medikamentöse Therapie

- Venösen oder intraossären Zugang legen, offen halten mit Vollelektrolytlösung

Weiterführende Maßnahmen

- Ggf. zunächst Intubation und saugen über den Tubus, Instillation von 2 ml warmer 0,9-prozentiger NaCl-Lösung, nochmaliges Absaugen

11.6 Kindesmisshandlung (battered child syndrome)

11.6.1 Körperliche Misshandlung

Traumatisierung der Weichteile, des Skeletts, ZNS, innerer Organe oder Zähne durch direkte Gewalteinwirkung.

Typische Verletzungen

- **Haut:**
  - **Hämatome:** multipel, unterschiedliches Alter (unterschiedlich gefärbt), striemenförmig, Griffmarken an Hals oder Schultern
  - **Wunden:** Schürfwunden (frisch oder verschorft), Schwellungen
  - **Brandwunden:** z. B. durch Ausdrücken von Zigaretten, „Stocking burns“, durch Eintauchen der Hand oder der Füße in heißes Wasser
- **Skelett:** multiple Frakturen, Schädelfrakturen, Verletzungen oberhalb der „Hutkrempenlinie“
- **ZNS:**
  - Zeichen stumpfer Gewalteinwirkung gegen den Kopf: z. B. Kopfplatzwunde, Hämatome
  - „Shaken baby syndrome“: heftiges Schütteln des Säuglings führt zur Subarachnoidalblutung und zu erhöhtem Hirndruck
- **Innere Organe:** intraabdominelle Blutungen
- **Genitalien:** Rötungen, Schwellungen, Blutungen, Einrisse an Penis oder Scheideneingang, Zerreißung des Anus, intravaginale oder anale Fremdkörper, evtl. frische Spermaspuren im Anogenitalbereich

Alterstypische Verletzungen

- **Bis 2. Lj.:** Hämatome, V. a. Kopfverletzungen
- **3.–12. Lj.:** Beine, Rücken, Gesäß, Genitale
- **12.–17. Lj.:** Kopf, Hals, Gesicht, Schultern

Auffälligkeiten bei den Eltern

- RD wird oft mit zeitlicher Verzögerung alarmiert
- Bizarre Erklärungen für den Unfallhergang
- Bei **SIDS** immer an Misshandlung denken
- Alkohol- und Drogenabhängigkeit
- Verwahrloste Wohnung

Auffälligkeiten beim Kind

- Meist keine Abwehr gegen eine Untersuchung
- Extrem ängstlich, macht ungefragt kaum Mitteilungen
- Entwicklungsverzögerung, Unterernährung
- Zeichen körperlicher Verwahrlosung, mangelnder Hygiene

11.6.2 Sexueller Missbrauch

Ausbeutung der Abhängigkeit eines Kindes durch sexuelle Handlungen Erw. oder Jugendlicher zur sexuellen Befriedigung des Missbrauchenden.

Auffälligkeiten beim Kind

- Verhaltensauffälligkeiten
- Sexualisiertes Verhalten
- Angst, Abwehr bei körperlicher Untersuchung
- Einnässen, Bauchschmerzen, psychosomatische Erkr.

11.6.3 Maßnahmen bei Kindesmisshandlung

Rettungsfachpersonal

! Evtl. NA nachfordern
- Therapie nach Verletzungsmuster
- Bei V. a. Kindesmisshandlung Kind immer in der Kinderklinik oder beim Kinderarzt vorstellen
- Verdachtsmomente nicht in Anwesenheit der Eltern besprechen, evtl. Arzt bitten, in einen Nebenraum mitzukommen (kein Bruch der Schweigepflicht)
- Keine direkten Vorwürfe an die Eltern richten
- Keine emotionalen Reaktionen, die sachgerechte Versorgung des Kindes steht im Vordergrund

Notarzt

! Kindesmisshandlung unterliegt nicht der Pflichtstrafanzeige.
- In schweren Fällen oder bei Hinweisen auf Wiederholung ist eine Strafanzeige unumgänglich.
- Vorher immer überlegen, ob nicht mildere Mittel möglich sind: Kinder werden durch die Strafanzeige oft doppelt bestraft, die Eltern sind nicht mehr kooperativ.
- Jugendamt, Fürsorge, Familientherapeuten einschalten. Für das Jugendamt besteht keine Pflicht zum Strafantrag.
- Wichtig sind intensive Gespräche mit Eltern, Großeltern.

11.7 Plötzlicher Kindstod

11.7.1 Sudden infant death syndrome (SIDS)

Der plötzliche Tod („Krippentod“) eines Säuglings, der der Anamnese zufolge unerwartet eintrat. Nach heutiger Definition handelt es sich um eine Ausschlussdiagnose.

Risikofaktoren

- Hochrisikogruppe (max. 20 % aller SIDS-Fälle): Frühgeburt mit Geburtsgewicht < 1.500 g, Kinder drogenabhängiger Mütter, Kinder mit einem ALTE (apparent life-threatening event) (▶ 11.7.2), nachfolgende Geschwister
- Bauchlage, besonders auf zu weicher Unterlage
- Rauchen der Mutter oder in der Umgebung des Kindes
- Männliches Geschlecht
- Überwärmung durch dicke Kleidung oder zu hohe Raumtemperatur

Maßnahmen beim SIDS

- Eltern beruhigen und erklären, dass alles für ihr Kind getan wird
- Allgemeine Reanimationsmaßnahmen nach ERC-Leitlinien
- **Leichenschau durch den NA:** sorgfältige äußere Untersuchung des entkleideten Kindes, auf Hinweise auf Gewalteinwirkung achten
- Ausfüllen der **Todesbescheinigung** durch den Arzt, dabei:
  - Todesart: „nicht aufgeklärt/ungeklärt“ ankreuzen oder handschriftlich vermerken, evtl. „Obduktion erforderlich/wird angestrebt“ ankreuzen
  - Todesursache: „vermutlich SIDS“ angeben
- **Spuren der Reanimation beseitigen** (abhängig von regionalen Protokollen)
- **Polizei** hinzuziehen

Problembewältigung für das Rettungsfachpersonal

Der plötzliche Säuglingstod gehört zu den am schwersten zu bewältigenden Notfalleinsätzen.

- Zeit nehmen, um sich über seine Gefühle beim Tod eines Babys klar zu werden
- Gespräch im Team oder zu einzelnen Kollegen suchen – sofort, aber auch Tage oder Wochen später
- Kollegen, die offensichtlich stark betroffen sind, ansprechen, evtl. für Ablösung sorgen
- Professionelle Berater ansprechen, z. B. Notfallseelsorger, Psychologen, CISM
- Erneut Kontakt zur betroffenen Familie aufnehmen, auch Tage oder Wochen später

11.7.2 Apparent life-threatening event (ALTE)

Akuter Zustand mit Apnoe, Zyanose/Blässe, verändertem Muskeltonus, Erstickungsgeräusche, Röcheln. Altersgipfel: 2.–3. Lebensmonat.

Risikofaktoren

Alter < 6. Mon., Frühgeborenes, Infektionen mit dem Respiratory Syncytial Virus (RS-Virus), Kinder, die während des Fütterns häufig husten, männliches Geschlecht, vorangegangene ALTE (Wiederholungsrisiko > 30 %).

Maßnahmen

- Viele dieser Säuglinge sind durch frühzeitiges Eingreifen (Berührung, Beatmung) zu retten → evtl. Reanimation nach ERC-Leitlinien.
- Behandlung je nach präsentierten Symptomen.
- Eltern beruhigen, erklären, dass alles für ihr Kind getan wird.
- Stationäre Aufnahme in einer Kinderklinik mit pädiatrischer Intensivstation obligat nach Reanimation.

12 Gynäkologische Notfälle und Geburtshilfe

Frank Flake, Boris A. Hoffmann

12.1 Gynäkologische Notfälle

12.1.1 Genitale Blutungen

Einteilung

Je nach Stärke werden unterschieden:

- **Schmierblutungen**
- **Schwache Blutungen**
- **Starke Blutungen**

Ersteindruck

- Unruhe
- Angst
- Kaltschweißigkeit
- Evtl. Dyspnoe, Tachypnoe
- Evtl. Bauchschmerzen unterschiedlichen Charakters

ABCDE-Schema

- HF ↑, RR ↓, aufgrund des Blutverlustes
- Gynäkologische Anamnese aufnehmen:
  - Regelanamnese, mögliche Schwangerschaft? (Mutterpass?), Kontrazeption, Menopause

Ggf. Geschlechtsverkehr oder gyn. Untersuchung in den vorangegangenen Stunden, Unfall, Vergewaltigung

Fokussierte Untersuchung

- Farbe der Blutung
- Keine vaginale Untersuchung durchführen → Gefahr, dass sich Blutung verstärkt

Maßnahmen

- Lagerung: Fritsch-Lagerung
- Pat. beruhigen
- O_2-Gabe: 6–8 l/Min. über Nasenbrille oder Maske
- Basismonitoring (RR, P, EKG, SpO_2)

Medikamentöse Therapie

- Venösen Zugang legen: je nach Symptomatik 500–1.000 ml Vollelektrolytlösung i. v.
- Evtl. **Sedierung:** Midazolam 2,5–5 mg i. v. (plazentagängig)

12.1.2 Straftaten gegen die sexuelle Selbstbestimmung

Juristisch werden **Straftaten gegen die sexuelle Selbstbestimmung** nach §§ 174–184 StGB verfolgt.

Vorgehen

- Die Pat. befindet sich in einer **psychischen Ausnahmesituation.** Ruhige Atmosphäre schaffen → Umherstehende aus dem Raum oder Fahrzeug schicken.
- Eine Person nach Wunsch der Pat. sollte anwesend sein.
- Wenn möglich, Gespräch von einem weiblichen Team-Mitglied führen lassen.
- Der Betroffenen zur möglichst frühzeitigen Anzeige raten, um baldige polizeiliche Fahndung nach dem Täter zu ermöglichen. Jedoch nicht drängen.
- In vielen Großstädten ist eine Beratung durch eine psychologisch geschulte Polizeibeamtin ohne Anzeige möglich, Pat. darüber informieren.
- Häufig ist die Pat. noch völlig fassungslos von der Tat, sodass ihr Verhalten z. T. recht beherrscht und von scheinbarer Unbeteiligtheit sein kann → keine Mutmaßungen über ein tatsächliches Delikt.
- Waschzeug mit in die Klinik nehmen (lassen).
- Transport möglichst zu einem Gynäkologen, dem die Pat. vertraut, oder in eine gynäkologische Abteilung.
- Nicht gegen den Willen der Pat. die Polizei anfordern. Schweigepflicht beachten!

12.1.3 Extrauterine Gravidität

Schwangerschaft außerhalb der **Gebärmutter,** Gefahr von **Tubarabort** oder **Tubarruptur**.

Ursachen

- Frühere Aborte/EUG
- Hormonbehandlung, z. B. bei Sterilitätsbehandlung
- Störung der Durchgängigkeit der Tube, z. B. Verwachsungen, Adnexitis
- IUP-Trägerinnen (ca. 8- bis 10-faches Risiko)

Ersteindruck

- Unruhe
- Angst

- Kaltschweißigkeit
- Symptomatik je nach Schwere und Lokalisation
- Schmerzen im Unterbauch, z. T. einseitig und schubweise, durch Beteiligung des N. phrenicus bis in die Schulter ziehend
- Evtl. plötzlicher, stärkster Zerreißungsschmerz
- Schlechter AZ, im weiteren Verlauf Zeichen eines Volumenmangelschocks

ABCDE-Schema

- Nach Ruptur: HF ↑, RR ↓.

Fokussierte Untersuchung

- Bei Tubarruptur: Zeichen eines akuten Abdomens
- Evtl. vaginale Blutung

Maßnahmen

- ▶Kap. 12.1.1

Medikamentöse Therapie

- Evtl. **Sedierung:** Midazolam 2,5–5 mg (0,05–0,1 mg/kg KG) i. v.
- Evtl. **Analgesie:** Fentanyl 0,05–0,1 mg i. v.

12.2 Notfälle in der Schwangerschaft

12.2.1 Vorzeitige Wehen, drohende Frühgeburt

Eröffnungswehen vor der vollendeten 37. SSW p. m. Eine Frühgeburt, die ohne Wehentätigkeit stattfindet, ist extrem selten, dann meist auf dem Boden einer Zervixinsuffizienz.

Ersteindruck

- Regelmäßige Wehen vor der vollendeten 37. SSW über das gewohnte Maß hinaus
- Fruchtwasserabgang

ABCDE-Schema

- Kurzanamnese, um einen Anhalt über das Stadium zu gewinnen:
  - Blutiger Schleim abgegangen (Zeichnen) oder Fruchtwasser im Schwall abgegangen (→ Eröffnungsperiode)
  - Druck nach unten, Pressdrang (→ Pressperiode)
  - SSW erfragen, evtl. dem Mutterpass entnehmen

Fokussierte Untersuchung

Inspektion der Vulva: anamnestische Daten bestätigen bzw., falls Pat. keine Aussagen darüber treffen kann, diese Informationen gewinnen; Klaffen von After und Vulva → Pressperiode.

Maßnahmen

- ! NA in der Eröffnungsperiode nachfordern
- In der Pressperiode Geburtshilfe leisten
- Pat. beruhigen
- Lagerung: Linksseitenlage, Becken hoch lagern
- Basismonitoring (RR, P, EKG, SpO_2)

Medikamentöse Therapie

- Venösen Zugang legen, offen halten mit Vollelektrolytlösung
- In der Eröffnungsperiode ggf. Wehenhemmung und zügiger Transport

12.2.2 Vena-cava-Kompressionssyndrom

Kompression der V. cava inferior (untere Hohlvene) in Rückenlage durch den vergrößerten Uterus.

Ersteindruck

- Übelkeit, Blässe
- Kaltschweißigkeit
- Schwindel, Schwächegefühl
- Zyanose
- Evtl. Bewusstlosigkeit in Rückenlage

ABCDE-Schema

- HF ↑, RR ↓ (Schocksymptomatik durch relativen Volumenmangel)

Maßnahmen

- Lagerung: Linksseitenlage
- Pat. beruhigen
- O_2-Gabe: 4–6 l/Min. über Nasenbrille oder -maske
- Wiederholte RR- und HF-Kontrolle
- Auch immer Basismonitoring (EKG, SpO_2) anwenden

Medikamentöse Therapie

- Venösen Zugang legen: nach Bedarf 500–1.000 ml Vollelektrolytlösung i.v.

12.2.3 Erkrankungen in der Schwangerschaft

Man unterscheidet verschiedene Erkrankungen während der Schwangerschaft, deren Entstehen häufig noch ungeklärt ist.

Einteilung

- **Schwangerschaftsinduzierte Hypertonie:** Symptome einer Hypertonie
- **Präeklampsie:**
  - **E** = Ödeme
  - **P** = Proteinurie
  - **H** = Hypertonie: RR-Anstieg > 140/90 mmHg (Leitsymptom)
- **HELLP-Syndrom:**
  - Symptome der Präeklampsie
  - Schmerzen im rechten Oberbauch, oft ausstrahlend
  - Erhöhte Leberwerte
- **Eklampsie:** tonisch-klonische Krampfanfälle ohne bekannte Epilepsie

Maßnahmen

- Lagerung: Oberkörper hochlagern, evtl. Linksseitenlagerung
- Pat. beruhigen
- O_2-Gabe: 4–6 l/Min. über Nasenbrille oder -maske
- Basismonitoring (RR, P, EKG, SpO_2)

Medikamentöse Therapie

- Venösen Zugang legen, offen halten mit Vollelektrolytlösung
- **Schwere Gestose:**
  - Evtl. Blutdruck senken: Urapidil 25–50 mg i. v. oder Dihydralazin 6,25–12,5 mg i. v.
  - Evtl. Diuretika: Furosemid 20–40 mg i. v.
- **Drohende Eklampsie:**
  - Initial Magnesiumascorbat 2–4 g langsam i. v. (2–4 Amp. à 5 ml Magnesium 20 %), anschließend Dauerinfusion 1 g/h
  - Midazolam 2,5–5 mg (0,05–0,1 mg/kg KG) i. v.
- **Eklamptischer Anfall:**
  - Krampf durchbrechen: Magnesiumascorbat 2–4 g langsam i. v. oder Midazolam 2,5–5 mg (0,05–0,1 mg/kg KG) i. v.

12.3 Bevorstehende Geburt

Generell Entbindung in der Klinik anstreben. Befindet sich die Pat. jedoch bereits in der **Austreibungsperiode,** darf die Entbindung nicht hinausgezögert werden.

12.3.1 Mutterpass

Wichtige Seiten

- **Seite 4 (bzw. 20):** Vorangegangene Schwangerschaften und Entbindungen
- **Seite 5/6 (bzw. 21/22):** Daten zu auffälliger Anamnese, Besonderheiten der jetzigen Schwangerschaft
- **Seite 7–10 (bzw. 23–26):** Schwangerschaftsverlauf (Gravidogramm)
- **Seite 9 (bzw. 25):** Lage des Feten und Ultraschalldiagnostik
  - **BEL:** Beckenendlage, **KL:** Kopflage, **QL:** Querlage, **SL:** Schädellage

12.3.2 Der normale Geburtsablauf

Eröffnungsperiode

- **Beginn:** mit den ersten regelmäßigen Eröffnungswehen (alle 3–6 Min.) oder nach dem **Sprung der Fruchtblase**
- **Ende:** mit vollständiger Eröffnung des Muttermundes (etwa 10 cm Durchmesser)
- **Dauer:** 7–10 h bei Erstgebärenden, etwa 4 h bei Mehrgebärenden
- Es besteht noch kein Druck nach unten oder Pressdrang

Ersteindruck

- Regelmäßige **Wehen** mind. alle 10 Min., oft auch alle 3–5 Min.
- **Blasensprung** mit Fruchtwasserabgang

! Kein Pressdrang, kein heftiges Atmen, kein Druck nach unten

Maßnahmen

! NA bei bevorstehender Geburt (Wehenabstände < 2–3 Min.) nachfordern
- Pat. nicht laufen lassen und ggf. zur Linksseitenlage auffordern, Becken leicht erhöht
- Mutterpass einsehen
- Basismonitoring (RR, P, EKG, SpO_2)
- O_2-Gabe: 6–8 l/Min. über Nasenbrille oder -maske

Austreibungsperiode

- **Beginn:** bei vollständig eröffnetem Muttermund
- **Ende:** Geburt des Kindes
- **Wehen:** alle 2–3 Min. Presswehen mit einer Dauer von ca. 1 Min.
- **Dauer:** i. d. R. bei Erstgebärenden 15–30 Min., bei Mehrgebärenden 10–15 Min; kann aber durchaus schneller gehen → Hebamme oder Geburtshelfer nachfordern

Ersteindruck

- Unruhe, heftiges Atmen
- Presswehen: Pat. fühlt, dass sie mitpressen muss

Fokussierte Untersuchung

- Vulva klafft, kindlicher Kopf ist zu erkennen.

Geburtshilfe

- Fahrt sofort unterbrechen, Wagen aufheizen
- ! NA, evtl. Baby-NAW oder NEF oder Hebamme nachfordern, wenn möglich
- Ruhe ausstrahlen
- Pat. einige Wehen verhecheln lassen, bis Fahrzeug hergerichtet ist
- **Geburtsbesteck vorbereiten**
- Baby-Notfallkoffer öffnen
- Untere Körperhälfte frei machen (lassen)
- Pat. in Rückenlage bringen, Kopf-Schulter-Partie erhöht lagern, Beine anziehen
- Reinigung der äußerlichen Genitale zum Anus hin
- Händedesinfektion des Geburtshelfers, sterile OP-Handschuhe anziehen
- Sterile Unterlage unter das Becken der Pat. legen (ca. 80 × 120 cm)
- In den Wehenpausen tief in den Bauch atmen lassen
- Zum „Mitpressen" anleiten
- Beim **Austreten des kindlichen Köpfchens** („Durchschneiden") Dammschutz:
  - **Notarzt:** notfalls Episiotomie, falls der Damm zu reißen droht (straffe Weichteile, Blasserwerden des Dammes)
- Wenn der **Kopf geboren** ist und sich mit dem Hinterhaupt zur linken oder rechten Seite gedreht hat, den Kopf mit flachen Händen fassen und bei der nächsten Wehe sanft in Richtung Unterlage führen. Wenn dann die obere (vordere) Schulter unterhalb der Symphyse in der Scheide zu sehen ist, Kopf vorsichtig in Richtung Symphyse anheben. Die hintere Schulter wird entwickelt. Der übrige Körper folgt dann leicht (nicht pressen lassen).
- **Versorgung des Neugeborenen** ▶Kap. 11.5

Nachgeburtsperiode

- **Dauer:** Vom Abnabeln des Kindes bis zur Ausstoßung der Plazenta. Die Plazenta sollte sich innerhalb von ca. 20–30 Min. durch die Nachgeburtswehen gelöst haben.
- Ein **Blutverlust** von 200–400 ml ist normal und durchaus nicht besorgniserregend.
- **Notarzt:** Zur Beschleunigung der Plazentalösung und damit zur Minimierung des Blutverlustes kann Oxytocin 3 I. E. i. v. gegeben werden.

12.4 Geburtskomplikationen

12.4.1 Vorzeitige Plazentalösung

Teilweise oder vollständige **Ablösung** der normal sitzenden Plazenta von ihrer Haftfläche vor oder unter der Geburt.

Ursachen

- Ungeklärt: 60 %
- Präeklampsie: ca. 30 %
- Mechanische Ursachen, z. B. Sturz, Stoß oder Tritt in den Unterleib, zu kurze Nabelschnur

Ersteindruck

- Heftiger, plötzlich auftretender Unterbauchschmerz (Leitsymptom)
- Angst
- Schwindel
- Atemnot
- Evtl. Ohnmacht
- Vaginale Blutung (75 % der Fälle)
- Evtl. Schocksymptomatik mit bretthartem Unterbauch → kann fehlen, wenn Blutung ins Plazentabett stattfindet; sog. „stiller Verlauf"

Maßnahmen

- Lagerung: Schräglage (Kopf tief)
  - Evtl. Fritsch-Lagerung
- Pat. beruhigen
- O_2-Gabe: 4–6 l/Min. über Nasenbrille oder -maske
- Basismonitoring (RR, P, EKG, SpO_2)

Medikamentöse Therapie

- Venösen Zugang legen: Vollelektrolytlösung i.v.
  - Bei Schocksymptomatik: mehrere großlumige Zugänge
- Evtl. **Analgesie:** Fentanyl 0,1 mg i.v.
- Evtl. **Sedierung:** Midazolam 2,5–5 mg (0,05–0,1 mg/kg KG) i.v.

12.4.2 Vorzeitiger Blasensprung

Blasensprung und **Fruchtwasserabgang** vor Beginn der (Geburts-)Eröffnungswehen.

Ursachen

- Vorzeitige Wehentätigkeit
- Vorzeitige Zervixreifung
- Mehrlingsschwangerschaften
- Durch Manipulation, z.B. Amniozentese, Amnioskopie

Ersteindruck

- Plötzlicher, schwallartiger Abgang von heller Flüssigkeit aus der Scheide
- Evtl. beginnende Wehen

Maßnahmen

! Evtl. bei sehr kurzen Wehenabständen (< 2 Min.) NA nachfordern
- Pat. darf nicht mehr laufen, sie muss sich hinlegen (Gefahr eines Nabelschnurvorfalles)
- Lagerung: evtl. Fritsch-Lagerung, Becken hoch
- O_2-Gabe: 4–6 l/Min. über Nasenbrille oder -maske
- Evtl. Basismonitoring (RR, P, EKG, SpO_2)

! Keine weitere spezifische Therapie nötig

12.4.3 Nabelschnurumschlingung

Die Nabelschnur ist ein- oder mehrmals meist um den Hals des Feten geschlungen. Bei 20 % aller Geburten.

Ersteindruck

Nach Entwicklung des Kopfes ist die um den Hals liegende Nabelschnur sichtbar oder tastbar.

Maßnahmen

- Beckenhochlagerung der Schwangeren mit Kissen oder Decken
- O_2-Gabe: 4–6 l/Min. über Nasensonde
- Basismonitoring (RR, P, EKG, SpO_2)
- Falls leicht möglich, Nabelschnur über den Kopf des Kindes streifen
- Bei zu straffem Sitz der Nabelschnur, Nabelschnur mit chirurgischer Schere durchtrennen (zwischen 2 Péan-Klemmen, erst fetusnah abklemmen)

Medikamentöse Therapie

- Venösen Zugang legen, offen halten mit Vollelektrolytlösung

12.4.4 Nabelschnurvorfall

Unmittelbar nach dem Blasensprung legt sich die Nabelschnur in den Geburtskanal vor den vorangehenden Kindsteil. Folge: Kompression der Nabelschnur.

Ersteindruck

- Nabelschnur vorgefallen und im Geburtskanal sichtbar.

Maßnahmen

- Beckenhochlagerung mit Kissen oder Decken
- O_2-Gabe: 6–8 l/Min. über Nasenbrille oder -maske
- Basismonitoring (RR, P, EKG, SpO_2)
- Nabelschnur dekomprimieren:
  - Mit sterilen Handschuhen den vorangehenden Teil, meist also der Kopf, nach oben schieben
  - Hand bis zur Entbindung in der Klinik so belassen

Medikamentöse Therapie

- Venösen Zugang legen, offen halten mit Vollelektrolytlösung
- Ggf. Tokolyse

12.4.5 Fruchtwasserembolie

Einschwemmung von Fruchtwasser in den mütterlichen Kreislauf während oder kurz nach der Geburt.

Ursachen

Verletzung des mütterlichen Genitaltrakts (hoher Scheidenriss, Uterusruptur), vorzeitige Plazentalösung, schwere Geburt mit vielen Manipulationen, Wehenmittelüberdosierung.

Ersteindruck und ABCDE-Schema

- Schocksymptome ohne erkennbare Ursache ca. 2 Min. bis 4 h nach dem jeweiligen Ereignis (▶ Kap. 6.4).

Maßnahmen

- ▶ Kap. 6.4

Medikamentöse Therapie

- **Sedierung:** Midazolam 2,5–5 mg (0,05–0,1 mg/kg KG) i. v.
- Schock und ausgeprägte Hypotonie: evtl. Katecholamine
- Glukokortikoide: Prednisolon bis zu 1.000 mg i. v.
- Evtl. Heparinisierung: Heparin 5.000 I. E. i. v.
  Heparinisierung ist NA-Entscheidung

13 Urologische Notfälle

Boris A. Hoffmann, Frank Flake

13.1 Leitsymptome und ihre Differenzialdiagnose

Tab. 13.1 Leitsymptome und ihre Differenzialdiagnose

Leitsymptome	Differenzialdiagnose
Schmerzen	Nierensteinkolik, akuter Harnverhalt, Hodentorsion, Nebenhodenentzündung, Priapismus, Paraphimose
Anurie	Akutes Nierenversagen, akuter Harnverhalt, Nierensteinkolik, rasch progrediente Glomerulonephritis
Hämaturie, evtl. sichtbarer Blutausfluss	Harnwegsinfekte, Tumoren, Glomerulonephritis, Trauma im Bereich des Urogenitalsystems, Konkremente, z. B. Nierenstein (Nephrolithiasis), Medikamente, Zytostatika

13.2 Akuter Harnverhalt (Ischurie)

Unfähigkeit, die Harnblase trotz Harndrangs und max. Füllung zu entleeren.

Ursachen

- Mechanisch: Prostataadenom, Prostatakarzinom, eingeklemmter Harnstein, Peniskarzinom, traumatischer Harnröhrenabriss, Blasentumor
- Medikamentös: z. B. Neuroleptika, Analgetika, Spasmolytika
- Neurogen: z. B. bei Diskusprolaps (L1–L5), Kaudasyndrom
- Psychisch bei Stress

Ersteindruck

- Unruhe
- Stärkste Unterbauchschmerzen
- Blasse, kaltschweißige Haut
- Übelkeit, Erbrechen
- Quälender Harndrang, evtl. Harnträufeln (Versagen der Schließmuskulatur, Blase „läuft über")

ABCDE-Schema

- Tachykardie
- Anamnese erheben:
  - Grunderkrankung bekannt?
  - Schon öfter aufgetreten?
- Harnblase als prallelastischer „Tumor" über dem Schambein tastbar

Maßnahmen

- ! Evtl. NA oder ÄND nachfordern
- Lagerung: Oberkörper hochlagern, mit angezogen Beinen, Knierolle

Medikamentöse Therapie

- Venösen Zugang legen, offen halten mit Vollelektrolytlösung (Infusionsmenge gering halten)
- **Spasmolyse:** Butylscopolamin 20 mg i. v.
- **Analgesie:** Metamizol 1 g i. v. als Kurzinfusion oder bei stärksten Schmerzen Piritramid 7,5–15 mg i. v.
- Evtl. **Sedierung:** Midazolam 2,5–5 mg i. v.

Weiterführende Maßnahmen

- Evtl. transurethralen Blasenkatheter legen

13.3 Nieren-/Harnleiterkolik

Symptom einer bestehenden Grunderkr. Durch Nierensteine, seltener Blutkoagel oder Raumforderungen von außen wird der Harnabfluss behindert.

Ersteindruck

- Schlagartig einsetzende wellen- oder wehenartige stärkste Schmerzzustände (Frequenz 1–10/Min.), oft in Rücken, Flanke, Unterbauch bis Oberschenkel, Penisspitze bzw. Schamlippen ausstrahlend
- Gekrümmte Haltung des Pat. während der Kolik
- Übelkeit, Erbrechen, Schweißausbruch, Unruhe als vegetative Symptome
- Harndrang
- Evtl. Oligurie (<500 ml Urin/d)
- Evtl. blutig tingierter Urin (Hämaturie)

ABCDE-Schema

- Evtl. Fieber
- Anamnese: Steinleiden oft bekannt

Fokussierte Untersuchung

- Palpation: lokalisiert reflektorisch gespannte Bauchdecke, Klopfschmerz in der Flanke
- Auskultation: evtl. Darmatonie (reflektorischer Ileus); fehlende oder abgeschwächte Darmgeräusche

Maßnahmen

- ! Hausarzt oder ÄND verständigen → evtl. NA nachfordern
- Pat. beruhigen
- Lagerung: Oberkörper hochlagern mit angezogenen Beinen, Knierolle

Medikamentöse Therapie

- Venösen Zugang legen: 500–1.000 ml Vollelektrolytlösung
- **Spasmolyse:** Butylscopolamin 20 mg i. v.
  - **Ggf.** falls RR > 100 mmHg, 2–3 Hübe Nitro-Spray s. l.
- **Analgesie:** Metamizol 1 g i. v. als Kurzinfusion
- Evtl. **Sedierung:** Midazolam 2–3 mg i. v.
- Evtl. Gabe von Antiemetika

13.4 Akutes Nierenversagen (Anurie, Polyurie)

Reversibler Ausfall der Nierenfunktion. Leitsymptom des ANV ist die Anurie. Es zeigt sich ein typischer zeitlicher Verlauf.

Ersteindruck

- Tiefe Atmung, evtl. Foetor uraemicus
- Übelkeit, Erbrechen
- Flanken- oder Unterbauchschmerz
- Apathie, evtl. Somnolenz → Koma
- Myoklonien (Muskelkontraktionen)
- Evtl. Krampfanfälle

ABCDE-Schema

- Evtl. feuchte Rasselgeräusche als möglicher Hinweis auf Lungenödem
- P ↑, RR ↓
- **Inspektion:**
  - Evtl. Ödeme an Extremitäten
  - Evtl. Exsikkosezeichen: Durst, Schwäche, verminderter Hautturgor
- **Anamnese:** Anurie
- **EKG:** Hyperkaliämiezeichen und Herzrhythmusstörungen

Maßnahmen

! NA nachfordern
- Lagerung nach Bewusstseinslage: Schocklage bzw. stabile Seitenlage bei Bewusstlosigkeit
- O_2-Gabe: 6–8 l/Min. über Nasensonde

Medikamentöse Therapie

- Venösen Zugang legen: 500–1.000 ml Vollelektrolytlösung (Exsikkosebehandlung)
  - Bei ausgeprägter Schocksymptomatik (RR ↓, P ↑): 20–40 ml/kg KG Ringer-Lösung i.v.

Bei entsprechenden Symptomen:
- **Spasmolyse:** bei kolikartigen Schmerzen Butylscopolamin 20 mg i.v.
- **Analgesie:**
  - Metamizol 1 g i.v. als Kurzinfusion oder
  - Tramadol 100 mg i.v.
- **Diuresesteigerung:** Furosemid 100–250 mg i.v.
  - Zuvor Blasenkatheter legen

  Bei lebensbedrohlicher **Hyperkaliämie** unter kontinuierlicher EKG-Kontrolle Salbutamol 0,5 mg langsam i.v.

13.5 Erkrankungen/Verletzungen von Skrotum und Penis

Generelle Maßnahmen

! Evtl. NA nachfordern → immer bei Schocksymptomatik (ausreichende Analgesie)

! Das Schamgefühl der Patienten sollte angemessen respektiert werden!
- Lagerung: Flachlagerung des Pat.
- Evtl. O_2-Gabe: 4–8 l/Min. über Nasensonde

Medikamentöse Therapie

- Venösen Zugang legen, offen halten mit Vollelektrolytlösung
  - Bei starker vasovagaler Reaktion: 20 ml/kg KG Ringer-Lösung infundieren
- Evtl. **Analgesie:**
  - Metamizol 1,0 g i.v. als Kurzinfusion (Analgesie und Fiebersenkung) oder
  - Tramadol 100 mg i.v.
- Evtl. **Sedierung:** Midazolam 2,5–5 mg i.v.

13.5.1 Hodentorsion

Stieldrehung eines Hodens und des Samenstrangs um seine Längsachse mit Gefäßstrangulation.

Ersteindruck

- Akut einsetzende stärkste Schmerzen, welche bis in die Leiste ziehen, Schmerzzunahme bei Anheben des Hodens
- Übelkeit, Erbrechen
- Evtl. Kaltschweißigkeit
- Bei Kleinkindern: Bauchschmerzen und Koliken
- Kein Fieber

ABCDE-Schema

- P ↑, evtl. RR ↓ (vasovagale Schocksymptomatik)

Fokussierte Untersuchung

- **Inspektion:** leicht gerötete, ödematös geschwollene Skrotalhaut, Hoden steht höher
- **Palpation:** evtl. reflektorisch gespannte Bauchdecke

Spezifische Maßnahmen

- ▸Kap. 13.5 (generelle Maßnahmen)
- **Cave:** keine Unterpolsterung des Hodens → Schmerzverstärkung

Medikamentöse Therapie

- **Analgesie:** ggf. auch Piritramid 7,5–15 mg i. v.

13.5.2 Nebenhodenentzündung (Epididymitis)

Akute, schmerzhafte Entzündung des Nebenhodens. Meist durch aufsteigenden Infekt von Harnröhre oder Prostata.

Ersteindruck

- Langsam zunehmende Schmerzen im Hoden, bis in die Leistenregion ziehend

ABCDE-Schema

- Evtl. Tachykardie (durch starke Schmerzen)
- Fieber
- **Anamnese:** Harnwegsinfekt, vorangegangene instrumentelle Untersuchungen, evtl. blutiger Urin

Fokussierte Untersuchung

- **Inspektion:** zunehmende Schwellung des Nebenhodens und Rötung der Skrotalhaut
- **Palpation:** beim Anheben der Hoden lassen Schmerzen nach (Prehn-Zeichen), DD Hodentorsion: hier Zunahme der Schmerzen

Spezifische Maßnahmen

- ▶Kap. 13.5 (generelle Maßnahmen)
- Unterpolsterung und Hochlagern des Hodens, z. B. mit Mullbinde, Watte
- **Kühlen** mit Eisbeuteln: Einmal-Kühlkompresse in Verbandtuch wickeln und um den Hoden legen (nicht anpressen)

13.5.3 Priapismus

Schmerzhafte Dauererektion ohne sexuelle Stimulation über einen Zeitraum von > 2 h.

Ersteindruck

- Akut auftretende Dauererektion ohne sexuelle Stimulation und Ejakulation
- Zunehmende starke Schmerzen im Penis

ABCDE-Schema

- Evtl. Tachykardie (durch starke Schmerzen)
- **Anamnese:** Harnverhalt, Medikamenten- oder Drogenintox., Stoffwechselerkr., Sexualpraktiken

Fokussierte Untersuchung

- **Inspektion/Palpation:** Glans penis und Corpus spongiosum schlaff (keine Beteiligung), Penisverkrümmung nach oben, evtl. blauviolette Verfärbung des Penis

Spezifische Maßnahmen

- ▶Kap. 13.5 (generelle Maßnahmen)
- **Kühlen** der Penisbasis: Einmal-Kühlkompresse in Verbandtuch wickeln und den Penis damit unterpolstern
- Evtl. Penis unterpolstern mit Watte/Mullkompressen

Medikamentöse Therapie

- **Analgesie:** ggf. auch Morphin 2–10 mg i. v. (auftitrieren)

13.6 Paraphimose („spanischer Kragen")

Bei relativer Vorhautenge wird diese beim Zurückstreifen über die Glans penis, vor allem bei der Erektion, zum Schnürring.

Ersteindruck

- Schmerzen an der Penisspitze
- Zurückgestreifte, eingerollte, ödematös geschwollene Vorhaut
- Evtl. blauverfärbte, geschwollene Glans penis

ABCDE-Schema

Anamnese: Bekannte Phimose (Vorhautenge), Auftreten meist während oder nach Koitus/Masturbation.

Spezifische Maßnahmen

- ▸Kap. 13.5 (generelle Maßnahmen)
- Evtl. Unterpolsterung des Hoden, Penis

Medikamentöse Therapie

- **Evtl. Analgesie:**
  - Morphin 2,5–10 mg i. v. (auftitrieren) oder
  - Fentanyl 0,05–0,1 mg i. v.

Weiterführende Maßnahmen

- Evtl. Repositionsversuch → nur vom erfahrenen Arzt durchzuführen

14 HNO-Notfälle

Boris A. Hoffmann, Frank Flake

14.1 Leitsymptome und ihre Differenzialdiagnose

Tab. 14.1 Leitsymptome und ihre Differenzialdiagnose

Leitsymptome	Differenzialdiagnose
Nasenbluten	Trauma: Fraktur von Schädelbasis und Nasenbein; trockenes Raumklima, Infekt, Hypertonie, Arteriosklerose, Spontanruptur eines Gefäßes, Fremdkörper, Leukämie, gerinnungshemmende Medikamente
Liquorrhö	Schädelbasisfraktur, Liquorfisteln
Hörminderung/ Hörverlust	Hörsturz, Menière-Krankheit, Durchblutungsstörungen, Gehörgangverlegung

14.2 Nasenbluten (Epistaxis)

Akute Blutung aus den Gefäßen der Nasenschleimhaut, v. a. im Bereich des Locus Kiesselbachi (im vorderen, unteren Anteil der Nasenscheidewand).

Ursachen

- **Lokal:** Verletzung, Infektion
- **Systemisch:** arterieller Hypertonus, Arteriosklerose, Blutgerinnungsstörungen, Einnahme gerinnungshemmender Medikamente, Gefäßanomalien
- **Ohne erkennbare Ursache:** in der Pubertät

Ersteindruck

- Blutung aus der Nase
- Typische Körperhaltung: aufrecht sitzend, um das Blut ablaufen zu lassen
- Evtl. Bewusstseinstrübung

ABCDE-Schema

- Evtl. Hypertonie
- Evtl. Schocksymptomatik:
  - P ↑ flach, kaum tastbar; RR ↓
- Evtl. SpO_2 ↓
- **Anamnese:** Vorausgegangenes traumatisches Ereignis? Erstmaliges Ereignis? Nimmt der Pat. entsprechende Medikamente ein?

Maßnahmen

! Evtl. NA anfordern
- Pat., wenn möglich, nach vornübergebeugt hinsetzen
- Bei Bewusstlosigkeit stabile Seitenlage
- Bei leichteren Blutungen: Nasenflügel 10–15 Min. zusammendrücken (wirkt nur bei Blutung im Locus Kiesselbachi)
- Kühlpack im Nacken oder auf den Nasenrücken anbringen

Medikamentöse Therapie

- Großlumigen venösen Zugang legen: initial 20–40 ml/kg KG Vollelektrolytlösung infundieren
  - Volumenersatz immer nach Blutdruckwerten
- Bei **Hypertonie:** Urapidil 12,5 mg i. v.
  - Wiederholung bei Bedarf
  - RR nicht um mehr als 25 % unter Ausgangsdruck senken
  - Bei **Schocksymptomatik** evtl. Volumenersatz mit Plasmaexpander

Weiterführende Maßnahmen

- Evtl. Watte oder Tupfer mit Adrenalin 1:10.000 tränken und mit Pinzette Nasenlöcher tamponieren → nach ca. 1 Min. wechseln
- Evtl. Tamponade (mit dafür vorgesehenen Systemen) einlegen
- Ggf. Atemwegssicherung und Narkoseeinleitung

14.3 Akuter Hörverlust

Tab. 14.2 Differenzialdiagnosen des akuten Hörverlustes

Erkrankung	Symptome und Zeichen
Zeruminalpfropf	• Plötzlicher Druck im Ohr mit Hörminderung • Selten Schmerzen • Inspektion/Ohrspiegelung: gelblich braune Masse
Akuter Tubenkatarrh	• Druck, evtl. auch Stechen im Ohr • Schwerhörigkeit • Knacken beim Schlucken • Dröhnen der eigenen Laute • Evtl. Ohrgeräusche
Akute Mittelohrentzündung	• Heftige, pulsierende Ohrenschmerzen • Evtl. Ohrensausen • Schwerhörigkeit • Allgemeines Krankheitsgefühl mit Fieber und Kopfschmerzen

Tab. 14.2 Differenzialdiagnosen des akuten Hörverlustes

Erkrankung	Symptome und Zeichen
Hörsturz	• Innerhalb von Sek. bis Stunden auftretende Schwerhörigkeit • Evtl. Ohrensausen • Evtl. Schwindel • Evtl. Übelkeit, Erbrechen
Ototoxische Medikamente	• Schwerhörigkeit, anfangs oft nur im Hochtonbereich • Evtl. Gleichgewichtsstörungen
Zoster oticus	• Erythem oder Bläschen an Ohrmuschel, im Gehörgang und am Trommelfell • Starke Schmerzen • Schwerhörigkeit bis hin zur Taubheit • Schwindel, Übelkeit, Erbrechen • Evtl. Spontannystagmus • Evtl. periphere Fazialisparese
Trommelfellperforation	• Akuter, stechender Ohrenschmerz • Schwerhörigkeit
Knall- oder Lärmtrauma	• Schwerhörigkeit • Hochfrequentes Ohrensausen • Evtl. heftiger Drehschwindel • Evtl. Spontannystagmus
Fremdkörper	• Schwerhörigkeit bis hin zur Taubheit (meist nur in einem Ohr) • Oft im Kindesalter • Inspektion: sichtbarer Fremdkörper

Maßnahmen

- Pat. angenehm lagern
- Evtl. Fremdkörper mit Pinzette entfernen
- Invasive Maßnahmen sind zumeist nicht notwendig

14.4 Menière-Krankheit

Erkr. des Gleichgewichtsorgans mit der typischen klinischen Trias:
- Schwindel
- Tinnitus
- Hörstörungen

Dauer der Symptome: wenige Minuten bis 24 h.

Ersteindruck

- Akuter, anfallsweise einsetzender Drehschwindel, evtl. mit Spontannystagmus
- Ohrensausen
- Übelkeit, Erbrechen

ABCDE-Schema

- Anamnese: Pat. befragen (Krankheitsbild meist bekannt)
- Meist nur ein Ohr betroffen (15–30 % der Pat. erkranken auf beiden Ohren)
  - Evtl. Verstopfungs- oder Druckgefühl im betroffenen Ohr, Hörstörungen bis hin zum Hörverlust
  - Positives „Recruitment" (Lautheitsausgleich bei Schwerhörigkeit → im Vergleich zum gesunden Ohr werden Schallreize mit zunehmender Schallverstärkung ebenso laut oder lauter empfunden.)

Maßnahmen

- Pat. angenehm lagern
- Evtl. O_2-Gabe 4–6 l/Min.

Medikamentöse Therapie

- Venösen Zugang legen, offen halten mit NaCl 0,9 % oder Ringer-Lösung
- Evtl. **Antiemetikum:** Dimenhydrinat 31–62–124 mg i. v.
  - Evtl. **Sedierung:** Midazolam 2,5–5 mg i. v.

14.5 Notfälle bei Patienten mit Tracheostoma

Alarmierung meist wegen Atemnot, Verlegung des Tracheostomas durch Schleim, Schleimhautödem oder fehlplatzierter Kanüle.

Kanülenarten

- **Ungeblockte Kanülen** z. T. mit herausnehmbarem Innenteil („Seele") für eine erleichterte Reinigung, evtl. mit Sprechventil
- **Geblockte Kanülen** bei Langzeitbeatmung und Aspirationsgefahr
- **Silikon-T-Tubes** bei Trachealstenose (diese Kanülen schienen die Trachea, der Schenkel zum Stoma ist mit einem Stöpsel verschlossen und wird nur zur Reinigung geöffnet.)

Ersteindruck

- Sichtbares Tracheostoma
- Atemnot
- Evtl. inspiratorischer oder exspiratorischer Stridor

ABCDE-Schema

- Anamnese: Beschwerde oftmals bekannt. Eventuell Angehörige befragen.

Maßnahmen

! Je nach Schwere Hausarzt, ÄND oder NA nachfordern

- Pat. angenehm lagern, Lagerung mit erhöhtem Oberkörper
- Kanüle und Trachea mit Absaugkatheter reinigen, ggf. Innenteil entfernen
  - Bei allen Reinigungsmaßnahmen möglichst keimarm arbeiten (sterile Handschuhe, steriler Absaugkatheter)
- Falls keine Besserung: Kanüle entfernen, nochmals absaugen → Kanüle wieder einsetzen
- O_2-Gabe 6–15 l/Min. über das Tracheostoma

Medikamentöse Therapie

- Venösen Zugang legen, offen halten mit Vollelektrolytlösung

Weiterführende Maßnahmen

- Wenn über das Tracheostoma keine ausreichende Spontanventilation möglich ist, Intubation über Stoma, ggf. mit Kindertubus

15 Augennotfälle

Nils Gehring

15.1 Leitsymptome und Differenzialdiagnose

Tab. 15.1 Leitsymptome und Differenzialdiagnose

Leitsymptome	Differenzialdiagnose
Augenrötung	Fremdkörperverletzung, Prellung, Verätzung, Höhensonne, Konjunktivitis, mechanische Reizung, Schweißen, allergische Reaktionen, nach schweren Thoraxverletzungen, Höhenretinopathie
Akuter Sehverlust	Verletzung, Glaukomanfall, Störungen von Netzhautgefäßen, Netzhautablösung, Symptom chron. Erkr., z. B. Diabetes mellitus, Hypertonus, Arteriosklerose, Hyperlipidämie
Pupillendifferenzen	SHT, Ischämie, Tumor, Aneurysma A. communicans posterior
Schmerzen im Auge	Fremdkörperverletzung, Verätzung, Verbrennung, stumpfes oder penetrierendes Bulbustrauma, Glaukomanfall
Lichtscheu, Lichtsaum	Glaukomanfall, Verätzung, Augenmuskelparese, Fremdkörperverletzung
Übelkeit, Erbrechen, Schwindel	Glaukomanfall, Augenmuskelparese, SHT, Ischämie

15.2 Akuter Glaukomanfall (Glaucoma acutum)

Plötzliche **Augeninnendruckerhöhung.** Massive Sehverschlechterung. Fast immer einseitig.

Ursachen

Chron. Engwinkelglaukom, Augenverletzungen oder frühere Augen-OP, Alter, Diabetes mellitus, starke Weitsichtigkeit, Entzündungen im Auge, Gefäßerkr. der Netzhaut, Hypotonie.

Ersteindruck

! Rotes Auge mit milchig trüber Hornhaut
! Heftigste Augenschmerzen, Kopfschmerzen
! Übelkeit und Erbrechen
- Anfallsartige Attacken von Sehverschlechterung
- Entrundete oder weite, lichtstarre Pupille

- Erscheinen von Farbringen um Lichtquellen
- Evtl. Lidödem

ABCDE-Schema

- HF ↑, evtl. HF ↓
- Pupillenkontrolle: mittelweite, träge reagierende, evtl. entrundete Pupille

Fokussierte Untersuchung

- Palpation: steinharter Bulbus

Maßnahmen

• Beruhigung • Lagerung: Oberkörper erhöht • O_2-Gabe 4–6 l/Min; Ziel-SpO_2 98 %
Medikamentöse Therapie
• Venösen Zugang legen, offen halten mit Vollelektrolytlösung • **Analgesie:** Morphin 2–10 mg i. v. (auftitrieren) → verengt zusätzlich die Pupille • **Pupillenverengung** mit Parasympathomimetika, um Kammerwasserabfluss zu verbessern
Weiterführende Maßnahmen
• Erweiterte Therapie möglichst in Rücksprache mit Augenarzt

15.3 Verätzungen

Die Schwere der Verätzung hängt ab von: Substanz, Konzentration, pH-Wert der Lösung und Einwirkzeit.

Ersteindruck

- Akute Sehverschlechterung (Säureverätzung)
- Schleichender Sehverlust (Laugenverätzung)
- Starke Augenschmerzen
- Starker Tränenfluss
- Lichtscheu
- Lidkrampf
- Starke Unruhe
- Abwehrhaltung

ABCDE-Schema

- AF ↑
- HF ↑
- Anamnese: z. B. Unfallhergang, welche Chemikalien werden verwendet und kommen in Frage → dokumentieren

Fokussierte Untersuchung

Inspektion der Umgebung, z. B. Säurereste → Arbeitsplatz, Kleidung, Inspektion des Auges mittels Tupfer, Watteträger oder Lidhaken.

Maßnahmen

- Pat. beruhigen
- **Augenspülung** mit mind. 2 l fließendem Wasser, Ringer-Lösung, NaCl 0,9 % oder Aqua dest., besser Spüllösungen:
  - Spülung immer vom inneren Augenwinkel zum äußeren
  - Patienten beim Spülen die Augäpfel in alle Richtungen bewegen lassen
- **Absolute KI für Augenspülung** ist Verätzung mit ungelöschtem Kalk, dann Paraffin- oder Speiseöl verwenden
- Sichtbare und evtl. nicht lösliche feste Partikel mit Tupfer aus dem Bindehautsack entfernen
- Basismonitoring (RR, P, evtl. EKG und SpO_2)
- Beide Augen steril abdecken

Medikamentöse Therapie

- Venösen Zugang legen, offen halten mit Vollelektrolytlösung i. v.
- **Analgesie:** Morphin 2–10 mg i. v. (auftitrieren)
- Bei **Lidkrampf** Lokalanästhetikum in das Auge einträufeln

15.4 Stumpfes Bulbustrauma

Kontusionsverletzung durch stumpfe Gewalteinwirkung auf das Auge.

Ersteindruck

- Augenrötung
- Pupillendifferenz
- Sehverschlechterung
- Bulbusschwellung, Lidschwellung, Bluterguss
- Schmerzen im betroffenen Auge
- Übelkeit, Erbrechen

ABCDE-Schema

- AF ↑
- HF ↑ oder ↓, RR evtl. ↑
- Bei Doppelbildern Orbitabodenfraktur mit ggf. Einklemmung des unteren geraden Augenmuskels und/oder Nervenläsionen

Fokussierte Untersuchung

- Inspektion des Auges auf z. B. Fremdkörper
- Knisternder Palpationsbefund der Lidschwellung? → Achtung: Luftemphysem durch den Einbruch der Siebbeinzellen

Maßnahmen

- Aufrechte Lagerung
- Ggf. kühlende Kompressen zur Abschwellung
- Bulbus ruhigstellen durch beidseitigen Augenverband
- Basismonitoring (RR, P, evtl. EKG und SpO_2)

Medikamentöse Therapie

- Ggf. venösen Zugang legen, offen halten mit Vollelektrolytlösung
- Evtl. **Analgesie** mit Morphin 2–10 mg i. v. (auftitrieren)

15.5 Perforierende Verletzungen

Das Spektrum der Verletzung reicht von extrem kleinen, kaum sichtbaren Verletzungen bis hin zu **Kornea- und Skleraeröffnung.**

Ursachen

Eindringen größerer oder kleinerer Fremdkörper in den Augapfel, häufigste Erblindungsursache!

Ersteindruck

- Akuter Sehverlust
- Starker Tränenfluss
- Evtl. Schmerzen im betroffenen Auge
- Blutunterlaufene Bindehaut oder Augapfel
- Evtl. sichtbare Wundöffnung, evtl. sichtbarer Fremdkörper im Auge
- Austritt von gallertartiger Substanz aus dem Augapfel
- Evtl. Entrundung der Pupille
- Unruhe

ABCDE-Schema

- Evtl. Tachykardie, RR evtl. ↑

Fokussierte Untersuchung

- Auge unter heller Lichtquelle nach Fremdkörper absuchen → Achtung: vorsichtige Inspektion → Gefahr des Lidkrampfes. Ggf. Verzicht auf gründliche Inspektion

! Ein fehlender Schmerz schließt eine Bulbusperforation nicht aus.

Maßnahmen

! Fremdkörper nicht entfernen
- Pat. beruhigen
- Oberkörper hochlagern
- Basismonitoring (RR, P, EKG und SpO_2)
- Kleine, nicht in Augapfel eingedrungene Fremdkörper herausspülen
- Große, aus dem Augapfel herausragende Fremdkörper steril verbinden
- Fremdkörper fixieren
- Ggf. vollständiger Verzicht auf Verband

Medikamentöse Therapie

- Venösen Zugang legen, offen halten mit Vollelektrolytlösung
- Evtl. **Analgesie:** Morphin 2–10 mg i.v. (auftitrieren)

16 Thermische Notfälle/ Ertrinkungsunfälle

Frank Flake, Boris A. Hoffmann

16.1 Verbrennungen, Verbrühungen

Schädigung durch **Ödembildung, Toxinwirkung** (mit Organschäden), sekundäre **Infektionen.** Über lokale Schädigungen hinaus kommt es schnell auch zur sog. **„Verbrennungskrankheit".**

Ersteindruck

▶ Tab. 16.1

Tab. 16.1 Grade der Verbrennung/Verbrühung

Grad I	Epidermal: Rötung, Schwellung, starker Schmerz, trockene Wunde (heilt ohne Narbenbildung)
Grad IIa	Oberflächlich dermal: Rötung, Schwellung, starker Schmerz, Blasenbildung (heilt ohne Narbenbildung), hyperämischer Wundgrund
Grad IIb	Tief dermal: Blasenbildung, fetzenförmige Ablösung der Epidermis, feuchter, blasser Wundgrund
Grad III	Komplett dermal: lederartig, keine Schmerzen (Nadelstichprobe), weiße/bräunliche Wunde
Grad IV	Subdermal: Verkohlung, Beteiligung von Knochen, Sehnen und Muskeln

ABCDE-Schema

- AF ↑, ggf. SpO_2 ↓
- HF ↑, RR ↓

Fokussierte Untersuchung

- Ausmaß der Verbrennung abschätzen: Neuner-Regel nach Wallace.

Achtung

Bei ausgedehnter Verbrennung von ca. 15 % beim Erw. und ca. 10 % beim Kind besteht Lebensgefahr (Schock) → Immer zuerst Vitalfunktionen sichern und Therapie einleiten.

Maßnahmen

- Pat. immer vollständig entkleiden, evtl. festgebrannte Kleidungsstücke belassen
- Inhalationstrauma mit bedenken
- Kühlung nur bei kleinen Bagatellverbrennungen
- Lagerung: Schocklage
  - Bei Bewusstlosigkeit stabile Seitenlage
- Wundversorgung: mit Brandwundenverbandstüchern steril abdecken
- O_2-Gabe 10–15 l/Min.
- Basismonitoring (RR, P, EKG, SpO_2)

Medikamentöse Therapie

- Mind. 2 großlumige venöse Zugänge legen und initial bis 1.000 ml/h Vollelektrolytlösung infundieren
- **Analgesie:** Morphin 2–10 mg i. v. (auftitrieren) oder Fentanyl 0,1–0,2 mg i. v.
- **Sedierung:** Midazolam 2,5–5 mg i. v. (auftitrieren)

Weiterführende Maßnahmen

- Ggf. Atemwegssicherung und Narkoseeinleitung:
  - Großzügige Indikation bei Verdacht auf Inhalationstrauma
- Bei Inhalationstrauma: PEEP 5 cm H_2O

Transport

- **Indikationen zur sofortigen Verlegung in ein Verbrennungszentrum, ggf. Transport mit Hubschrauber:**
  - Verbrennungen II.–III. Grades > 15 % KOF
  - Verbrennungen III. Grades > 10 % KOF
  - Verbrennungen II.–III. Grades > 10 % KOF bei Kindern < 8 Jahren oder Erwachsenen > 50 Jahren
  - Verbrennungen II.–III. Grades von Gesicht, Genitalien, Händen, Füßen, Perineum oder größeren Gelenken
  - Schädigung der Atemwege (Inhalationstrauma)
  - Bekannte schwere Vorerkrankungen
  - Elektrische oder chemische Noxen

16.2 Hitzeschäden

Generelle Maßnahmen

! Evtl. NA nachfordern
- Pat. an kühlen Ort bringen
- Bei Bewusstlosigkeit stabile Seitenlage

- Beengende Kleidung öffnen oder entfernen
- O_2-Gabe: 4–10 l/Min.
- Ggf. kühlen (kalte Umschläge), Haut abkühlen (Luft zufächeln, Ventilator)
- Basismonitoring (RR, P, EKG, SpO_2), BZ messen
- Ggf. venösen Zugang legen, Infusionstherapie
- Bei Schocksymptomatik: 20–40 ml kg/KG balancierte Vollelektrolytlösung i. v.
- Ggf. **Antiemetika,** z. B. Dimenhydrinat 62 mg
- Evtl. **Sedativum/Antikonvulsivum:** Midazolam 2,5–5 mg i. v.

16.2.1 Sonnenstich

Durch **direkte Sonnenbestrahlung** des unbedeckten Kopfes kommt es zur Reizung der **Hirnhäute** mit Gefahr eines **Hirnödems.**

Ersteindruck

- Heißer, hochroter Kopf
- Kopfschmerzen, Nackenschmerzen
- Übelkeit, Brechreiz
- Schwindel, Unruhe
- Normale Körperkerntemperatur
- Symptome können auch erst mit zeitlicher Differenz zur Sonnenexposition auftreten

ABCDE-Schema

- Palpation: Tachykardie
- Temp. evtl. ↑
- Bei Hirndruck: Bradykardie, Druckpuls, Bewusstseinsstörungen, evtl. Bewusstlosigkeit, evtl. Krampfanfälle

Maßnahmen

- ▸Kap. 16.2 (generelle Maßnahmen)

Medikamentöse Therapie

- 500 ml Vollelektrolytlösung i. v.
- Ggf. **Analgesie,** z. B. mit Paracetamol 1 g als Kurzinfusion

Weiterführende Maßnahmen

- Bei Bewusstlosigkeit Intubation und Beatmung

16.2.2 Hitzschlag

Große Wärmezufuhr von außen bei erschwerter Wärmeabgabe (schwüle Luft, geringe Ventilation). Akute Lebensbedrohung!

- **Klassischer Hitzschlag:** hohes Alter, kardiovaskuläre Vorerkr., Diabetes mellitus, Alkoholismus, Diuretika
- **Anstrengungshitzschlag:** gesunde, aber nicht hitzeakklimatisierte Personen unter körperlicher Belastung, z. B. Sportler, Soldaten

Ersteindruck

- Kopfschmerzen, Schwindel, Erbrechen
- Synkope, evtl. anhaltende Bewusstlosigkeit
- Haut: zunächst rot und heiß, später grau
- Evtl. zerebrale Krämpfe

ABCDE-Schema

- AF ↑, Cheyne-Stokes-Atmung
- HF ↑, RR zunächst normal, später niedrig
- Temp. > 40 °C

Maßnahmen

- ▸Kap. 16.2 (generelle Maßnahmen)
- Senken der Körpertemperatur: Pat. mit kaltem Wasser besprühen, Luft zufächeln (Ventilator)

Medikamentöse Therapie

- 1.000–2.000 ml Vollelektrolytlösung infundieren
- Evtl. **Krampfdurchbrechung** mit Benzodiazepinen

Weiterführende Maßnahmen

- Bei Bewusstlosigkeit Intubation und Beatmung
  - Keine PEEP-Beatmung

16.2.3 Hitzekrämpfe

Schmerzhafte Muskelfaszikulationen. Verlust von NaCl-Ionen durch maximale Schweißproduktion, besonders bei schwerer körperlicher Arbeit in heißer Umgebung.

Ersteindruck

- Schwäche, Durst
- Kopfschmerzen
- Übelkeit

- Schmerzhafte Muskelfaszikulationen oder Spasmen der Extremitäten, Brust- und Bauchmuskulatur
- Bewusstseinsstörung

ABCDE-Schema

- HF ↑
- Temp. normal

Maßnahmen

- ▸Kap. 16.2 (generelle Maßnahmen)

Medikamentöse Therapie

- Evtl. 500–1.000 ml Vollelektrolytlösung i. v.
- Evtl. **Analgesie** mit Morphin 2–10 mg i. v. (auftitrieren)

16.2.4 Hitzeohnmacht (Hitzesynkope)

Wärmeeinfluss führt zur **Weitstellung peripherer Gefäße** und damit zur Umverteilung des Blutes nach peripher.

Ersteindruck

- Übelkeit, Schwindel
- Kühle, feuchte Haut
- Evtl. Bewusstseinstrübung
- Synkope

ABCDE-Schema

- AF ↑
- Palpation: evtl. kaum tastbarer tachykarder oder bradykarder Puls
- HF ↑ oder ↓, RR evtl. ↓
- Kaltschweißigkeit

Maßnahmen

- ▸Kap. 16.2 (generelle Maßnahmen)
- Orale Flüssigkeitszufuhr, wenn möglich

Medikamentöse Therapie

- Ggf. 500–1.000 ml Vollelektrolytlösung infundieren
- Evtl. Blutdruck steigern mit Akrinor® 0,5–1 ml i. v. (Cafedrin-Theodrenalin)

16.2.5 Hitzeerschöpfung

Akute **Dehydratation** bei hohen Umgebungstemperaturen, unzureichenden Kompensationsmechanismen und **ungenügender Flüssigkeitssubstitution.** Vorläufer des Hitzschlags.

Ersteindruck

- Zentralnervöse Störungen: Verwirrtheit, Erregung, delirante Erscheinungen
- Bewusstseinstrübung, Bewusstlosigkeit
- Schwindel
- Durst (kann u. U. fehlen)
- Erst warme, rote, später blasse, evtl. kaltschweißige Haut

ABCDE-Schema

- Evtl. Dyspnoe
- In schweren Fällen Schocksymptomatik: P ↑, HF ↑, RR ↓

Maßnahmen

- ▸ Kap. 16.2 (generelle Maßnahmen)
- **In schweren Fällen** wie beim Hitzschlag (▸ Kap. 16.2.2) verfahren, sonst zurückhaltende Therapie

16.3 Unterkühlung

Absinken der Körperkerntemperatur < 35 °C rektal. Ab ca. < 30 °C tritt Bewusstlosigkeit ein.

Ersteindruck

▸ Tab. 16.2

Tab. 16.2 Gradeinteilung der Unterkühlungen

Grad	Körpertemperatur	Klinisches Bild
1	35–32 °C	**Phase der Erregungssteigerung:** Pat. bewusstseinsklar, RR ↓, Puls ↓, Kältezittern, Haut blass und kalt, Hyperventilation
2	32–28 °C	**Phase der Erregungsabnahme:** Somnolenz, Muskel- und Gelenkschmerzen, Muskelstarre, Bradykardie, Arrhythmie, RR ↓, arrhythmische Atmung, Bewusstseinsstörungen

Tab. 16.2 Gradeinteilung der Unterkühlungen *(Forts.)*		
Grad	**Körpertemperatur**	**Klinisches Bild**
3	28–24 °C	**Phase der Lähmung:** Koma, kaum tastbarer Puls, absolute Arrhythmie, Atemfrequenz und Atemtiefe nehmen ab, Apnoephasen, keine Reflexe, < 30 °C Bewusstlosigkeit
4	< 27 °C	**Phase des Scheintods/Tods:** keine Pupillenreaktion, Atem- und Kreislaufstillstand

ABCDE-Schema

- HF ↓, Hypovolämie durch kälteinduzierte Diurese
- EKG: verlängertes PR-Intervall, verbreiterte QRS-Komplexe, häufig Kammerflimmern
- Temp. ↓ ↓

Maßnahmen

- Bei kalter Witterung Unfallopfer schnell in den RTW bringen, schonende Rettung, evtl. Schaufeltrage benutzen → Vermeiden des „Bergungstodes"
- RTW-Türen geschlossen halten, Innenraumheizung
- Nasse Kleidung entfernen, Extremitäten nicht bewegen, Körper in Decken wickeln
- Aktive vorsichtige Wiedererwärmung nur bei leichter Hypothermie → Innenraum langsam aufwärmen
- O_2-Gabe: 10–15 l/Min.
- Basismonitoring (RR, P, EKG, Temp., SpO_2)

Medikamentöse Therapie

- Venösen Zugang legen: 1.000–2.000 ml vorgewärmte Vollelektrolytlösung i. v. (**Cave:** Hypervolämie)
- **Analgesie:** Morphin 2–10 mg i. v. (auftitrieren), Paracetamol (für Kinder) 125–500 mg Supp.
- **Sedierung:** Midazolam 2,5–5 mg i. v. oder Diazepam 5–10 mg i. v.

Weiterführende Maßnahmen

- Bei Bewusstlosigkeit frühzeitige **Intubation** anstreben
- Bei **Reanimation:** bis zum Erreichen einer KKT ≥ 30 °C Verzicht auf Medikamentengabe und max. 3 Defibrillationen; zwischen 30 und 35 °C Medikamente nur halb so oft geben wie üblich

Transport

- Ggf. Klinik mit Dialyse-Abteilung bzw. Herz-Lungen-Maschine auswählen.

16.4 Erfrierungen

Lokaler Kälteschaden ohne Absinken der Körperkerntemperatur. Meist lokal begrenzt: Zehen, Finger, Ohren, Nase (Akren). Selten ganze Extremitäten betroffen.

Ersteindruck

▶ Tab. 16.3

Tab. 16.3 Gradeinteilung der Erfrierungen

Grad	Symptome
1. Grad	Hautschwellung, Vasodilatation, Haut: grau, weiß, gefühllos, brennender Schmerz
2. Grad	Schädigung der Kutis und Subkutis, Blasenbildung, Haut blass, später blau
3. Grad	Haut: Einblutungen, schwarze Nekrosen (arterielle Thrombose)
4. Grad	Gangrän ganzer Extremitäten, irreversible Gewebszerstörung

Maßnahmen

- Langsames Erwärmen betroffener Körperteile, keine Reibung, kein Wasserbad
- Wundversorgung mit sterilen Verbänden
- Basismonitoring (RR, P, evtl. EKG und SpO_2)

Medikamentöse Therapie

- Venösen Zugang legen: 500 ml vorgewärmte Vollelektrolytlösung i. v.
- Evtl. **Analgesie:** Morphin 2–10 mg i. v. (auftitrieren)
- Evtl. **Sedierung:** Midazolam 2,5–5 mg i. v. (auftitrieren)
- **Antikoagulation:** Heparin 5.000 I. E. i. v. oder/und ASS 0,5 g i. v.

16.5 Beinahe-Ertrinken

Definitionen

- **Ertrinken:** klinischer Tod durch Ersticken beim **Untertauchen** in Flüssigkeiten
- In ca. 10–15 % **trockenes Ertrinken** durch reflektorischen Laryngospasmus

Ersteindruck

- Erregung
- Evtl. Bewusstlosigkeit
- Dyspnoe, evtl. Apnoe
- Zyanose
- Evtl. blutiger Schaum aus Mund und Nase

ABCDE-Schema

- Auskultation: Brodel- und Rasselgeräusche
- Temp. evtl. ↓
- Anamnese: Hinweise auf Besonderheiten vor dem Ereignis, z. B. Krämpfe, Verweildauer im Wasser, Ursache des Unfalls

Maßnahmen

- Pat. retten (an Eigenschutz denken), dabei an Begleitverletzungen (HWS-Trauma?) denken → Spine-Board einsetzen
- Nasse Kleidung entfernen, Hypothermie verhindern
- Atemwege freihalten
- Flachlagerung, ggf. stabile Seitenlage
- Evtl. Reanimation (▶ Kap. 3)
- O_2-Gabe: 10–15 l/Min.
- Basismonitoring (RR, P, EKG, SpO_2)

Medikamentöse Therapie

- Venösen Zugang legen: 500–1.000 ml Vollelektrolytlösung i. v.

Weiterführende Maßnahmen

- Evtl. Magensonde legen
- Ggf. Intubation und Beatmung:
  - PEEP: 5–10 cmH_2O, Steigerung bis 20 cmH_2O möglich

16.6 Tauchunfall

Definitionen

- **Barotrauma:** Durch plötzliche Druckdifferenz zwischen Umgebung und luftgefüllten Körperhöhlen kommt es bei mangelndem Druckausgleich zu Verletzungen.
- **Dekompressionskrankheit (DCS):** Nach plötzlichem Aufsteigen (Panikaufstieg) oder Missachtung der Auftauchpausen perlen die unter Druck in Gewebe und Blut gelösten Gase aus.

- **Arterielle Gasembolie (AGE):** Übertritt von Gasblasen in die arterielle Strombahn beim Tauchen durch pulmonales Barotrauma oder paradoxe Embolie bei DCS.

Ersteindruck

▶ Tab. 16.4

Tab. 16.4 Tauchunfälle	
Notfallbild	**Symptome und Anzeichen**
Barotrauma	• Schmerzen: Nasennebenhöhlen, Mittelohr, Kopf • Blutungen aus Ohr und Nase • Trommelfellperforation mit Schwindel, Übelkeit, Gangstörungen, Gleichgewichtsstörung, Hörstörungen • Lunge: Hämoptoe, Atemnot, Brustschmerzen, Pneumothorax, Hämatothorax, Spannungspneumothorax
Dekompressionskrankheit (DCS) Typ I	• Muskel- und Gelenkschmerzen („Bends“) • Juckende Hautrötungen („Taucherflöhe“) infolge subkutaner Luftblasen • Übelkeit, Erbrechen • Geschwollene, druckschmerzhafte Lymphknoten (selten) • Müdigkeit
Dekompressionskrankheit (DCS) Typ II	• Apathie, Bewusstlosigkeit • Schwindel, Erbrechen • Sensibilitätsstörungen, Paresen, Paraplegie • Hör-, Seh- oder Sprachstörungen • Akute Dyspnoe („Chokes“) mit Brustschmerz, Husten, Erstickungsgefühl • Harn- und Stuhlinkontinenz
Arterielle Gasembolie (AGE)	• Apathie, Bewusstlosigkeit • Schwindel, Erbrechen • Orientierungslosigkeit, Verwirrtheit • Sprach- und/oder Sehstörungen • Neurologische Störungen: Sensibilitätsstörungen bis hin zur kompletten Lähmung

ABCDE-Schema

- **Barotrauma:** Auskultation: evtl. einseitig abgeschwächtes Atemgeräusch
  - RR ↓, HF ↑ u. a. bei Spannungspneumothorax
- **Dekompressionskrankheit:** Neurologie (▶ Tab. 16.4)

Maßnahmen

- Pat. retten, dabei an mögliche Begleitverletzungen denken, bei Rettung aus dem Wasser: Spine-Board einsetzen
- Tauchanzug zum Wärmeerhalt entfernen, Pat. warm zudecken, warme Infusionen anlegen
- Atemwege freihalten
- Flachlagerung, ggf. stabile Seitenlage
- Nach Möglichkeit 100 % O_2 → Demand-Ventil verwenden
- Basismonitoring (RR, P, EKG, SpO_2)

Medikamentöse Therapie

- Venösen Zugang legen: 500–1.000 ml Vollelektrolytlösung i. v. pro Stunde
- **Hypovolämie:** ggf. kolloidale Ersatzlösungen bedenken
- Ggf. **Analgesie:** Morphin 2–10 mg i. v. (auftitrieren)
- **Sedierung:** Midazolam 2,5–5 mg i. v. (verschleiert evtl. den neurologischen Status)

Weiterführende Maßnahmen

- **Pneumothorax:** Transport mit dem RTH angezeigt → beidseitig Thoraxdrainagen anlegen
  - **Spannungspneumothorax:** sofortige Entlastungspunktion
- Ggf. Intubation und Beatmung:
  - PEEP: 5–10 cmH_2O (**Cave:** pulmonales Barotrauma)

Transport

- Transport in Druckkammerzentrum erwägen.

16.7 Elektrounfälle

Es kann zu Herzrhythmusstörungen, Schädigungen des Nervensystems, der Haut und des Gewebes kommen.

Die **Folgen** eines elektrischen Unfalls auf den Körper sind abhängig von:

- Stromart (Wechsel-, Gleichstrom)
- Stromstärke, Spannung
- Einwirkdauer
- Stromweg: horizontaler („Hand-zu-Hand") oder vertikaler („Hand-zu-Fuß") Stromfluss, Lichtbogen (Blitz, Überlandleitung)

Eigenschutz

- **Niederspannungsunfälle (< 1.000 V):**
  - In trockener Luft können 1.000 Volt max. 1–2 cm als Lichtbogen überbrücken
  - Netzstecker ziehen, Sicherung entfernen
- **Hochspannungsunfälle (> 1.000 V):**
  - Sicherheitsabstand einhalten (mind. 5 m)
  - Fachpersonal hinzuziehen

Ersteindruck

- Bewusstseinsstörung
- Evtl. tetanische Krämpfe („Pat. klebt an der Steckdose")

ABCDE-Schema

- Atemstillstand
- EKG: Herzrhythmusstörungen, Tachykardie, Asystolie, Kammerflimmern

Fokussierte Untersuchung

- Verbrennungen (Strommarken)
- Evtl. neurologische Ausfälle: Kribbeln, Taubheitsgefühl, Paresen

Maßnahmen

- Evtl. Reanimation (▶ Kap. 3)
- Oberkörper hoch, bei Bewusstlosigkeit stabile Seitenlage
- O_2-Gabe: 10–15 l/Min.
- Basismonitoring (RR, P, SpO_2, EKG)
- Evtl. Versorgung von Verbrennungen

Medikamentöse Therapie

- Venösen Zugang legen: 1.000 ml Vollelektrolytlösung i. v. in der ersten Stunde
- **Analgesie:** Morphin 2–10 mg i. v. (auftitrieren)
- **Sedierung:** Midazolam 2,5–5 mg i. v.

Weiterführende Maßnahmen

- Evtl. Therapie der Herzrhythmusstörungen
- Evtl. Diurese zur Nierenprotektion
- Ggf. Intubation und Beatmung

17 Intoxikation

Boris A. Hoffmann, Frank Flake

17.1 Grundsätzliches Vorgehen

Bei einer akuten exogenen Intox. sind Maßnahmen der sog. **„5-Finger-Regel"** für die Prognose des Pat. entscheidend:

1. Elementarhilfe

! NA-Nachforderung nach Patientenzustand
- Diagnostischer Blick (Bewusstsein, Atmung, Puls)
- **Basismaßnahmen:**
  - Lagerung:
    - Bei Bewusstlosigkeit stabile Seitenlage
    - Bei toxischem Lungenödem Oberkörperhochlagerung
  - Pat. angemessen betreuen (beruhigen, unterstützen etc.)
  - O_2-Gabe: 4–15 l/Min.
  - Wärmeerhalt bzw. Temperaturmanagement
  - Basismonitoring (RR, P, EKG, SpO_2, BZ, Temp.)
  - Venösen Zugang anlegen, Infusionstherapie nach Störungsbild
- **Spezifische Maßnahmen:**
  - **siehe jeweilige Intoxikation**

2. Entgiftung

- **Magenspülung:** bei Bewusstseinsstörung nur nach vorheriger Intubation zum sicheren Aspirationsschutz, besser als endoskopische Magenspülung. Insgesamt nur sinnvoll max. 1 h nach Ingestion.
- **Medizinische Kohle:** Kohle absorbiert universell oral aufgenommene Gifte (1 g = 2.500 m^2 Absorptionsfläche) (möglichst innerhalb 1 h nach Ingestion)
- **Hämodialye/Hämoperfusion:** extrakorporale Adsorption
- **Forcierte Diurese:** Steigerung der Urinausscheidung durch Gabe von Volumen und Diuretika
- **Dermale Giftaufnahme:**
  - Eigenschutz: doppeltes Paar Handschuhe anziehen
  - Kontaminierte Kleidung entfernen, in Plastikbeutel und nicht in den RTW legen!
  - Haut mit klarem Leitungswasser mind. 10–20 Min. abspülen

3. Antidot-Therapie:

Medikament, das den Giftstoff chemisch bzw. physikalisch inaktivieren oder die Giftwirkung am Rezeptor bzw. im Gewebe aufhebt.

4. Asservierung

- Asservierung von Material zur toxikologischen Analyse
- **Was? Wann? Wie viel? Wie?**

5. Transport

In Klinik mit internistischer Intensivstation; Voranmeldung erforderlich (bei der Voranmeldung durch die RLSt die „W-Daten" [Asservierung] übermitteln). Leitsymptome und ihre Differenzialdiagnose (▶Tab. 17.1).

Tab. 17.1 Leitsymptome bei Vergiftungen

Hautfarbe	
„Schieferblau"	• Methämoglobinämie • Opiate
Ikterus	• Knollenblätterpilz (Spätsymptom) • Arsen
Erythem	• Kohlenmonoxid
Blasenbildung	• Barbiturate
Ätzspuren	• Säuren und Laugen
Hellrot/rosa	• Zyanid • CO
Injektionsspuren (auch atypische Lokalisationen), Phlebitis	• Drogenintoxikation, insbes. Opiate
Foetor	
Alkoholgeruch	• Alkohol • Phenol • Chloralhydrat
Acetongeruch	• Aceton • Salicylate • Paraldehyd • Ketoazidotisches Coma diabeticum
Bittermandelgeruch	• Zyanide • Nitrobenzol
Knoblauchgeruch	• Alkylphosphate • Arsen, Phosphor
Geruch nach faulen Eiern	• Acetylcystein • Disulfiram
Geruch nach faulem Heu	• Phosgen

Tab. 17.1 Leitsymptome bei Vergiftungen *(Forts.)*

Weitere Leitsymptome	
Doppelbilder	• Methylalkohol • Botulinustoxin
Tremor, psychische Störungen	• Drogen- und Medikamenten-intoxikationen, Entzug
Brechdurchfall	• Paracetamol • Tetrachlorkohlenstoff • Knollenblätterpilz
Lungenödem	• Reizgase, auch aggressive Reinigungsmittel, z. B. Toilettenreiniger
Verfärbung von Speichel und Mundhöhle	• Pestizide

Achtung

Niemals blind in die Taschen eines Drogenabhängigen greifen, z. B. zwecks Suche nach Personalausweis → Gefahr der Nadelstichverletzung.

17.2 Alkoholintoxikation

Häufigste Drogenintoxikation im RD.

Folgen von regelmäßigem Alkoholkonsum

- Störungen im Vitamin- und Kaliumhaushalt
- Leberzirrhose, portale Hypertension (Ösophagusvarizen, Caput medusae), Pankreatitis, Gastritis, Herzrhythmusstörungen, Erweiterung der Gefäße
- Störungen von Libido und Potenz
- Unterernährung, massive Durchfälle, Muskelschwäche und -schwund, Anfälligkeit gegenüber Infektionskrankheiten
- Geistig-seelische Folgen: von leichter bis zu massiver Ausprägung (Korsakow-Syndrom)
- Soziale Folgen: Vereinsamung, sozialer Abstieg, Arbeitslosigkeit, Obdachlosigkeit, Verschuldung, Kriminalisierung

Ersteindruck

▶Tab. 17.2

Tab. 17.2 Stadien der Alkoholintoxikation

Stadium	Klinisches Bild
I	Exzitatorisches Stadium (1–1,5‰): Aggressivität, Enthemmung, Gleichgewichtsstörungen, torkelnder Gang, lallende Sprache
II	Hypnotisches Stadium (< 1,5–2,5‰): Bewusstseinseintrübung, Tachykardie, vermindertes Schmerzempfinden, schlaffer Muskeltonus
III	Narkotisches Stadium (> 2,5–3,5‰): Bewusstlosigkeit, aufgehobenes Schmerzempfinden, träge weite Pupillen, Tachykardie, evtl. RR ↓, evtl. Hypothermie, Hypoglykämie, unwillkürlicher Stuhl- und Harnabgang
IV	Asphyktisches Stadium (> 3,5‰): tiefes Koma, keine Reflexe vorhanden, Cheyne-Stokes-Atmung → Tod durch Atemstillstand und Kreislaufversagen (typisch ab 7,0‰)

ABCDE-Schema

- Ateminsuff.: Bradypnoe, Cheyne-Stokes-Atmung
- P ↑, RR ↓
- Hypothermie

Maßnahmen

- ▶Kap. 17.1

! NA bei Bewusstlosigkeit oder starker Exzitation nachfordern

- Bei Bradypnoe oder Cheyne-Stokes-Atmung:
  - assistierte Beutelbeatmung durchführen
  - evtl. Guedel-Tubus einlegen

Medikamentöse Therapie

- Bei starker Hypoglykämie: 25–50 ml Glukose 20 % langsam i. v.
- Bei starker Exzitation: Midazolam 2,5–5 mg i. v. (Cave: Atemdepression); evtl. Physostigmin 2 mg i. v.

Weiterführende Maßnahmen

- Magenspülung bis 1 h nach Alkoholaufnahme sinnvoll, bei großen Mengen auch noch später
- Bei tiefer Bewusstlosigkeit oder Ateminsuff. Intubation und Beatmung

17.3 Rauschmittelintoxikation

17.3.1 Heroin-/Opiatintoxikation

- **Heroin:** i. v., Schnupfen, Rauchen
- **Weitere toxikologisch bedeutsame Opiate:** Kodein, Fentanyl, α-Methyl-Fentanyl, Pethidin, Methadon

Ersteindruck

- Häufig typische Fixerumgebung, umherliegendes Spritzbesteck, Fundort (z. B. „Milieu", Bahnhofstoilette), allerdings nicht ausschließlich
- Bewusstseinseintrübung bis Bewusstlosigkeit
- Bradypnoe bis Atemstillstand
- Übelkeit, Erbrechen
- Häufig Hypothermie
- Anfängliche Euphorie, später innere Unruhe
- RR-Schwankungen
- Tremor

ABCDE-Schema

- SpO_2 ↓
- Stecknadelkopfgroße Pupillen (Miosis)
- Bei i. v.-Abhängigkeit: multiple Venenpunktionsstellen an den Unterarmen („Fixerstraße"), aber auch an Beinen, unter der Zunge, Leistenbeuge; evtl. Spritzenabszesse
- Anamnese: Passanten, Angehörige, Bekannte befragen

Maßnahmen

- ▸Kap. 17.1

! NA nachfordern

Medikamentöse Therapie

- Antidot: Naloxon 0,4–2 mg (1–5 Ampullen) fraktioniert i. v.
- Pat. möglichst nicht „ganz wach" werden lassen → Entzugssysndrom, Agitiertheit, Transportverweigerung:
  - 0,8 mg bei i. m.-Applikation
  - 2 mg bei intranasaler Applikation
- **Zerebraler Krampfanfall:** bei Erw. Midazolam 2 × 5 mg nasal bzw. 2,5–5 mg i. v., Lorazepam 2–4 mg i. v. oder Clonazepam 1–2 mg i. v.
- Bei psychotischen Zuständen: Midazolam 2,5–5 mg i. v.

Weiterführende Maßnahmen

- Bei toxischem Lungenödem frühzeitige Intubation und Beatmung.
- Narkoseeinleitung nach Naloxon z. B. mit S-Ketamin.

17.3.2 Kokain-Intoxikation

Pflanzenalkaloid aus den Blättern des südamerikanischen Kokastrauches. Droge kann als Salz („Kokain") oder als freie Base („Crack") vorliegen.

Applikationsformen

- Schnupfen (bzw. generell Aufnahme über Schleimhäute)
- Oral
- Rauchen („Crack")
- i. v. (selten)

Ersteindruck

- Unruhe, Exzitation, Überheblichkeit, Aggression, Depression, evtl. mit Suizidalität
- Logorrhö
- Kopfschmerzen
- Halluzinationen
- Krampfanfall
- Koordinationsstörungen
- Blässe

ABCDE-Schema

- Auskultation: evtl. Brodeln über der Lunge
- Ggf. Ateminsuffizienz
- Tachykardie, RR ↑
- EKG: Koronarspasmen mit lebensbedrohlichen Rhythmusstörungen und kardialer Ischämie bis hin zum Myokardinfarkt
- Mydriasis
- Temp. ↑

Maßnahmen

- ▸Kap. 17.1

Medikamentöse Therapie

- Bei pektanginösen Beschwerden und RR_{SYST} > 100 mmHg 2–3 Hübe Nitro-Spray s. l.
- Ggf. Lungenödembehandlung
- Bei psychotischen Zuständen, Krampfanfall: Midazolam 2,5–5 mg i. v. (auftitrieren)
- Bei Lungenödem forcierte Diurese anstreben: Furosemid 40–60 mg i. v., evtl. vorher transurethralen Blasenkatheter legen

Weiterführende Maßnahmen

- Bei schwerem toxischem Lungenödem und respiratorischer Insuff. → frühzeitige Intubation und Beatmung
  - **Cave:** erhöhte Empfindlichkeit für depolarisierende Relaxanzien

17.3.3 Ecstasy(XTC)-Intoxikation

Designer-Drogen auf der Basis von Amphetaminen. Besonders in der „Techno"-Szene weit verbreitet, zunehmend aber auf dem Weg zur „Volks-Droge".

Ersteindruck

- Übelkeit, Erbrechen
- Verschlechterung von Hör- und Sehvermögen
- Reduziertes Schmerzempfinden
- Evtl. Krampfanfälle

ABCDE-Schema

- Evtl. Hyperventilation
- Tachykardie, RR ↑, evtl. RR ↓
- Mydriasis, Nystagmus
- Erhöhter Muskeltonus
- Temp. ↑

Maßnahmen

- ▸Kap. 17.1
- Bei ausgeprägter Hyperthermie Kältepackungen anwenden

Medikamentöse Therapie

- Angemessene Flüssigkeitstherapie
- **Zerebraler Krampfanfall:** bei Erw. Midazolam 2 × 5 mg nasal bzw. 2,5–5 mg i. v., Lorazepam 2–4 mg i. v. oder Clonazepam 1–2 mg i. v.
- Bei psychotischen Zuständen: Midazolam 2,5–5 mg (auftitrieren) i. v.
- Bei Tachykardie und Hypertonus: vorsichtige Gabe von Metoprolol 2,5–5 mg i. v.

17.4 Benzodiazepin-Intoxikation

Neben der weiten Verbreitung als „Schlaf- und Beruhigungsmittel" und damit verbundener Verschreibung an psychotische (erhöht suizidgefährdete) Pat. wird Benzodiazepin als „Ersatzdroge" von Heroinabhängigen genommen (v. a. Diazepam und Flunitrazepam).

Ersteindruck

- Somnolenz, selten bis zum Koma
- Ataxie
- Sprachstörungen
- Muskelschwäche
- Übelkeit, Erbrechen

ABCDE-Schema

- Ateminsuff.
- Evtl. SpO_2
- Evtl. RR ↓
- Nystagmus

Maßnahmen

- ▶Kap. 17.1

Medikamentöse Therapie

- Bei starker Hypotonie 20–40 ml/kg KG Ringer-Lösung i. v.
- **Antidot:** Flumazenil initial 0,2 mg als Bolus i. v., dann 0,1 mg/Min. i. v., bis Pat. wach wird (bis zu 1 mg Gesamtdosis)

Weiterführende Maßnahmen

- Evtl. Magenspülung
  - Danach Carbo medicinalis 1 g/kg KG p. o.
- Bei tiefer Bewusstlosigkeit evtl. Intubation und Beatmung

17.5 Intoxikation mit trizyklischen Antidepressiva

Häufig verschriebene Medikamente zur Therapie depressiver Zustände: hochpotente psychotrope Substanzen, die einer nicht unproblematischen Patientengruppe verschrieben werden.

Ersteindruck

- Angst, Aggression, Halluzinationen, Bewegungsdrang
- Somnolenz bis hin zum Koma, Stupor
- Sehstörungen, Mydriasis
- Tonisch-klonischer Krampfanfall
- Hautrötung, Mundtrockenheit

ABCDE-Schema

- **Auskultation:** evtl. Rasselgeräusche („Fluid Lung"), fehlende Darmgeräusche (paralytischer Ileus)
- Tachykardie, RR ↓ (selten Hypertension)
- **EKG:** Sinustachykardie, Vorhofflimmern, supraventrikuläre Tachykardie, AV-Blockierungen, Kammertachykardie, Kammerflattern und -flimmern, QRS-Verbreitung, QT-Verlängerung
- Fieber

Maßnahmen

- ▸Kap. 17.1
- ! NA nachfordern
- **Kammerflimmern:** Reanimation nach ACLS-Richtlinien

Medikamentöse Therapie

- Kein spezifisches Antidot vorhanden → symptomatische Therapie
- Bei starker Hypotonie 20–40 ml/kg KG Ringer-Lösung i. v.
- **Zerebraler Krampfanfall:** bei Erw.
  - Midazolam 2 × 5 mg nasal bzw. 5 mg i. v.,
  - Lorazepam 2–4 mg i. v. oder
  - Clonazepam 1–2 mg i. v.
- **Hypotension:**
  - Katecholamine: Noradrenalin bis zu 30 µg/kg KG/Min. i. v.
- **Rhythmusstörungen:**
  - erst Versuch mit Physostigmin:
  - Natriumhydrogenkarbonat 8,4 % i. v.: Erw. 50 mmol/kg KG, Kinder 1 mmol/kg KG
  - **Sinustachykardie:** Physostigmin 2 mg (0,03 mg/kg KG) i. v., Nachinjektion nach frühestens 30 Min.
  - **Bradyarrhythmie:** Versuch mit Atropin, evtl. transkutaner nichtinvasiver Schrittmacher im Demand-Modus

Weiterführende Maßnahmen

- **Magenspülung** (je früher, desto wirksamer; bis 4 h nach oraler Giftaufnahme indiziert), danach Carbo medicinalis 1 mg/kg KG p. o.
- **Ateminsuffizienz:** Intubation und Beatmung.

17.6 CO-Intoxikation

Kohlenmonoxid hat eine 200-mal höhere Affinität zu Hämoglobin als O_2 → Sauerstoff wird aus der Bindung mit dem roten Blutfarbstoff verdrängt.

Achtung

Eigenschutz hat oberste Priorität!

Ersteindruck

▶Tab. 17.3

Tab. 17.3 Symptome in Abhängigkeit von der CO-Konzentration im Blut

CO-Hb	Symptome
5–10 %	Leichte Einschränkungen der Sehleistung
10–20 %	Leichte Kopfschmerzen, Luftnot, Herzklopfen
20–30 %	Zunahme der Beschwerden
30–40 %	Verwirrung, Synkopen, Tachykardien
40–60 %	Krämpfe, Schock, Apnoe, Koma
60–70 %	Tödlich in 10 Minuten bis ca. 1 Stunde
> 70 %	Tödlich in wenigen Minuten

ABCDE-Schema

- SpO_2 (evtl. falschhohe Werte)
- CO-Gehalt nichtinvasiv mittels Spektralmessung (CO-Hb) nachweisbar
- Tachykardie, RR ↓

Maßnahmen

- ▶Kap. 17.1
- Hochdosierte O_2-Gabe 15 l/Min. oder über Demand-Ventil (FiO_2 100 %)
- Bei starker Atemdepression assistierte Beutelbeatmung mit hoher O_2-Zufuhr

Medikamentöse Therapie

- **Zerebraler Krampfanfall:** bei Erw.
  - Midazolam 2 × 5 mg nasal bzw. 5 mg i. v.,
  - Lorazepam 2–4 mg i. v. oder
  - Clonazepam 1–2 mg i. v.

Weiterführende Maßnahmen

- In schweren Fällen: Sofortige Intubation und Beatmung (Hyperventilation)

Transport

- Ggf. an hyperbare Oxygenierung denken (HBO).

17.7 Alkylphosphat-Intoxikation

Durch irreversible Acetylcholinesterasehemmung kommt es zu einer endogenen Acetylcholinvergiftung → Übererregung des parasympathischen Nervensystems. Fast ausschließlich in suizidaler Absicht. Häufig noch Restbestände oder illegaler Import aus dem Ausland. Mortalität > 90 %.

Ersteindruck

- Verstärkter Speichelfluss, blauer Schaum vor dem Mund (Alkylphosphate sind künstlich angefärbt)
- Typische Trias: (Pseudo-)Lungenödem, Miosis, Koma mit Krampfanfall
- Kopfschmerzen, Übelkeit, Erbrechen, Schwindel
- Muskelschwäche, Muskelzuckungen, Tremor
- Sehstörungen

ABCDE-Schema

- Ateminsuffizienz
- Bradykardie

Achtung

Patienten nie ohne Handschuhe berühren! Sehr vorsichtig agieren!

Maßnahmen

- ▶Kap. 17.1
- Evtl. Reinigung kontaminierter Haut mit Wasser und Seife
- Bei starkem Speichelfluss vorsichtiges Absaugen des Mund-Rachen-Raums
- Bei starker Atemdepression assistierte Beutelbeatmung

Medikamentöse Therapie

- **Antidot: Atropin** 5–50 mg (Kinder 0,02–0,05 mg/kg KG) i. v., bis die muskarinartige Wirkung (Speichelfluss) verschwindet
- **Obidoxim:** frühestens 10 Min. nach Atropingabe 250 mg (1 Amp. Toxogonin®) langsam i. v., dann Dauerinfusion 750 mg/24 h i. v.; Kinder initial 4–8 mg/kg KG i. v., dann 10 mg/kg KG/24 h als Dauerinfusion i. v.
- **Zerebraler Krampfanfall:** bei Erw.
  - Midazolam 2 × 5 mg nasal bzw. 5 mg i. v.,
  - Lorazepam 2–4 mg i. v. oder
  - Clonazepam 1–2 mg i. v.

Weiterführende Maßnahmen

- Bei extremen Bradykardien, Versagen der medikamentösen Therapie: sofortige transkutane Schrittmachertherapie im Demand-Modus
- **Magenspülung** (bei oraler Aufnahme und unter Eigenschutz!), anschließend 50–100 ml Natriumsulfatlösung 20 % und wiederholt Carbo medicinalis 1 g/kg KG einbringen
- Umgehend Intubation und Beatmung

17.8 Weitere spezielle Vergiftungen

17.8.1 Chemische Substanzen

Acetylsalicylsäure (ASS)

Klinisches Bild

Müdigkeit, Schwindel, Ohrensausen, Erbrechen, Hyperventilation, Zyanose, Lungenödem, Anurie.

Spezielle Therapie

Magenspülung, medizinische Kohle, evtl. Intubation und Beatmung, bei Hypoglykämie Glukose 40 % i. v. nach Bedarf.

Anilin

Klinisches Bild

Zyanose, Ateminsuff., Dyspnoe, Schwindel, Delir, pektanginöse Beschwerden, Herzrhythmusstörungen, Methämoglobin-Bildung.

Spezielle Therapie

O_2-Gabe 8–10 l/Min. über Gesichtsmaske, evtl. Intubation und Beatmung, Giftentfernung der Haut mit klarem Wasser, Magenspülung, Toloniumchlorid 2–4 mg/kg KG i. v.

Antidiabetika

Klinisches Bild

Kaltschweißigkeit, BZ < 50 mg/dl, bekannter Diabetes mellitus Typ 2.

Spezielle Therapie

Bei oraler Aufnahme primäre Giftentfernung mit Carbo medicinalis 1 g/kg KG p. o., initial 25–50 ml Glukose 40 % i. v., evtl. Glukagon 0,5–1 mg i. v.

Atropin, Scopolamin (z. B. Butylscopolamin)

Klinisches Bild

Mundtrockenheit, Tachykardie, Rhythmusstörungen, Delir, „Atropin-Fieber“, Krämpfe, Bewusstlosigkeit, Mydriasis.

Spezielle Therapie

Magenspülung, bei schwerer zentralnervöser Vergiftung Physostigmin 0,02–0,04 mg/kg KG i. v.

β-Blocker

Klinisches Bild

Bewusstlosigkeit, Krämpfe, Mydriasis, evtl. Kreislaufstillstand, evtl. Asthma-Anfall.

Spezielle Therapie

Glukagon 0,1–0,2 mg/kg KG als Bolus i. v., anschließend ⅓–½ der Bolusmenge pro h (kurze Wirkdauer, HWZ 3–5 Min.), Magenspülung: Atropin 0,5–1 mg i. v. (Vagolyse) , danach Carbo medicinalis 1 g/kg KG p. o., es können extrem hohe Katecholamindosen notwendig werden.

CO_2-Intoxikation

Klinisches Bild

- Bei 4–6 Vol.-% in der Atemluft: Kopfschmerzen, Ohrensausen, Schwindel, Blutdruckanstieg, Dyspnoe
- Bei 8–10 Vol.-%: Tachypnoe, Dyspnoe, Tachykardie, Bewusstlosigkeit, Krämpfe, Schock
- > 12 Vol.-%: zentraler Atemstillstand, Tod

Spezielle Therapie

Pat. an die frische Luft bringen, O_2-Gabe 8–15 l/Min. über Gesichtsmaske, evtl. Intubation und Beatmung.

Digitalis-Intoxikation

Klinisches Bild

Übelkeit und Erbrechen, Diarrhö, Sehstörungen mit Farbsehen, „Flimmern vor den Augen“, Benommenheit, Halluzinationen, Kopfschmerzen, Krampfanfall, Zeichen der Digitalismedikation im EKG: muldenförmige ST-Streckensenkung, abgeflachte oder negative T-Welle, verkürzte QT-Zeit, Verlängerung der PQ-Zeit, AV-Überleitungsstörungen.

Spezielle Therapie

Bei Bradykardie Atropin 0,5–3 mg i. v. (auftitrieren), ggf. Anlage eines externen Schrittmachers, frühzeitig **Magenspülung,** anschließend Gabe von Carbo medicinalis 1 g/kg KG p. o., bei schweren Herzrhythmusstörungen oder zu erwartender akut lebensbedrohlicher Vergiftung: 80 mg Digitalis-Antitoxin binden 1 mg Digitalis.

Diphenhydramin

Klinisches Bild

Unruhe, Verwirrtheit, Somnolenz, Fieber, Mundtrockenheit, Mydriasis, bei schweren Intox. tonisch-klonische Krämpfe, Koma, Atemlähmung.

Spezielle Therapie

Physostigmin 2 mg langsam i. v., 1- bis 2-malige Wiederholung möglich, bei schweren Herzrhythmusstörungen Natriumhydrogenkarbonat erwägen.

Kodein

Klinisches Bild

Somnolenz, urtikarielle Hautsymptome, Miosis, Erbrechen, Ataxie, Atemdepression.

Spezielle Therapie

Magenspülung, Carbo medicinalis 1 g/kg KG p. o., bei manifester Atemdepression Naloxon 10 µg/kg KG i. v. (**Cave:** Entzugssymptomatik).

Laugen

Klinisches Bild

Kolliquationsnekrosen, schwer stillbare Blutungen, Reizung der betroffenen Hautgebiete, Erbrechen von Schleimhautfetzen, Stridor, Atemnot.

Spezielle Therapie

Schockbehandlung, Stenoseprophylaxe mit Prednisolon 1 g i. v., bei Stridor Intubation und Beatmung.

Methanol

Klinisches Bild

Nur gering ausgeprägter Rausch, nach 1–40 h: Schwindel, Kopfschmerzen, Schwächegefühl, Erbrechen, Sehstörungen (bis zur Erblindung), Dyspnoe, Zyanose, Krämpfe, Blutdruckabfall.

Spezielle Therapie

Primäre Giftentfernung, Carbo medicinalis 1 g/kg KG p. o., 50 ml Ethanol 96 % verdünnt mit 200 ml NaCl 0,9 % i. v. oder 1 ml/kg KG hochprozentigen Alkohol (z. B. 100 ml Weinbrand, Wodka) trinken lassen.

Neuroleptika

Klinisches Bild

Sedation, extrapyramidalmotorische Symptome, Herzrhythmusstörungen, Blutdruckabfall, Schock, Krampfanfälle, Atemdepression.

Spezielle Therapie

Magenspülung, Carbo medicinalis 1 g/kg KG p. o., bei extrapyramidalen Symptomen Biperiden 2,5–5–10 mg langsam i. v., Antiarrhythmika, Schockbehandlung.

Nikotin

Klinisches Bild

Übelkeit, Erbrechen, Durchfall, Kopfschmerzen, Schwitzen, Blässe, Miosis, Tachykardie; evtl. Krämpfe, zentrale Atemlähmung.

Spezielle Therapie

Meist keine Therapie nötig, wird oft überschätzt. Ansonsten primäre Giftentfernung. Wenn nach 4 h keine Symptome aufgetreten sind, ist keine Überwachung nötig!

Paracetamol

Klinisches Bild

Übelkeit, Erbrechen, Schweißneigung, Blutgerinnungsstörungen, hämolytische Anämie, Ikterus, hepatische Enzephalopathie, Coma hepaticum.

Spezielle Therapie

Erst ab 100 mg/kg KG notwendig: Magenspülung, Carbo medicinalis, Acetylcystein 150 mg/kg KG (z. B. Fluimucil®) über 30 Min. i. v., dann 50 ml/kg KG in 500 ml Glukose 5 % über 4 h.

Reinigungsmittel, Waschmittel (Schaumbildner)

Klinisches Bild

Bauchschmerzen, Erbrechen, Schaumbildung im Mund-Rachen-Raum, Geruch nach Spülmittel (meist Zitronengeruch), evtl. Ätzspuren.

Spezielle Therapie

Kein Erbrechen auslösen (Aspirationsgefahr)! Simeticon 20–30 ml p. o.

Reizgase

Klinisches Bild

Zunächst lokale Reizerscheinungen an Augen, Nase, Rachen, Trachea, später nach symptomfreiem Intervall toxisches Lungenödem.

Spezielle Therapie

Haut und Schleimhäute mit Wasser spülen, O_2-Gabe 6–8 l/Min. über Gesichtsmaske, evtl. Intubation und Beatmung, ggf. initial 4 Hübe Beclometason-Dosieraerosol alle 2 h, wiederholen (umstritten!), Prednisolon 500–1.000 mg i. v.

Pilze und Pflanzen

Wegen der großen Vielfalt schwierige Bestimmung. Ggf. Foto anfertigen und in jedem Falle mit Giftnotrufzentrale Kontakt aufnehmen.

Säuren

Klinisches Bild

Lokale Reizwirkungen und Koagulationsnekrosen an Mund, Rachen, Ösophagus und Magen, Erbrechen, Glottisödem, Azidose.

Spezielle Therapie

Sofortige Verdünnung mit viel Wasser, Morphin 5–10 mg i. v., bei Glottisödem Prednisolon 500–1.000 mg i. v.

Schwefelwasserstoff

Klinisches Bild

Geruch nach faulen Eiern, Speichelfluss, Husten, Erbrechen, Diarrhö, Dyspnoe, toxisches Lungenödem, Verwirrtheit, Schwindel, Bewusstlosigkeit, Krampfanfälle.

Spezielle Therapie

O_2-Gabe 6–8 l/Min. über Gesichtsmaske, evtl. Intubation und Beatmung, 4-Dimethylaminophenol 3–4 mg/kg KG i. v., in schweren Fällen Natriumthiosulfat 50–100 mg/kg KG i. v.

Zyanide

Klinisches Bild

Bittermandelgeruch, Atemnot, Hyperventilation, Somnolenz, tonisch-klonische Krämpfe. Keine typische Zyanose! Bei hohen Konzentrationen Tod innerhalb weniger Min.

Spezielle Therapie

Hochdosierte O_2-Gabe 8–15 l/Min. über Gesichtsmaske, evtl. Intubation und Beatmung, evtl. Magenspülung, Carbo medicinalis 1 mg/kg KG p. o., 4-Dimethylaminophenol 3–4 mg/kg KG i. v., anschließend sofort Natriumthiosulfat 50–100 mg/kg KG i. v., Therapie der 1. Wahl: Hydroxocobolamin (Cyanokit®) initial 5 g als Kurzinfusion (200 ml) i. v.

18 Psychiatrische Notfälle

Boris A. Hoffmann, Frank Flake

18.1 Psychiatrische Störung

Gesprächsintervention bei psychiatrischen Notfallpatienten

- Für eine ruhige Umgebung sorgen
- Unbeteiligte aus dem Raum schicken, Personen, zu denen der Pat. eine gute, vertraute Beziehung hat, sollten – wenn gewünscht – immer in erreichbarer Nähe bleiben, evtl. vom Kollegen befragen lassen
- Direkten Gesprächskontakt herstellen: Pat. freundlich und ruhig, aber bestimmt ansprechen; auf Beleidigungen oder Beschimpfungen gelassen reagieren
- Auf gefährliche Gegenstände, z. B. Messer, Schusswaffen, zerbrochene Flaschen, achten → evtl. Polizei anfordern
- Nach Symptomen fragen, evtl. Gründe für den psychischen Zustand ermitteln

18.2 Verwirrtheits- und Erregungszustände

Akute Bewusstseinsstörung mit Desorientiertheit und unzusammenhängend und verworren wirkendem Denken.

Häufige Ursachen

- Entzugssyndrom
- Hirnorganische Erkr., z. B. SHT, zerebrale Gefäßerkrankungen, Anfallsleiden
- Stoffwechselstörungen, z. B. Hyperthyreose
- Akute Belastungsreaktion: Beziehungsprobleme, Probleme im Beruf
- Psychosen vor allem bei jüngeren Patienten
- Aggressive Persönlichkeitsstörungen

Ersteindruck

- Abschätzung, ob Eigen- oder Fremdgefährdung vorliegt
- Verwirrtheit:
  - Zeitliche Desorientiertheit (örtlich nur im Delir)
  - Umtriebigkeit
  - Verkennung der Umgebung: Angehörige, Freunde werden nicht erkannt
  - Verminderte Merkfähigkeit, Gedächtnislücken, Konzentrationsschwierigkeiten
  - Unzusammenhängende Sprache
  - Unfähigkeit zu geordneten Gesprächen

- Erregung:
  - Umtriebigkeit, Unruhe: Pat. läuft umher, setzt sich nicht, schreit und spricht ständig
  - Aggressivität, Gereiztheit: Pat. schlägt plötzlich um sich, tobt
  - Angst und Misstrauen
  - Wahnvorstellungen, Halluzinationen
  - Evtl. Todesangst

ABCDE-Schema

- Explizite psychiatrische Anamnese sowie Ausschluss organischer Ursachen (z. B. BZ, Temp.)

Maßnahmen

! Aggressiven Pat. niemals den Rücken zudrehen
! Wenn Pat. unkooperativ ist, NA/ÄND nachfordern
- Bedürfnis nach Geborgenheit, Sicherheit, Orientierung durch ruhiges, verständnisvolles Auftreten und Handeln befriedigen
- Verstärkt nonverbale Kommunikationsformen einsetzen, z. B. ruhige Stimmlage, Berühren, Hand halten
- Wege sicher und barrierefrei gestalten; Blumenkübel, Tische, Stühle zur Seite stellen; Stufen, Absätze absichern und beleuchten; Pat. stets im Auge halten

Medikamentöse Therapie

- Evtl. venösen Zugang legen, offen halten mit Vollelektrolytlösung
- Evtl. Sedierung, bei Ausschluss einer Intoxikation (Atemdepression): Diazepam 2,5–5 mg i. v. (auftitrieren)
- Bei psychomotorischen Erregungszuständen psychotischer Genese evtl. Neuroleptikum: Haloperidol 5–10 mg i. m.

18.3 Depression

Affektstörung mit reduzierter Stimmungslage. Der Pat. leidet zudem unter Antriebs-, Denk- und/oder Vitalstörungen. Wechsel von depressiven und manischen Phasen möglich.

Ersteindruck

- Traurige, niedergeschlagene Grundstimmung des Pat. mit Gleichgültigkeit und Teilnahmslosigkeit, Gefühl der inneren Leere
- Pat. hat das Gefühl, mit sich selbst und seiner Umgebung nicht mehr „klarzukommen“: einfaches Alltagsgeschehen wird unlösbar
- Schuldgefühle, Pat. empfindet seine eigene Person als unnütz
- Verbale Suizidäußerungen

- Todessehnsucht
- Verzweiflung, Niedergeschlagenheit, Angst
- Psychomotorik: verlangsamt bis völlig eingeschränkt

ABCDE-Schema

- Anamnese: körperliche Symptome, z. B. Schlafstörungen, Inappetenz, Gewichtsverlust, Obstipation, Druck- oder Engegefühl im Kopf-, Hals-, Brustbereich, Menstruationsstörungen, Libidoverlust.

Maßnahmen

- Im Vordergrund steht die psychische Basisbetreuung
  - Pat. niemals unbeaufsichtigt zu Hause lassen
  - Pat. aufmerksam beobachten, immer in der Nähe bleiben
  - Frühzeitig eine vertrauensvolle Beziehung schaffen, Gefühle, Probleme, Ängste und Befürchtungen offen und ehrlich ansprechen
- Potenzielle Suizidwerkzeuge (Messer, Elektrokabel, Rasierklingen) im Auge behalten, ggf. entfernen
- Grundsätzlich einen Arzt (Hausarzt, ÄND, NA) hinzuziehen
- Anamnese erheben: bekannte Grunderkr., Alkohol-, Medikamenten- oder Drogenabusus, Familienanamnese, Persönlichkeits- oder Wesensänderung
- Evtl. venösen Zugang legen, offen halten mit NaCl 0,9 % oder Ringer-Lösung
- Ggf. psychomotorische Dämpfung mit Midazolam 5 mg i. v., i. m. oder Haloperidol 5–10 mg i. m.

18.4 Angstzustände

Krankhaft gesteigerte Angst mit dem Gefühl des existenziellen Bedrohtseins.

Ersteindruck

- Innere Unruhe, Erregung, Panik, Todesangst
- Herzklopfen, Engegefühl im Hals
- Dyspnoe
- Schwitzen, Zittern, „Ameisenkribbeln“
- Mundtrockenheit
- Erbrechen, Diarrhö, Harndrang

ABCDE-Schema

- Anamnese: bekannte Grunderkr., Alkohol-, Medikamenten- oder Drogenabusus, Familienanamnese, Persönlichkeits- oder Wesensänderung
- Evtl. Tachykardie, RR ↑
- Bei Herzrasen, pektanginösen Beschwerden → 12-Kanal-EKG ableiten und interpretieren (Myokardinfarkt?)

Maßnahmen

- Verständnis zeigen:
  - auf den Pat. eingehen und ihn beruhigen
  - Lösungsvorschläge anbieten
- ! Evtl. Hausarzt hinzuziehen

Medikamentöse Therapie

- Evtl. venösen Zugang legen, offen halten mit Vollelektrolytlösung
- Sedierung mit Diazepam 2,5–5 mg i.v., i.m. (auftitrieren) oder Lorazepam 1 mg p.o. (auftitrieren)

18.5 Suizidalität

Suizidale Entwicklung

- **Stadium der Erwägung:** Suizid wird als mögliche Problemlösung bei nicht beherrschbaren Krisensituationen angesehen.
- **Stadium der Ambivalenz:** Lebenserhaltende und selbstdestruktive Tendenzen halten sich die Waage, Hilferufe an die Umwelt, häufige Arztbesuche oder Besuche sozialer Einrichtungen, Reden über und Drohen mit Suizidhandlungen.
- **Stadium des Entschlusses:** Konkrete Vorbereitungen für die Suizidhandlung werden getroffen. Häufig besteht keine Öffnung mehr zu Drittpersonen, Pat. wirken häufig ruhig, gefasst und erleichtert.

ABCDE-Schema

- Anamnese:
  - Angedeuteter oder versuchter Suizid
  - Aktuelle Symptomatik: Hoffnungslosigkeit, Selbstanklage, Versagensängste, depressive Stimmungslage, ängstliche Agitiertheit, Ruhelosigkeit, Schlaflosigkeit, Gewichtsverlust, verlangsamtes Denken

- **Einschätzung der Suizidalität des Patienten** evtl. Angehörige befragen:
  - Gehört der Pat. einer Personengruppe an, die sich durch ein erhöhtes Suizidrisiko auszeichnet?
  - Besteht ein sog. „präsuizidales Syndrom", d. h. Aggressionsumkehr (nach „innen" gerichtet), Einengung auf die Problematik, Suizidfantasien?
  - Gibt es andere psychopathologische Auffälligkeiten, z. B. Autoaggression, Angst, Depression?
  - Ergebnisse dokumentieren, in der Klinik weitergeben.
  - Rund 80 % aller Suizidhandlungen werden zuvor im Familien- oder Bekanntenkreis angekündigt.

Maßnahmen

Verhalten gegenüber suizidalen Patienten

- Ruhigen, um einen Dialog bemühten Gesprächskontakt aufbauen
- Pat. dazu auffordern, über seine verzweifelte Situation zu sprechen und Gründe für sein Verhalten zu schildern
- Wenn eine unmittelbare Suizidhandlung droht:
  - Versuchen, Patienten aus Gefahrenzone zu bringen
  - Ungeduld, Verärgerung oder unbedachtes Vorgehen unbedingt vermeiden
  - Gesprächsangebot machen
- Heftige Affektäußerungen des Pat. annehmen, vorschnelle therapeutische Ratschläge vermeiden, persönliche Notlage des Pat. nicht relativieren

Medikamentöse Therapie

- Bei psychischer Erregung ggf. Diazepam 2,5–5 mg i. v. (auftitrieren)
- Ggf. Haloperidol 5–10 mg i. m.

18.6 Alkoholentzugsdelir

Das Alkoholentzugsdelir (Delirium tremens) ist eine potenziell lebensbedrohliche Folge des Alkoholentzugs bei Pat. mit chron. Alkoholismus.

Schweregradeinteilung

- **Unvollständiges Delir** („Prädelir"): flüchtige, häufig abendliche Halluzinationen oder leichte vegetative Symptomatik mit Tremor, Schwitzen, Schreckhaftigkeit, evtl. Krampfanfälle
- **Vollständiges Delir** (Delirium tremens): affektive Bewusstseins- oder Orientierungsstörungen, Übererregbarkeit, halluzinatorische Psychose, vegetative Symptomatik
- **Lebensbedrohliches Delir:** stärkste Form

Ersteindruck

- Bewusstseinsstörungen, z. B. Bewusstseinseintrübung, Somnolenz, Sopor, Koma
- Psychomotorische Unruhe, vegetative Störungen, z. B. Tremor, Hyperhidrosis, Tachykardie
- Affektive Störungen, z. B. Angst, Reizbarkeit, Euphorie, Apathie, Ratlosigkeit

ABCDE-Schema

- Anamnese
  - Beeinträchtigung der kognitiven Funktionen, z. B. Desorientiertheit (zeitlich, örtlich, situativ)
  - Denkstörungen, Verwirrtheit
  - Halluzinationen, z. B. optisch und akustisch
  - Genussmittelanamnese von großer Bedeutung.

Maßnahmen

! NA nachfordern
- Grundvoraussetzung: ruhiger Gesprächskontakt sollte im Vordergrund stehen
- O_2-Gabe 8–10 l/Min. über Maske oder ggf. Nasenbrille

Medikamentöse Therapie

- Venösen Zugang legen, offen halten mit Vollelektrolytlösung
- Psychomotorische Dämpfung mit Haloperidol 5–10 mg i. m.

18.7 Zwangseinweisung

Maßnahmen gegen den Willen des Pat. werden i. d. R. auf Antrag der zuständigen Verwaltungsbehörde (z. B. Ordnungsamt) durch gerichtliche Entscheidung (Vormundschaftsgericht) angeordnet.
Für die Notfallsituation, in der eine gerichtliche Entscheidung zumeist nicht rechtzeitig herbeigeführt werden kann, kann die zuständige Verwaltungsbehörde (z. B. Ordnungsbeamter) die betroffene Person vorläufig einweisen.

18.8 Fixierung

Einschränkung der körperlichen Bewegungsfreiheit eines Menschen. Sie muss das letzte Mittel sein, das man einsetzt, um einen Menschen ruhigzustellen.

Voraussetzung zur Fixierung

- Einwilligung des Pat. (liegt in den seltensten Fällen vor)
- Notwehr (§ 32 StGB) bei Angriff eines Pat. gegen Ärzte, Rettungsfachpersonal, Angehörige
- Notstand (§ 34 StGB) bei ausreichend wahrscheinlicher Fremd- oder Eigengefährdung
- Zwangsmaßnahme (PsychKG)
- Anschließende Dokumentation der Fixierung auf dem Einsatzprotokoll mit folgendem Inhalt (Fixierungsprotokoll):
  - Name des Fixierten
  - Name des anordnenden Arztes
  - Ggf. richterlicher Beschluss
  - Grund der Fixierung
  - Art und Dauer der Fixierung
  - Namen der Fixierenden
  - Maßnahmen während der Fixierung
  - Beobachtungen während der Fixierung

19 Notfallmedikamente

Boris A. Hoffmann, Frank Flake

19.1 Acetylsalicylsäure (ASS)

AcetylSalicylSäure

___ mg/ml

Wirkmodus

Benzoesäurederivat mit analgetischen, antipyretischen und antiphlogistischen Eigenschaften. Thrombozytenaggregationshemmende Wirkung.

- Wirkbeginn: nach ca. 30 Min.
- Wirkdauer: Analgesie 4–6 h, Thrombozytenaggregationshemmung mehrere Tage
- HWZ: 2–3 h

Indikationen

Akute und chronische Schmerzen (analgetische Wirkung), akutes Koronarsyndrom (Thrombozytenaggregationshemmung), Fieber

Dosierung

- Initialbehandlung des akuten Koronarsyndrom: 250 mg i. v.
- Akute mäßig bis starke Schmerzen: 500–1.000 mg i. v.

Nebenwirkungen

Bronchokonstriktion, Gefahr der Auslösung von Asthmaanfällen, anaphylaktische Reaktionen, Übelkeit, Erbrechen, Gastritis, Ulzera, Verlängerung der Blutungszeit, Blutungen, Ohrensausen, Benommenheit, Hyperventilation.

Kontraindikationen

Ulcus duodeni oder ventriculi, Salicylathypersensibilität, Kinder < 12 J. (Auslösung eines Reye-Syndroms), letztes Trimenon der Schwangerschaft, hämorrhagische Diathese.

Wechselwirkungen

- Verstärkte Wirkung von Antikoagulanzien und Fibrinolytika, Verstärkung der blutzuckersenkenden Wirkung von Sulfonylharnstoffen
- Verminderte diuretische Wirkung von Furosemid, verminderte Wirkung von blutdrucksenkenden Medikamenten

19.2 Amiodaron

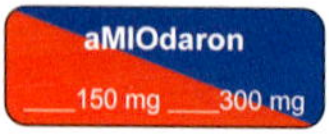

Wirkmodus

Klasse-III-Antiarrhythmikum mit nicht kompetitiver α- und β-Rezeptorblockade. Selektive Verlängerung des Aktionspotenzials. Ther. Wertigkeit: Vorhof +++, AV-Knoten ++, akzessorische Bahn +++, Ventrikel +++. Sinusfrequenz ↓, PQ-Zeit ↑, QRS-Dauer ↔ – ↑.

Indikationen

- Therapierefraktäre ventrikuläre Tachykardie
- Therapierefraktäres Kammerflimmern im Rahmen der CPR
- Therapierefraktäre supraventrikuläre Herzrhythmusstörungen wie z. B. Vorhofflimmern und -flattern.

Dosierung

- 5 mg/kg KG über mind. 3 Min. i. v., Wiederholung frühestens nach 15 Min.
- Nach **nicht** erfolgreicher Kardioversion: 300 mg i. v. über 10–20 Min.
- Kurzinfusion: 5 mg/kg KG über 20–120 Min., dazu 300 mg in 250 ml Glukose 5 % (1,2 mg/ml)
- Anschließend Aufsättigung: 10–20 mg/kg KG/d = 600–1.200 mg/d

Nebenwirkungen

Bronchospasmus, Bradykardie, Blutdrucksenkung, Kopfschmerzen, Schlafstörungen, Albträume, Tremor, Ataxie, periphere Neuropathie, Muskelschwäche, Hornhautablagerungen, Optikusneuritis/-neuropathie, Photosensibilisierung, Hyperpigmentierung, Erythema nodosum, cholestatische Hepatose, Übelkeit, Erbrechen, Völlegefühl, Obstipation, Transaminasenerhöhung, Hyperthyreose, Arrhythmien, Hypersensivitäts-Pneumonitis, alveoläre/interstitielle Pneumonien, Lungenfibrose, Pleuritis, Bronchiolitis obliterans.

Kontraindikationen

Bradykardie (< 55/Min.), AV-Block II. und III. Grades, bi- und trifaszikuläre Blockbilder, Sinusknotensyndrom, Schilddrüsenerkr., Lungenerkr., Jodallergie, Schwangerschaft, Stillzeit, gleichzeitige Einnahme von MAO-Hemmern, Hypokaliämie, QT-Verlängerung, Hypotonie.

Wechselwirkungen

- Erhöhung von Digoxin-, Chinidin-, Flecainid-Spiegeln
- Wirkverstärkung von Cumarin
- Additiver Effekt von β-Blockern und Kalziumantagonisten auf Sinus- und AV-Knoten
- Erhöhter Ciclosporin-A-Spiegel
- Toxizität von CYP-P450-3A4-metabolisierenden Medikamenten (z. B. Simvastatin) erhöht.

19.3 Atropin

Atropin
0,5 mg/ml

Wirkmodus

Rezeptorblockade am postganglionären parasympathischen Neuron mit Aufhebung der muskarinartigen Acetylcholinwirkungen.

- Wirkdauer: 30–120 Min.

Indikationen

- Herzfrequenzsteigerung bei bradykarden Herzrhythmusstörungen
- Parasympathikolyse vor diagn. und ther. Eingriffen, z. B. Intubation, Magenspülung
- Antidot bei Intox. mit Alkylphosphaten

Dosierung

- Bradykardie: initial 0,5–1,5 mg i. v., evtl. Wiederholung bis 3 mg, Kinder 0,01 mg/kg KG i. v.
- Alkylphosphatintox.: initial 2–5 mg i. v., alle 10–15 Min. wiederholen, bis Rückgang der Bronchialsekretion. 5 Min. nach erster Atropingabe Obidoxim 0,25 g i. v.
- Narkoseprämedikation: 0,01 mg/kg KG 3–5 Min. vor Narkosebeginn i. v.

Nebenwirkungen

Glaukomanfall, Mydriasis, Harnverhalt, Hautrötung (Flush), Hyperthermie, Unruhe/Verwirrtheit, Angina pectoris, selten tachykarde supraventrikuläre und ventrikuläre Herzrhythmusstörungen (atriale Arrhythmien), Übelkeit, Erbrechen, Miktionsstörungen.

Kontraindikationen

Im Notfall keine.

Wechselwirkungen

Gegenseitige Abschwächung der Wirkung auf die Motilität des Magen-Darm-Trakts durch Metoclopramid.

19.4 Beclometason

Wirkmodus

Beclometasondipropionat ist ein synthetisches Glukokortikoid. Nach oraler Inhalation hat es einen lokalen entzündungshemmenden Effekt auf die Bronchialschleimhaut. Die Hyperreagibilität des Bronchialsystems auf exogene Reize wird reduziert.

Indikationen

- Antientzündlich nach Rauchgasexposition durch Brände und Schwelbrände oder Unfälle, bei denen giftige Dämpfe und Gase freigesetzt werden, die zu einem schnell auftretenden Lungenödem führen (z. B. Zinknebel, Chlorgas, Ammoniak) oder nach einer Latenzzeit ein Lungenödem auslösen (z. B. durch nitrose Gase, Phosgen, Schwermetall-Dämpfe)
- Chronisch-obstruktive Lungenerkr., z. B. Asthma bronchiale und chronisch obstruktive Bronchitis

Dosierung

Unmittelbar nach Rauchgasexposition: 4 Sprühstöße jeweils in der Inspirationsphase tief endobronchial sprühen. Nach anschließender ambulanter Aufnahme: ebenfalls 4 Sprühstöße. Nach Ablauf von weiteren 2 h erneut 4 Sprühstöße.

Nebenwirkungen

Überempfindlichkeitsreaktionen einschließlich Hautausschlag, Urtikaria, Juckreiz, Erythem und Ödeme von Augen, Gesicht, Lippen und Rachen, verstärkter Husten, gelegentlich Reizwirkung im Rachenraum und Heiserkeit, paradoxe Bronchospasmen (in Einzelfällen), Übelkeit, Dyspepsie, Langzeitanwendung: Nebennierensuppression, Cushing-Syndrom, Schlafstörungen, psychomotorische Überaktivität, Candidose im Mund-/Rachenraum, Laryngitis, eosinophile Pneumonie, blaue Hautflecken, Dünnerwerden der Haut, Abnahme der Knochendichte.

Kontraindikationen

Beclometason-Überempfindlichkeit.

Wechselwirkungen

Verstärkung der Wirksamkeit von β_2-Sympathomimetika.

19.5 Buprenorphin

Buprenorphin

___ mg/ml

Wirkmodus

Partieller Agonist an Opiatrezeptoren. 30- bis 40-fache analgetische Potenz von Morphin.

- Wirkbeginn: nach 15 Min.
- Wirkdauer: 6–8 h
- HWZ: 2–3 h

Indikationen

Starke und sehr starke Schmerzzustände.

Dosierung

- Erwachsene: initial 0,15–0,3 mg i. v.
- Kinder und Jugendliche: 3–6 µg/kg KG i. v. oder i. m.

Nebenwirkungen

Sedierung, Schwindel, Benommenheit, Übelkeit, Erbrechen, Obstipation, Harnverhalt, Hypotonie, Bradykardie, Atemdepression, Bronchospasmus, allergische Reaktionen.

Kontraindikationen

Überempfindlichkeit gegen Buprenorphin, Schwangerschaft und Stillzeit, schwere Ateminsuffizienz, schwere Leberinsuffizienz.

Wechselwirkungen

- Die Wirkung von zentral dämpfenden bzw. atemdepressiv wirkenden Medikamenten kann verstärkt werden.
- Mögliche Minderung der Wirkung reiner Opiatagonisten (z. B. Morphin) durch Verdrängung aufgrund der hohen Rezeptoraffinität.

19.6 Butylscopolamin

Butylscopolamin

____ mg/ml

Wirkmodus

Periphere anticholinerge Wirkung aufgrund einer Hemmung der ganglionären Übertragung und einer parasympatholytischen Wirkung.

Indikationen

Spasmen im Bereich Magen, Darm, Gallenwege, ableitende Harnwege (Harnleiterkoliken).

Dosierung

- Erw.: 20–40 mg langsam i. v. (max. Tagesdosis: 100 mg)
- Kinder und Jugendliche: 0,3–0,6 mg/kg KG langsam i. v. (max. Tagesdosis: 1,5 mg/kg KG)

Nebenwirkungen

Tachykardie, Mundtrockenheit, Miktionsbeschwerden, Hemmung der Speichel- und Schweißsekretion, selten RR-Abfall, Glaukomanfall, Dysurie, Obstipation.

Kontraindikationen

Mechanische GIT-Stenosen, Harnverhalt bei mechanischen Stenosen der Harnwege, Hypotonie, Tachyarrhythmie, Engwinkelglaukom.

Wechselwirkungen

- Gegenseitige Abschwächung der Wirkung auf die GIT-Motilität durch Metoclopramid
- Wirkungsverstärkung trizyklischer Antidepressiva
- Antihistaminika, β-Sympathomimetika

19.7 Clemastin

cLEMAstin

____ mg/ml

Wirkmodus

H1-Antagonist, gefäßmembranstabilisierend, zentral sedierend.

Indikationen
Akutbehandlung allergischer Reaktionen.

Dosierung
- Erw.: initial 2 mg langsam i. v.
- Kinder (≥ 1 Jahr): 0,03 mg/kg KG langsam i. v.

Nebenwirkungen
Sedierung, Tachykardie, Kopfschmerzen, Schwindel, Mundtrockenheit, Übelkeit.

Kontraindikationen
Überempfindlichkeit, Porphyrie, Engwinkelglaukom, Kinder < 1 Jahr.

Wechselwirkungen
Wirkungsverstärkung zentral wirkender Medikamente, z. B. Hypnotika, Analgetika, Narkotika, Alkohol.

19.8 Clonazepam

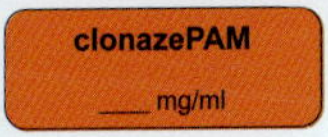

Wirkmodus
Benzodiazepin, Abnahme der Erregung zentraler Neurone durch Verstärkung der hemmenden GABAergen Neurone.

Indikationen
Petit-mal-Epilepsie, Grand-mal-Anfall, alle Formen des Status epilepticus.

Dosierung
1 mg langsam i. v. (0,5–1 ml/Min.) (max. Tagesdosis 13 mg i. v.).

Nebenwirkungen
Müdigkeit, Verlangsamung, Kopfschmerzen, Artikulationsstörungen, Muskelrelaxation, Amnesie, Gereiztheit, Sedierung, Atemdepression.

Kontraindikationen
Myasthenia gravis, Überempfindlichkeit, schwere Ateminsuffizienz, schwere Leberinsuffizienz.

Wechselwirkungen
Wirkungsverstärkung durch zentraldämpfende Pharmaka und Alkohol.

19.9 Dexamethason

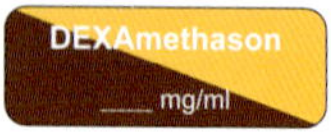

Wirkmodus

Antiphlogistische Eigenschaften durch verminderte Synthese von Entzündungsmediatoren, außerdem antiallergisch, antiproliferativ und mikrozirkulationsfördernd.

- HWZ: 3–4 h

Indikationen

Akutes Hirnödem, z. B. durch SHT, Apoplex, Meningitis, anaphylaktische Reaktion.

Dosierung

- Initial 40–100 mg i. v.
- Bei SHT 100 mg i. v. als Bolus
- Bei anaphylaktischem Schock nach initialer Adrenalingabe 40–100 mg i. v., evtl. wiederholen

Nebenwirkung

Venenreizung (rasche Injektion).

Kontraindikationen

Im Notfall keine.

Wechselwirkungen

- Wirkungsverstärkung von Digitalis
- Wirkungsabschwächung von Antidiabetika, Vitamin-K-Antagonisten
- Verminderung der glukokortikoiden Wirkung bei zusätzlicher Gabe von Rifampicin, Phenytoin, Barbituraten.

19.10 Diazepam

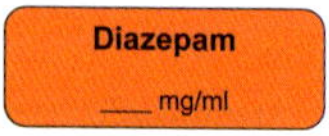

Wirkmodus

Verstärkung der hemmenden GABAergen Neurone. Wirkt dosisabhängig sedierend, angstlösend, muskelrelaxierend und antikonvulsiv.

- Wirkbeginn: nach 1–2 Min., max. 10 Min.
- Wirkdauer: dosisabhängig, bis zu mehreren Stunden
- HWZ: 30–40 h

Indikationen

Erregungs- und Spannungszustände, Angst, Schlafstörungen, zerebraler Krampfanfall/Status epilepticus, Zustände mit erhöhtem Muskeltonus

Dosierung

- Initial: 2,5–5–10 mg i. v.
- Narkoseeinleitung: 0,2–0,35 mg/kg KG i. v. (Erw.), 0,1–0,2 mg/kg KG i. v. (Kinder)
- Rektale Applikation (Kinder):
  - 5 mg bei KG < 15 kg
  - 10 mg bei KG > 15 kg

Nebenwirkungen

Schläfrigkeit, Schwindelgefühl, Atemdepression, Übelkeit, Erbrechen, Schwindelgefühl, geringer RR-Abfall.

Kontraindikationen

- Überempfindlichkeit gegenüber Benzodiazepinen
- Akute Intox. mit zentraldämpfenden Substanzen wie Alkohol, Schlafmitteln, Schmerzmitteln, Neuroleptika (Achtung: Atemdepression)
- Einnahme während Schwangerschaft und Stillzeit nur bei zwingender Indikation
- Schwere Leber-/Nierenfunktionsstörungen

Wechselwirkungen

- ZNS-Dämpfung wird verstärkt durch Alkohol, Barbiturate, Neuroleptika, Antidepressiva, Antihistaminika
- Wirkungsverstärkung von Muskelrelaxanzien, Phenytoin

19.11 Dimenhydrinat

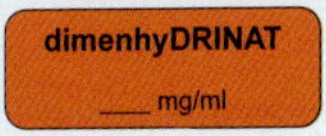

Wirkmodus

Selektive Dämpfung der Chemorezeptoren der Area postrema der Medulla oblongata.

Indikationen
Übelkeit, Erbrechen.

Dosierung
Initial: 1 Amp. (62 mg) i. v. (Erw./Jugendliche), 1,25 mg/kg KG i. v. (Kinder ≥ 6 kg KG)

Nebenwirkungen
Müdigkeit, Delir, Muskelschwäche, Miktionsstörungen, Obstipation, Diarrhö, Tachykardie, euphorische Stimmungslage, Erregung, Schlaflosigkeit, Angstzustände, Zittern, Mundtrockenheit, Sehstörungen.

Kontraindikationen
Überempfindlichkeit, Porphyrie, akuter Asthmaanfall, Epilepsie, Eklampsie, eingeschränkte Leberfunktion, Bradykardie, Long-QT-Syndrom, Pylorusstenose.

Wechselwirkungen
Wechselseitige Verstärkung mit zentral wirkenden Arzneimitteln, z. B. Psychopharmaka, Schlafmitteln, Schmerzmitteln.

19.12 Dimetinden

Dimetinden

___ mg/ml

Wirkmodus
Kompetitive Verdrängung von Histamin an H_1-Rezeptoren.

Indikation
Anaphylaxie.

Dosierung
Bis zu 2 × 4 mg/d i. v., zur Prämedikation in Kombination mit einem H_2-Rezeptor-Antagonisten.

Nebenwirkungen
Verwirrtheitszustand, Agitiertheit, Schläfrigkeit/Müdigkeit, Schwindel, Übelkeit, Mundtrockenheit, Beeinträchtigung des Seh- und Reaktionsvermögens, Tachykardie, Blutdruckabfall.

Kontraindikationen

Überempfindlichkeit gegenüber Dimetinden, Kinder unter 1 Jahr (Risiko einer Schlafapnoe).

Wechselwirkungen

- Auslösung eines Glaukomanfalls bei gleichzeitiger Gabe von trizyklischen Antidepressiva
- Bei gleichzeitiger Gabe von Procarbazin ZNS-Depression möglich
- Verstärkung des sedierenden Effekts durch Alkohol.

19.13 Epinephrin (Adrenalin)

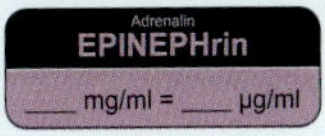

Wirkmodus

Dosisabhängige Stimulation von α- und β-Rezeptoren. Bei Dosen von 1–2 µg/Min. kommt es zu einer starken Zunahme der Kontraktilität und der Erregungsleitung. Mittlere Dosen von 1–10 µg/Min. erweitern Splanchnikus- und Muskelgefäße aufgrund der β_2-Stimulation. Bei sehr hohen Dosen von > 10 µg/Min. überwiegt die α-sympathomimetische Wirkung mit Vasokonstriktion.

- Wirkbeginn: 30–60 Sek.
- Wirkdauer: 3–5 Min.
- HWZ: 3–10 Min.

Indikationen

Reanimation, anaphylaktischer Schock, schwere anaphylaktische Reaktion (Stadium III und IV).

Dosierung

- Reanimation: initial 0,01 mg/kg KG, Erw. 1 mg als Bolus i. v., e. b. 3-fache Dosis, Wiederholung nach 3–5 Min.
- Anaphylaktischer Schock: initial 0,1 mg i. v. (evtl. wiederholen), Kinder: 0,1 ml/kg KG (1:10.000) über 1–2 Min. i. v.

Nebenwirkungen

Tachykardie, VES, Kammerflimmern. Bei Angina pectoris Frequenzanstieg, BZ- und RR-Anstieg, Tremor, Krampfanfälle, Unruhe, Nervosität, Angst, Schwindel, Kopfschmerz, Mydriasis, Übelkeit, Erbrechen.

Kontraindikationen

Im Rahmen der Reanimation keine. Überempfindlichkeit, Engwinkelglaukom, Tachykardie.

Wechselwirkungen

Wirkungsabschwächung von Antidiabetika, vermehrte Sympathikusaktivität bei trizyklischen Antidepressiva; β-Blocker (Wirkungsumkehr des Adrenalins mit RR-Abfall), nicht zusammen mit Natriumbikarbonat über einen Zugang (Ausfällung).

19.14 Fenoterol (inhalativ)

Wirkmodus

β_2-Sympathomimetikum → Erschlaffung der glatten Muskulatur in Bronchien, Blutgefäßen. Positiv inotrop und chronotrop.

- Wirkbeginn: nach 2–3 Min.
- Wirkdauer: 3–5 h
- HWZ: 6–7 h

Indikation

Akuter Asthmaanfall.

Dosierung

1–2 Sprühstöße während der Inspiration, tief einatmen lassen. Max. Gesamtdosis 4 Hübe.

Nebenwirkungen

Tachykardie, Herzklopfen, Tremor, Schwindel, Unruhe, Kopfschmerzen, Übelkeit, RR-Anstieg oder -Abfall, Schlafstörungen, evtl. Hypokaliämie.

Kontraindikationen

Überempfindlichkeit, hypertrophe obstruktive Kardiomyopathie, Tachykardie.

Wechselwirkungen

- Wirkungsverstärkung durch β_2-Adrenergika, Theophyllin, Glukokortikoide und Anticholinergika
- Aufhebung der Wirkung durch β-Blocker → Bronchokonstriktion.

19.15 Fentanyl

fentaNYL
0,05 mg/ml

Wirkmodus

Opioid mit stark ausgeprägter analgetischer, sedierender und antitussiver Wirkung. 100-fache Wirkung von Morphin.

- Wirkbeginn: nach Sekunden
- Wirkdauer: 20–30 Min.
- HWZ: 3–3,5 h

Indikationen

- Analgesie
- i. v. und balancierte Anästhesieverfahren

Dosierung

Initial 1–2 μg/kg KG langsam i. v., je nach Schmerzintensität.

Nebenwirkungen

Atemdepression (bis zur Apnoe), RR-Abfall, Bradykardie (bis zur Asystolie), Obstipation, Harnverhalt, Übelkeit, Erbrechen, Miosis, selten Laryngospasmus, allergische Reaktionen.

Kontraindikationen

Schwangerschaft und Stillzeit (plazentagängig!), Hypovolämie/Hypotension (Schock).

Wechselwirkungen

- Verstärkung des sedierenden und atemdepressiven Effekts zentral wirksamer Substanzen
- Verstärkung der blutdrucksenkenden Wirkung von Antihypertonika
- Verstärkung der bradykarden Wirkung frequenzsenkender Medikamente.

19.16 Furosemid

fUROsemid

___ mg/ml

Wirkmodus

Schleifendiuretikum mit reversibler Hemmung des NaCl-Transports im dicken, aufsteigenden Teil der Henle-Schleife. Frühe Vasodilatation → venöses Pooling (Vorlast ↓), gesteigerte Nierendurchblutung.

- Wirkbeginn: nach 2–15 Min.
- Wirkdauer: 3–6 h
- HWZ: 1 h

Indikationen

Lungenödem, Rechtsherzinsuff., akute Erhöhung des Pulmonalarteriendrucks, hypertensive Krise, Hyperkaliämie, forcierte Diurese, z. B. bei Intox.

Dosierung

- Initial 20–40 mg i. v., in schweren Fällen bis 1 mg/kg KG
- Akutes Lungenödem: 40 mg, evtl. nach 20 Min. wiederholen

Nebenwirkungen

Übelkeit, Erbrechen, Hypokaliämie, RR-Abfall, Thromboseneigung, Allergie, BZ-Anstieg, Hyperurikämie, akute Pankreatitis.

Kontraindikationen

Hypokaliämie, Hyponatriämie, Anurie, Schwangerschaft, Sulfonamidallergie, Blasenentleerungsstörung (Blasenkatheter legen).

Wechselwirkungen

- Wirkungsverstärkung von curareartigen Mitteln, Digitalisglykosiden, Glukokortikoiden, Antihypertensiva, Aminoglykosiden
- Verminderung der BZ-Senkung von Antidiabetika
- Wirkungsabschwächung durch nichtsteroidale Antiphlogistika und Salizylate.

19.17 Glukoselösung

Glucose 40 %

___ mg/ml

Wirkmodus

Erhöhung des Blutglukosespiegels

- Wirkbeginn: sofort

Indikationen

Hypoglykämischer Schock.

Dosierung

Nach Wirkung 1–8 Amp. Glukose 40 % langsam i. v.

Nebenwirkung

Venenreizung.

Kontraindikation

Hyperglykämie.

Wechselwirkungen

Keine.

19.18 Glyzeroltrinitrat

NTG
GlycerolTriNitrat

___ mg/ml = ___ µg/ml

Wirkmodus

Relaxation glatter Muskulatur an Gefäßen, Bronchiolen, Darm, Gallenwegen und Ureteren. In niedriger Dosis Vasodilatation der venösen Gefäße, in höherer Dosis auch der großen Arterien und epikardialen Gefäße.

- Wirkbeginn: nach 1–2 Min.
- Wirkdauer: 30–60 Min.
- HWZ: 3 Min.

Indikationen

- Angina pectoris, Myokardinfarkt
- Akute Linksherzinsuff.: kardiales Lungenödem, Asthma cardiale

- Senkung des pulmonalarteriellen Drucks bei akuter Rechtsherzbelastung, z. B. Lungenembolie
- Spastische Schmerzzustände, z. B. Nieren- oder Gallenkolik

Dosierung

- i. v.: 1 Amp. à 5 ml = 5 mg in die Infusion (500 ml Ringer-Lactat oder NaCl 0,9 %) geben, mit 1–5 mg/h = 100–500 ml/h laufen lassen
- Perfusor: 1 Amp. konz. à 10 ml = 50 mg auf 50 ml NaCl 0,9 % mit 2–5 mg/h = 2–5 ml/h
- p. o.: 1 „Nitrozerbeißkapsel" = 0,8 mg
- s. l.: 1–3 Hübe Spray = 0,4–1,2 mg unter die Zunge

Nebenwirkungen

(Vasozerebrale) Kopfschmerzen, RR-Abfall, (reflektorische) Tachykardie, Hautrötung (Flush).

Kontraindikationen

- Akute hypotone (Schock-)Zustände (nicht verabreichen, wenn RR_{SYST} < 90 mmHg, oder RR_{DIA} < 60 mmHg)
- Toxisches Lungenödem
- Linksherzinsuff. mit niedrigen Füllungsdrücken

Wechselwirkungen

Wirkungsverstärkung durch Antihypertensiva, Kalziumantagonisten, Alkohol, Vasodilatatoren und trizyklischen Antidepressiva.

19.19 Heparin-Natrium

Wirkmodus

Verstärkung der Antithrombin-III-Wirkung um das 7- bis 8-Fache. Aufhebung der Thrombinwirkung und Hemmung der Plättchenaggregation.

Indikationen

Thromboseprophylaxe, akuter Myokardinfarkt, Lungenembolie, arterielle und venöse Verschlüsse, Begleitbehandlung bei der Lyse-Ther.

Dosierung

Vollheparinisierung mit 5.000 I. E. i. v. als Bolus, anschließend 1.000–1.500 I. E./h.

Nebenwirkungen

Blutungsgefahr bei Überdosierung bzw. Begleiterkr. mit Störung des Gerinnungssystems. Allergische Reaktionen.

Kontraindikationen
Im Notfall keine.

Wechselwirkungen
Verstärkte Blutungsgefahr bei Behandlung mit Thrombozytenaggregationshemmern, Dextranen, Fibrinolytika, Vitamin-K-Antagonisten.

19.20 Hydroxyäthylstärke (HAES)

Wirkmodus
Aus Amylopektin verschiedener Getreidesorten hergestelltes Stärkepräparat mit Wasserbindungskapazität zur Erhöhung des intravasalen Volumens. Abbau durch Amylase. Kolloidales Volumenersatzmittel.

Indikationen
Hypovolämie.

Achtung

Der Einsatz von HAES ist derzeit sehr umstritten und beschränkt sich auf den hämorrhagischen Schock, bei dem kristalline Lösungen nicht den gewünschten Erfolg brachten.

Dosierung
- Initial entsprechend dem Volumenbedarf max. 33 ml/kg KG/d
- Bei Schock bis 20 ml/kg KG/h

Nebenwirkungen
Anaphylaktische Reaktion, Linksherzdekompensation bei übermäßiger Zufuhr, Hypervolämie.

Kontraindikationen
Akutes Nierenversagen mit Oligurie oder Anurie, Hirnblutung, dekompensierte Herzinsuff.

Wechselwirkungen
Beim Mischen mit anderen Arzneimitteln können Inkompatibilitäten auftreten.

19.21 Ipratropiumbromid

Wirkmodus

Ipratropiumbromid ist ein Anticholinergikum, dessen bronchodilatatorische Effekte durch die Hemmung der muskarinischen Acetylcholinrezeptoren vermittelt werden.

- Wirkbeginn: nach ca. 15 Min.
- Wirkdauer: bis zu 6 h

Indikationen

Obstruktive Atemwegserkrankungen.

Dosierung

- Bei Erwachsenen und Kindern: Verneblung 0,25 mg unverdünnt

Nebenwirkungen

Glaukomanfall, Mydriasis, Harnverhalt, Hautrötung (Flush), Verwirrtheit, selten tachykarde supraventrikuläre und ventrikuläre Herzrhythmusstörungen.

Kontraindikationen

Überempfindlichkeit gegen den Wirkstoff Ipratropiumbromid, Atropin oder Atropinderivate oder einen der sonstigen Bestandteile. Besondere Vorsicht bei Prostatahyperplasie, Engwinkelglaukom und Darmobstruktionen.

Wechselwirkungen

Wirkungsverstärkung durch Sympathomimetika. Beim Mischen mit anderen Arzneimitteln können Inkompatibilitäten auftreten.

19.22 (S)-Ketamin

esKETAmin

___ mg/ml

Wirkmodus

(S)-Ketamin ist ein chirales Cyclohexanonderivat mit starker analgetischer Wirkung. Das gebräuchliche Ketamin enthält (R)- und (S)-Ketamin in einem razemischen Gemisch. (S)-Ketamin ist hauptsächlich für die analgetischen und hypnotischen Wirkungen verantwortlich. Unterbrechung der Assoziationsbahnen → dissoziierte Anästhesie.

- Wirkbeginn: nach 30–60 Sek.
- Wirkdauer: 5–15 Min.
- HWZ: 2–3 h

Indikationen

- Einleitung und Aufrechterhaltung einer Allgemeinanästhesie, z. B. auch im Status asthmaticus
- Starke Schmerzzustände, z. B. Frakturen

Dosierung

- Narkoseeinleitung: 0,5–1 mg/kg KG i. v. bzw. 2–4 mg/kg KG i. m.
- Status asthmaticus: 0,5–1 mg/kg KG i. v.
- Analgesie: 0,125–0,25 mg/kg KG i. v. bzw. 0,25–0,5 mg/kg KG i. m.

Nebenwirkungen

Blutdruckanstieg, Tachykardie, Atemdepression (bei zu schneller i. v.-Injektion), Albträume; Hyperreflexie und Laryngospasmus bei Kindern.

Kontraindikationen

Schlecht eingestellter Bluthochdruck (> 180/100 mmHg in Ruhe), Schwangerschaftshypertonus, Situationen, die einen entspannten Uterus erfordern (z. B. drohende Uterusruptur, Nabelschnurvorfall), Myokardinfarkt, instabile Angina pectoris, Hirndruck, erhöhter Augeninnendruck.

Wechselwirkungen

Verstärkung der Wirkung blutdruck- und frequenzsteigender Pharmaka, Wirkung nicht-depolarisierender Muskelrelaxanzien kann sich verlängern.

19.23 Lidocain

Lidocain ___ %

___ mg/ml

Wirkmodus

Verlangsamung des Natriumeinstroms an der Zellmembran.

- Wirkbeginn: nach 1–2 Min.
- Wirkdauer: 15–20 Min.
- HWZ: 1,6 h

Indikationen

Als Lokalanästhetikum vor/nach Punktionen, z. B. ZVK-Anlage, Thoraxdrainage, intraossäre Punktion.

Dosierung

Als Lokalanästhetikum:

- Erwachsene: 40 ml Lidocain 2 % langsam über 2 Min. intraossär, dann mit 5–10 ml NaCl 0,9 % nachspülen, anschließend weitere 20 ml Lidocain 2 % über 1 Min. intraossär
- Kinder: 0,5 ml/kg KG Lidocain 2 % über 2 Min. intraossär, dann mit 2–5 ml NaCl 0,9 % nachspülen, anschließend weitere 0,25 ml/kg KG langsam über 1 Min. intraossär

Nebenwirkungen

RR ↓, Verstärkung von Herzrhythmusstörungen, Sinusarrest, AV-Blockierung, Tremor, Verwirrtheit, Krampfanfall, Koma.

Kontraindikationen

Lokalanästhetikaunverträglichkeit, AV-Block mit VES.

Wechselwirkungen

Antiarrhythmika (Verstärkung der negativ inotropen Wirkung), Wirkungsverstärkung von Cimetidin, Propranolol.

19.24 Metamizol

Metamizol
___ mg/ml

Wirkmodus

Analgetikum mit starken analgetischen, guten antipyretischen und spasmolytischen Eigenschaften. 1 g Metamizol entspricht der analgetischen Wirkung von 2–4 mg Morphin.

- Wirkbeginn: nach 20–40 Min.
- HWZ: 4–7 h

Indikationen

- Akute und chron. Schmerzzustände, besonders mit spastischer Komponente (analgetisch-spasmolytische Wirkung)
- Fieber, das auf andere Maßnahmen nicht anspricht (hervorragende antipyretische Wirkung)

Dosierung

Initial 1,0–2,5 g langsam (1 ml/Min.) als Kurzinfusion i. v.

Nebenwirkungen

Intoleranz mit Fieber und Atemwegsobstruktion, anaphylaktischer Schock, toxischer Schock (zu rasche Injektion, bis zu 1 h später), Agranulozytose mit Fieber, Schüttelfrost, Halsschmerzen, Schluckbeschwerden, nekrotisierende Entzündungen im Bereich der Körpereintrittspforten (Auftreten 1 : 100.000, hohe Letalität), Übelkeit, Erbrechen.

Kontraindikationen

Überempfindlichkeit gegenüber Metamizol, in den ersten 3 Mon. und letzten 6 Wo. der Schwangerschaft (Störung der Hämatopoese, beim Kind vorzeitiger Verschluss des Ductus Botalli möglich).

Wechselwirkungen

Metamizol und Alkohol können sich gegenseitig in ihrer Wirkung beeinflussen.

19.25 Methylprednisolon

Wirkmodus
Nichtfluoriertes Glukokortikoid, beeinflusst dosisabhängig den Stoffwechsel fast aller Gewebe.

Indikationen
Status asthmaticus, Hirnödem, allergische Reaktion.

Dosierung
1–2 mg/kg KG i. v.

Nebenwirkungen
Bei schneller Injektion: Übelkeit, Hitzegefühl.

Kontraindikationen
Im Notfall keine.

Wechselwirkungen
- Wirkungsverstärkung von Digitalisglykosiden möglich
- Blutzuckersenkende Wirkung von Antidiabetika vermindert.

19.26 Metoclopramid

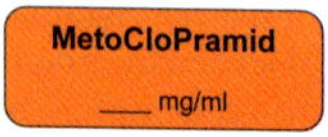

Wirkmodus
Blockierung der Dopaminrezeptoren in der Area postrema. Cholinerger Effekt auf die Magen-Darm-Motilität.

Indikationen
Übelkeit, Erbrechen, GIT-Motilitätsstörungen.

Dosierung
- 1–(2)–18 Jahre: 0,1–0,15 mg/kg KG i. v.
- > 18 Jahre: 10 mg langsam i. v.

Nebenwirkungen
Müdigkeit, Dyskinesien, vorwiegend bei Kindern.

Kontraindikationen

- Bei Säuglingen und Kindern < 2 J. nicht angezeigt, bei älteren Kindern nur bei strenger Indikationsstellung
- Epilepsie
- Mechanischer Darmverschluss

Wechselwirkungen

- Durch Neuroleptika Verstärkung der extrapyramidalen NW
- Wirkungsabschwächung von Anticholinergika.

19.27 Midazolam

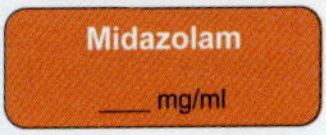

Wirkmodus

Verstärkung der hemmenden GABAergen Neurone. Wirkt dosisabhängig sedierend, angstlösend, muskelrelaxierend und antikonvulsiv.

- Wirkbeginn: ca. 3 Min. nach i. v.-Gabe, 10 Min. nach i. m.-Injektion
- Wirkdauer: 1–2 h
- HWZ: 1–3 h

Indikationen

Narkoseeinleitung und -aufrechterhaltung, Ataraktanalgesie mit Ketamin, Sedierung, Status epilepticus.

Dosierung

- Ataraktanalgesie: Prämedikation mit 0,5 mg Atropin i. v.; Midazolam 0,15–0,2 mg/kg KG und Ketamin 0,25–0,5 mg/kg KG i. v.
- Sedierung: 2,5–5 mg i. v.; 0,05–0,1 mg/kg KG i. m.
- Sedierung bei Beatmung: 15 mg auf 50 ml NaCl 0,9 % mit 2–15 mg/h = 7–50 ml/h

Nebenwirkungen

Geringer RR-Abfall, Atemdepression bis hin zum Atemstillstand bei schneller i. v.-Gabe, Zustandsverschlechterung bei endogener Psychose, Schizophrenie.

Kontraindikationen

Akute Intox. mit Alkohol und Psychopharmaka, Überempfindlichkeit gegenüber Benzodiazepinen, Myasthenia gravis, akutes Engwinkelglaukom.

Wechselwirkungen

- Verstärkung des sedierenden und atemdepressorischen Effekts in Kombination mit Alkohol, Psychopharmaka, Hypnotika, Opioiden, Antikonvulsiva
- Wirkungsverstärkung von Muskelrelaxanzien, Analgetika

19.28 Morphin

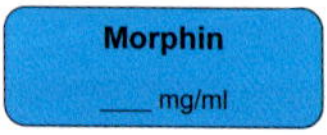

Wirkmodus

Opiat mit starker analgetischer, sedierender und antitussiver Wirkung. Tonuszunahme der glatten Muskulatur.

- Wirkbeginn: nach 1–2 Min.
- Wirkdauer: 3–5 h
- HWZ: ca. 2 h

Indikationen

Stärkste Schmerzzustände, z. B. Myokardinfarkt.

Dosierung

Initial 5–10 mg (verdünnt mit Aqua ad inject. 1:10) langsam i. v., je nach Schmerzintensität.

Nebenwirkungen

Sedierung, Somnolenz, selten Erregungszustände, zentrale Atemlähmung (bei zu schneller Injektion), Bradykardie, Übelkeit, Erbrechen, Vasodilatation (venöses Pooling), RR-Abfall.

Kontraindikationen

Überempfindlichkeit gegenüber Morphinen, Schwangerschaft und Stillzeit, Gallenkoliken, zentrale Atemdepression.

Wechselwirkungen

Wirkungsverstärkung durch zentraldämpfende Pharmaka und Alkohol.

19.29 Naloxon

Naloxon
___ µg/ml

Wirkmodus

Reiner Opioidantagonist, der alle Opiatwirkungen aufhebt und im breiten therapeutischen Bereich keine eigene pharmakologische Wirkung besitzt.

- Wirkbeginn: nach 1–2 Min.
- Wirkdauer: 15–90 Min. (abhängig von der Konzentration des Opiats)
- HWZ: 1–1,5 h

Indikationen

- Atemdepression und Dämmerzustände durch Opioide und synthetische Narkotika, z. B. Fentanyl, Methadon, Pentazocin, Tilidin
- Atemdepression beim Neugeborenen, wenn die Mutter während der Geburt Opioide erhalten hat
- Zur DD bei V. a. Opioidintox. (z. B. bewusstloser Pat. mit Hinweisen auf eine Opioidabhängigkeit)

Dosierung

- Bei Opioidüberdosierung Erw. nach dem Titrationsverfahren initial 0,4–2 mg langsam i. v.; Wiederholung nach 2–3 Min. möglich
- Kinder: 0,01 mg/kg KG langsam i. v., evtl. auch i. m.

Nebenwirkungen

- Bei Abhängigen akutes Entzugssyndrom
- Bei zu schneller Injektion: Übelkeit, Erbrechen, RR ↑; bei mehr als 3 µg/kg KG Naloxon i. v.: Schwitzen, Schwindel, Tremor, Krampfanfall, Asystolie
- Vereinzelt allergische Reaktionen

Kontraindikationen

Relativ bei Schwangerschaft (plazentagängig), vorbestehende Herzerkrankung.

Wechselwirkungen

Keine bekannt.

19.30 Natriumchloridlösung

Wirkmodus
Isotone Flüssigkeitssubstitution. Kristalloides Volumenersatzmittel.

Indikationen
- Isotone Dehydratation
- Hypertone Dehydratation zur Initialther., z. B. Coma diabeticum
- Hypotone Dehydratation
- Lösungsmittel für Arzneimittel
- Offenhalten peripher- und zentralvenöser Zugänge

Dosierung
Bis 500 ml/h i. v.

Nebenwirkungen
Venenreizung, akute Herzinsuff., Lungenödem, Hypernatriämie bei Überdosierung.

Kontraindikationen
Hypernatriämie, Hyperhydratationszustände.

Wechselwirkungen
Keine bekannt.

19.31 Nitrendipin

Wirkmodus
Hemmung des transmembranösen Kalziumioneneinstroms in die glatten Muskelzellen → peripherer Gefäßwiderstand ↓, RR ↓
- Wirkbeginn: sofort (max. Plasmaspiegel nach 30–45 Min.)
- HWZ: 8–12 h

Indikationen
Hypertensive Krise, hypertensiver Notfall.

Dosierung
Inhalt einer Phiole (5 mg) in den Mund ausdrücken und schlucken lassen, ggf. nach 30–60 Min. wiederholen.

Nebenwirkungen
Gesichtsrötung, Wärmegefühl, Kopfschmerzen, Juckreiz, Müdigkeit, Übelkeit, Tachykardie, Herzrasen, pektanginöse Beschwerden.

Kontraindikationen

Dekompensierte Herzinsuff., höhergradige Aortenklappenstenose, instabile Angina pectoris, akuter Myokardinfarkt (innerhalb der ersten 4 Wo.), Schwangerschaft, Stillzeit, Überempfindlichkeit.

Wechselwirkungen

Wirkungsverstärkung durch β-Blocker, Antihypertensiva. Digoxin-Überdosierung möglich.

19.32 Ondansetron

Wirkmodus

Vermittelt seine Wirkung über einen selektiven Antagonismus an den 5-HT3-Rezeptoren (Serotonin). Diese Rezeptoren liegen sowohl zentral als auch peripher vor. Sie sind unter anderem für die Aktivierung des Brechreflexes verantwortlich.

- Wirkdauer: etwa 3 h

Indikationen

- Zugelassen für Übelkeit und Erbrechen bei Chemotherapie oder Strahlentherapie
- Off-Label-Use: anders ausgelöste Übelkeit bzw. Erbrechen

Dosierung

4–8 mg langsam i. v.

Nebenwirkungen

Wärmegefühl, Kopfschmerzen, Überempfindlichkeit im Bereich der Injektionsstelle, seltener: QT-Zeit-Verlängerung und Herzrhythmusstörungen.

Kontraindikationen

Unverträglichkeit, Therapie mit Apomorphin (Blutdruckabfall!), bekannte QT-Zeit-Verlängerungen, Elektrolytstörungen, kongestive Herzinsuffizienz.

Wechselwirkungen

Apomorphin, andere serotonerge Wirkstoffe (Gefahr eines Serotoninsyndroms), Tramadol, QT-Zeit-verlängernde Medikamente.

19.33 Paracetamol

Paracetamol

10 mg/ml

Wirkmodus

Überwiegend zentrale Hemmung der Prostaglandinsynthese → antipyretischer Effekt. Keine Hemmung der Thrombozytenaggregation. Zentral und peripher wirkendes Analgetikum ohne Angriff an Opiatrezeptoren. Keine antiphlogistische Wirkung.

- Wirkdauer: 6–8 h
- HWZ: 2 h

Indikationen

- Analgesie: erste Wahl im Säuglings-/Kindesalter sowie in Schwangerschaft und Stillzeit. Mäßige nicht viszerale Schmerzzustände
- Antipyrese: Infektions- und Erkältungskrankheiten

Dosierung

- **Erw.:** Einzeldosis 500–1.000 mg alle 6–8 h, Tageshöchstdosis 4 g
- **Kinder:** Tagesgesamtdosis bis 50 mg/kg KG in 2–3 Einzelgaben, z. B.:
  - Säuglinge: 2–3 × 125 mg/d Supp., wenn < 3 Monate 2–3 × 75 mg/d Supp.
  - Kleinkinder (1–5 J.): 2–3 × 250 mg/d Supp.
  - Schulkinder (6–12 J.): 2–3 × 250–400 mg/d Supp. oder als Tbl.

Nebenwirkungen

Selten Überempfindlichkeitsreaktionen und hämatologische NW, selten GIT-Störungen (Dyspepsie, selten Gastritis oder Ulkus). Hepatotoxisch bei hohen Dosen.

Kontraindikationen

Schwere Niereninsuff., Leberinsuff., Glukose-6-Phosphat-Dehydrogenase-Mangel.

Wechselwirkungen

- Steigerung der Hepatotoxizität durch chron. Alkoholabusus, Phenobarbital, Phenytoin, Carbamazepin, Rifampicin
- Beschleunigung der Resorption durch Metoclopramid
- Verzögerung der Resorption durch Parasympatholytika (Atropin, Propanthelin)
- Verzögerung der Elimination durch Chloramphenicol, Salicylamid
- Wirkungsverstärkung von Antikoagulanzien (bei Dauergabe).

19.34 Pethidin

Pethidin
___ mg/ml

Wirkmodus

Opioid mit kurzer Wirkdauer. Sedierende und gering spasmogene Wirkung. 0,1-fache Wirkung von Morphin.

- Wirkbeginn: nach 10 Min.
- Wirkdauer: 2–4 h
- HWZ: 3–5 h

Indikationen

Akute sehr schwere Schmerzzustände, z. B. Myokardinfarkt, postoperative Schmerzen.

Dosierung

Initial: je nach Schmerzintensität 25–100 mg langsam i. v. (0,5–2 ml in 1–2 Min.).

Nebenwirkungen

Atemdepression, Sedierung, Euphorie, Übelkeit, Erbrechen, Obstipation, Vasodilatation mit Hypotonie und reflektorischer Tachykardie bei zu rascher i. v.-Injektion.

Kontraindikationen

Überempfindlichkeit gegen Pethidin, Schwangerschaft und Stillzeit.

Wechselwirkungen

- Zentraldämpfende Pharmaka, z. B. Barbiturate und Alkohol, können die Sedierung und Atemdepression verstärken
- Wirkungsabschwächung durch Pentazocinderivate (z. B. Fortral®) und Buprenorphin.

19.35 Piritramid

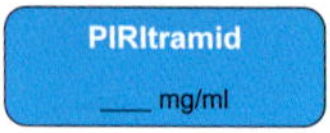

Wirkmodus

Opioid mit starker analgetischer und sedierender Wirkung, gering emetisch, geringe kreislaufdepressive Effekte. 0,7-fache Wirkung von Morphin.

- Wirkbeginn: nach 5–10 Min.
- Wirkdauer: 4–6 h
- HWZ: 6–8 h

Indikationen

Starke bis sehr starke akute und chronische Schmerzen.

Dosierung

- **Erw.:** 7,5–22,5 mg i. v., 10 mg/Min.; 15–30 mg i. m. oder s. c.
- **Kinder:** 0,05–0,1 mg/kg KG i. v.; 0,05–0,2 mg/kg KG i. m. oder s. c.

Nebenwirkungen

Atemdepression, Sedierung (stärker als Morphin), Obstipation, Harnverhalt, Hypotonie (zu rasche Injektion), Miosis, Bradykardie, Juckreiz.

Kontraindikationen

Schwangerschaft und Stillzeit, Überempfindlichkeit gegen Piritramid, erhöhter Hirndruck, Störung von Atemzentrum und Atemfunktion.

Wechselwirkungen

Verstärkung des sedierenden und atemdepressiven Effekts zentral wirksamer Substanzen.

19.36 Prednisolon

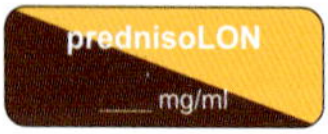

Wirkmodus

Glukokortikoid mit entzündungshemmender, antiödematöser und membranstabilisierender Wirkung.

- Wirkbeginn: nach 30 Min.
- Wirkdauer: 12–36 h
- HWZ: 2,6–3 h

Indikationen
Anaphylaktischer Schock, Status asthmaticus, Reizgasinhalation, allergische Reaktionen.

Dosierung
- Schwerer Asthmaanfall: 50–100 mg i. v.
- Allergische Reaktion: 250–1.000 mg i. v.

Nebenwirkung
Venenreizung (rasche Injektion).

Kontraindikationen
Im Notfall keine.

Wechselwirkungen
- Wirkungsverstärkung von Digitalis
- Wirkungsabschwächung von Antidiabetika, Vitamin-K-Antagonisten
- Verminderung der Steroidwirkung bei zusätzlicher Gabe von Rifampicin, Phenytoin, Barbituraten.

19.37 Prednison

Wirkmodus
Antiphlogistisch durch verminderte Synthese von Entzündungsmediatoren.
- HWZ: 1,7–3 h

Indikationen
Asthma bronchiale, allergische Reaktionen, Pseudokrupp.

Dosierung
Initial 100 mg rektal.

Nebenwirkungen
Im Notfall nicht zu berücksichtigen.

Kontraindikationen
Im Notfall keine.

Wechselwirkungen
- Wirkungsverstärkung von Digitalis
- Wirkungsabschwächung von Antidiabetika und Vitamin-K-Antagonisten
- Verminderung der Wirkung von Prednison bei zusätzlicher Gabe von Rifampicin, Phenytoin, Barbituraten.

19.38 Reproterol

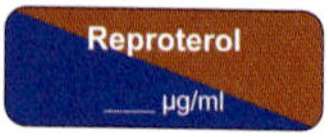

Wirkmodus

Überwiegendes β_2-Sympathomimetikum mit geringer Auswirkung auf Herz-Kreislauf-Parameter.

- Wirkbeginn: rasch
- Wirkdauer: 3–6 h
- HWZ: 8 h

Indikation

Akuter Asthmaanfall.

Dosierung

- Initial: 0,09 mg i. v. langsam über 1 Min., Wiederholung nach 10 Min. möglich
- Bei Kindern: 1,2 µg/kg KG langsam i. v. injizieren (1 Min.) (1 ml Bronchospasmin® mit 14 ml NaCl 0,9 % aufziehen [1:15] → 1 ml = 6 µg Reproterol für je 5 kg KG)
- Dauerinfusion: 1–2 ml/h

Nebenwirkungen

Herzklopfen, Tremor, Unruhe, Kopfdruck, Tachykardie.

Kontraindikationen

Akuter Myokardinfarkt, Phäochromozytom, Hyperthyreose, Schwangerschaft.

Wechselwirkungen

Bei gleichzeitiger Anwendung von anderen β-Sympathomimetika Verstärkung der NW möglich.

19.39 Ringer-Lösung

1.000 ml enthalten 8,6 g NaCl = 147 mmol/l; 0,3 g KCl = 4 mmol/l; 0,33 g $CaCl_2$ = 2,5 mmol/l; 155,5 mmol/l Cl^-.

Wirkmodus

Physiologische (isotone) Ersatzlösung mit schwach ansäuernder Eigenschaft.

Indikationen

- Extrazellulärer Flüssigkeitsverlust
- Initialer Volumenersatz bei polytraumatisierten Pat.
- Isotone Dehydratation, hypotone Dehydratation, initial bei hypertoner Dehydratation (z. B. Coma diabeticum)
- Offenhalten peripher- oder zentralvenöser Zugänge
- Leichte hypochlorämische Alkalose

Dosierung

- Je nach klinischer Symptomatik bis zu mehreren Litern
- Bei schwerer Schocksymptomatik 20–40 ml/kg KG als Druckinfusion i. v.

Nebenwirkungen

Bei Überdosierung Hypervolämie mit Herzinsuffizienz, Lungenödem.

Kontraindikationen

Im Notfall keine.

Wechselwirkungen

Keine WW bekannt.

19.40 Salbutamol

Wirkmodus

Direkt wirkendes β_2-Sympathomimetikum. Stimulation der β_1-Rezeptoren erst bei höherer Dosierung.

- Wirkbeginn: sofort
- Wirkdauer: 4–6 h
- HWZ: 2–7 h

Indikation

Akutes Asthma bronchiale.

Dosierung

- Initial: 2–3 Sprühstöße inhalativ, 0,2–0,4 mg langsam i. v., Wiederholung frühestens nach 15 Min. möglich
- Perfusor: 1 Amp. Salbutamol-Infusionskonzentrat (5 mg = 5 ml) auf 50 ml NaCl 0,9 % mit 0,1 mg/ml; 5–25 µg/Min. bei Perfusor mit 3–15 ml/h.

Nebenwirkungen

Tachykardie, pektanginöse Beschwerden, Unruhegefühl, Tremor, RR ↑.

Kontraindikationen

Tachykardie, tachykarde Arrhythmie, akuter Myokardinfarkt, schwere KHK, Phäochromozytom, Hyperthyreose.

Wechselwirkungen

- Bei gleichzeitiger Gabe von Theophyllin kann die antiobstruktive Wirkung verstärkt werden.
- β-Blocker können die Wirkung von Salbutamol aufheben.

19.41 Terbutalin

Wirkmodus

Direkt wirkendes β-Sympathomimetikum mit vorwiegender β_2-Selektivität und geringer Auswirkung auf Herz-Kreislauf-Parameter.

- Wirkbeginn: s. c. 5 Min.
- Wirkmaximum: nach 30 Min.
- Wirkdauer: 4–6 h
- HWZ: 3–4 h

Indikation

Akuter Asthmaanfall.

Dosierung

- Erw. initial 0,25 mg s. c.
- Kinder initial 0,05–0,15 mg s. c. (keine Zulassung für Kinder < 12 Jahre)

Nebenwirkungen

Herzklopfen, feines Fingerzittern, Unruhe, Kopfdruck, Tachykardie.

Kontraindikationen

Akuter Myokardinfarkt, Tachyarrhythmien, Hyperthyreose, Schwangerschaft.

Wechselwirkungen

- Verstärkung der antiobstruktiven Wirkung mit anderen Bronchodilatatoren
- Evtl. Verminderung der BZ-senkenden Wirkung von Antidiabetika bei systemischer Anwendung

19.42 Tramadol

traMADol

___ mg/ml

Wirkmodus

Partieller Agonist an Opiatrezeptoren mit teilweise antagonistischen Effekten. 0,1- bis 0,2-fache analgetische Potenz von Morphin.

- Wirkbeginn: nach 3–5 Min.
- Wirkdauer: 4 h
- HWZ: 6–9 h

Indikationen

Starke bis sehr starke akute und chronische Schmerzzustände.

Dosierung

Initial 50–100 mg langsam i. v. (Achtung: stark emetogen).

Nebenwirkungen

Schwindel, Benommenheit, Übelkeit, Erbrechen, Schwitzen, Sedierung, negative Inotropie, Atemdepression (selten).

Kontraindikationen

Überempfindlichkeit gegen Tramadol, akute Alkohol-, Schlafmittel-, Analgetika-, Psychopharmakaintox.

Wechselwirkungen

Verstärkung des sedierenden und atemdepressiven Effekts zentral wirkender Substanzen.

19.43 Urapidil

Urapidil

5 mg/ml

Wirkmodus

Periphere Blockade der α_1-Rezeptoren → Weitstellung der Gefäße → Sympathikolyse.

- Wirkbeginn: nach 2–5 Min.
- Wirkdauer: 1–3 h
- HWZ: 2–4 h

Indikation

Hypertonie, hypertensive Krise.

Dosierung

- Injektion: 10–50 mg langsam i. v. (2 mg/Min.)
- Perfusor: 100 mg auf 50 ml NaCl 0,9 % mit 2 mg/Min. initial; im Mittel 9 mg/h

Nebenwirkungen

Zu starker RR-Abfall, zentralnervöse Störungen (Schwindel, Kopfschmerzen, Unruhe, Schweißausbruch), Herzklopfen. Selten allergische Reaktionen.

Kontraindikationen

Schwangerschaft, Aortenisthmusstenose, arteriovenöser Shunt.

Wechselwirkungen

Wirkungsverstärkung bei Kombination mit anderen Antihypertonika, Alkohol.

20 Organisation und Praxis des Rettungsdienstes

Frank Flake, Boris A. Hoffmann

20.1 Juristische Aspekte

20.1.1 Rechtfertigung einer Körperverletzung durch Einwilligung

Die Strafbarkeit einer vorsätzlich begangenen Körperverletzung kann durch eine wirksame **Einwilligung** des Patienten ausgeschlossen werden. Voraussetzung ist allerdings eine **sachgemäße Aufklärung** des Pat. über:

- Art des Eingriffs
- Bedeutung des Eingriffs
- Tragweite des Eingriffs

Eine Verletzung der Aufklärungspflicht führt zur Unwirksamkeit der Einwilligung. Bei **nicht Einwilligungsfähigen** (z. B. bei Bewusstlosigkeit) wird eine **mutmaßliche Einwilligung** in medizinisch indizierte und professionell durchgeführte Maßnahmen angenommen.

Grundsätzlich setzt die **Einwilligungsfähigkeit** voraus, dass der Pat. durch seine geistige und sittliche Reife in der Lage ist, Bedeutung und Tragweite des Eingriffs zu erkennen und sachgerecht zu beurteilen. Ein bestimmtes Alter (Minderjährige) ist dafür nicht erforderlich.

Bei mangelnder Einsichtsfähigkeit bedarf es der **Zustimmung eines gesetzlichen Vertreters.** Ggf. kann auch hier eine **mutmaßliche Einwilligung** vorausgesetzt werden.

20.1.2 Aufklärungspflicht

Der **Umfang der Aufklärung** richtet sich nach der Dringlichkeit der Behandlung und dem Bildungs- und Erfahrungsstand des Pat.

Die Aufklärung muss dem Pat. die Selbstbestimmung, d. h. eine abwägende Wahrnehmung seiner Interessen, ermöglichen.

Verweigerung der Einwilligung

! Verweigert ein Pat. die Einwilligung, so ist der Wille zu respektieren. Von diesem Grundsatz gibt es einige **Ausnahmen,** in denen es sinnvoll sein kann, den Pat. zu einer Mitfahrt zu „überreden“, oder dem Patientenwillen nicht gefolgt werden darf:

- Pat. hat Angst, Transport ist aber aus medizinischer Sicht notwendig.
- Pat. steht unter dem Einfluss von Alkohol, Drogen, Medikamenten; auch wenn er äußerlich keine sichtbaren Verletzungen aufweist.

In **Notsituationen,** in denen nur sofortiges Eingreifen den Pat. retten oder vor schweren Schäden bewahren kann, ist die Aufklärungspflicht zunächst zu vernachlässigen.
Verweigert ein verletzter oder erkrankter und voll geschäftsfähiger Pat. die Mitnahme bzw. Behandlung, so bricht der RD den Einsatz ab:

- Über medizinische Folgen und die möglichen Konsequenzen patientenverständlich aufklären und zusätzlich auf der Transportverweigerung dokumentieren.
- Über mögliche verwaltungsrechtliche Kosten, z. B. eigene Erstattung der Einsatzkosten bei Nichtübernahme der Kosten durch die Krankenkasse, aufklären.
- Den Vordruck „Transportverweigerung" vom Pat. und einem Zeugen unterschreiben lassen.
- Im Zweifel ggf. weitere Ressourcen anfordern (z. B. Notarzt) und ggf. abstimmen bzw. versuchen, den Pat. zum Transport zu bewegen.

20.1.3 Patientenverfügung

Eine Patientenverfügung gibt Auskunft über den Willen des Patienten, wenn dieser nicht mehr in der Lage ist, diesen eigenständig zu äußern. Folgende Anforderungen sollten dabei erfüllt werden:

- Verfügungen, die den Notruf außer Kraft setzen, müssen klar und bedingungslos formuliert sowie sofort verfügbar sein.
- Liegt keine Patientenverfügung vor, ist der Rettungsdienst mit der Ermittlung des mutmaßlichen Willens des Patienten am Einsatzort überfordert.
- Entscheidungen über die Nichteinleitung oder den Abbruch notfallmedizinischer Maßnahmen am Einsatzort gehören in den Zuständigkeitsbereich des (Not-)Arztes.
- DNR-Order (Do Not Resuscitate) im Krankentransport muss durch den Arzt schriftlich fixiert werden.

! Im Zweifel sind Reanimationsmaßnahmen einzuleiten.

20.2 Besondere Patientengruppen

20.2.1 Der ausländische Patient

Sprachbarriere

(▶ Abb. 20.1)

- Pat. immer siezen.
- Evtl. Zeichensprache einsetzen.
- Häufig gibt es im Patientenumfeld Personen, die als Dolmetscher behilflich sind.
- Falls möglich, auf „Weltsprachen" wie Englisch ausweichen.
- Auf einfache Wortwahl und Grammatik achten, jedoch kein „Ausländerdeutsch" benutzen.
- Die Qualität der Übersetzung ist nicht einzuschätzen, medizinische Fachausdrücke sind oft nicht geläufig.
- Schamgefühl kann Übersetzungsergebnisse beeinflussen.

Kulturelle Unterschiede

(Andere Gewohnheiten und Verhaltensweisen)

- Bei der Versorgung von Familienangehörigen hat es sich bewährt, das Familienoberhaupt hinzuzuziehen und dieses über die Behandlung zu informieren.
- Kein Mensch ist frei von Vorurteilen. Eigene Vorurteile und Fremdenangst bewusst machen. Bedenken, dass Vorurteile und feste Bilder auch bei Pat. bestehen können, z. T. durch schlechte Erfahrungen. Manchmal bestehen hohe Erwartungen an die westliche Medizin.
- Im abendländischen Kulturraum wird zwischen Körper und Geist (Psyche) unterschieden, auch ist die Erkr. nur eines Teils des Körpers denkbar. Wird diese Trennung nicht gemacht, dann ist eine Erkr. einzelner Organe z. B. nicht vorstellbar, sondern der ganze Mensch ist krank: „Alles ist krank"; Schmerzangaben (und -empfinden) an diversen Stellen.
- Vorsicht bei Formulierungen wie „psychisch bedingt", verständlicher ist „durch Sorgen, Ärger".

Religiöse Besonderheiten

(Regeln, Verbote und Erwartungen)

Bei islamischen Glaubensangehörigen ist es üblich, beim Betreten verschiedener Räumlichkeiten, z. B. Moscheen, die Schuhe auszuziehen. Am sinnvollsten können hier Schuhüberzieher als Kompromiss eingesetzt werden.

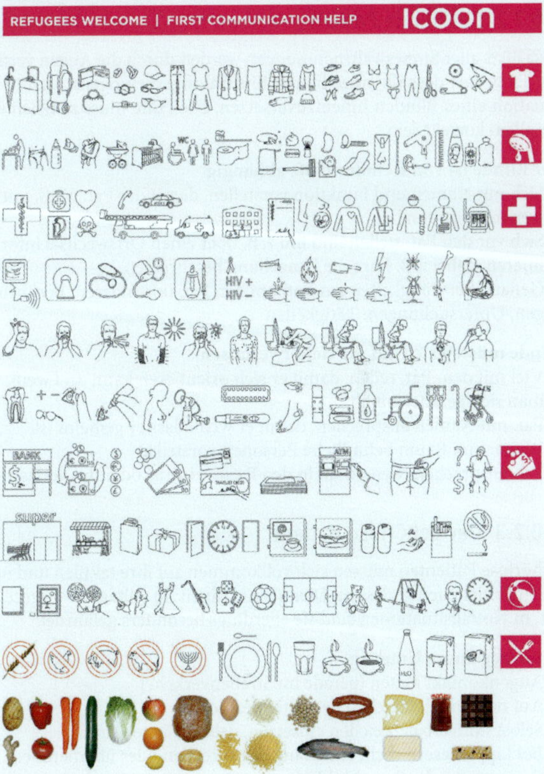

Abb. 20.1 Beispiel eines Bildwörterbuches für ausländische Patienten [J804]

20.2.2 Der blinde Patient

Etwa 60 % aller Sinneswahrnehmungen werden durch die Augen vermittelt. Es bedarf deshalb eines hohen **Einfühlungsvermögens,** sich in die Situation eines Blinden hineinzuversetzen. Die Hilfe muss nützlich und vor allem korrekt sein.

Der Blinde ist von fremder Hilfe abhängig

- Sich mit Namen und Funktion vorstellen, damit der Pat. weiß, mit wem er es zu tun hat
- Sich vor den Pat. stellen und ihn z. B. über einen Ortswechsel informieren, dabei z. B. kurz die Umgebung beschreiben
- Genau über Tätigkeiten am und um den Pat. informieren: Berührungen, Untersuchungen, Tätigkeiten

Blinde müssen sich auf ihr Gehör verlassen

- Viel mit dem Pat. reden, damit er sich orientieren kann und weiß, wo man sich gerade aufhält
- Pat. mit Namen ansprechen, damit er weiß, dass er gemeint ist
- Weitere im Raum befindliche Personen vorstellen
- Pat. ansprechen, wenn man in den Raum eintritt oder ihn verlässt

20.2.3 Der gehörlose Patient

Gehörlose Patienten müssen sich vollkommen auf ihre taktilen und optischen Fähigkeiten verlassen. Dies gelingt ihnen im Alltag oft ausgezeichnet, in Notfallsituationen sind sie allerdings besonders gefährdet.

Grundregeln im Umgang

- Augenkontakt halten (gerade im Straßenverkehr)
- Auf nonverbale Zeichen des Patienten achten
- Selbst nonverbale Zeichen einsetzen, dabei präzise sein
- Bei Lippenlesern nicht extra langsam sprechen oder überbetonen (Verzerrung des Sprachbildes)
- Schriftkommunikation einsetzen

20.3 Psychosoziale Betreuung und Begleitung im Rettungsdienst

20.3.1 Folgen des psychischen Traumas

Viele Einsätze von Rettungsdienst, Feuerwehr und Polizei können für alle Beteiligten lang anhaltende massive psychische Traumen und Beeinträchtigungen zur Folge haben.
Die Weltgesundheitsorganisation (WHO) unterscheidet im Wesentlichen zwei Diagnosen, die durch ein psychisches Trauma ausgelöst werden können:

- Akute Belastungsreaktion
- Posttraumatische Belastungsstörung

Achtung

Eine traumatische Situation kann Einsatzkräfte, Angehörige, Pat. und sonstige Beteiligte betreffen. Die Folgen sind für alle Gruppen gleich, die Interventionen zur Prävention der posttraumatischen Belastungsstörung sind jedoch unterschiedlich!

Akute Belastungsreaktion

Die akute Belastungsreaktion ist eine „normale", d. h. angemessene und physiologische Reaktion auf ein „unnormales" traumatisierendes Ereignis und hält i. d. R. für Tage bis max. 4 Wo. an.

Sekundäre Symptome

(Stunden später):

- Sich aufzwängende sensorische Wiedererinnerung: Bilder, Geräusche, Gerüche etc.
- Appetitlosigkeit, Übelkeit, Erbrechen
- Schlafstörungen, Albträume
- Konzentrationsschwierigkeiten, Gereiztheit, Schreckhaftigkeit, sozialer Rückzug

Folgen der akuten Belastungsreaktion

Selbstisolation, Selbstzweifel, Schuldgefühle, die Unfähigkeit, Freude zu erleben.

Merke

Kern jeglicher Krisenintervention ist, dass dieses „Etwas" bewusst gemacht wird und der Pat. weiß, dass es Möglichkeiten der Hilfe gibt.

Posttraumatische Belastungsstörung

Diese schwere Störung „schleicht" sich gewissermaßen in die Biografie der Betroffenen ein und hat einen eindeutigen Krankheitswert.

Klinisches Bild

- Intrusionen, Flashbacks
- Zahlreiche unspezifische, psychosomatische Symptome: Verminderung der Leistungsfähigkeit, verminderte Beziehungsfähigkeit, soziale Isolation, Aufgabe von Hobbys und Freundeskreisen, Alkoholismus
- Ggf. erhöhte Suizidgefahr

20.3.2 Basis-Krisenintervention (Basis-KIT)

- Bezieht sich auf **„Standardsituation"**, z. B. Betreuung Hinterbliebener im häuslichen Bereich nach Exitus einer erwachsenen Person mit internistischer Ursache.
- Die Basis-Krisenintervention ist ein Bestandteil des notfallmedizinischen Versorgungsauftrags.

Teilschritte der Basis-Krisenintervention

! Umsetzung braucht etwa 20–30 Min.

1. Angehörige nicht ausgrenzen

Eventuell Angehörige in die Maßnahmen mit einbinden, z. B. Infusion halten lassen, anamnestische Angaben.

2. Floskeln vermeiden, eindeutige Wortwahl

Klar formulieren, so auch den Tod benennen. Auf keinen Fall falsche Hoffnungen erzeugen.

3. Kontinuierliche Betreuung

Keine langen und unverständlichen Erklärungen. Erklären, was abläuft, Orientierung vermitteln.

4. Abschied nehmen lassen

Nach jeder Reanimation auf einen würdigen Zustand des Toten achten, Abschied vom Toten anbieten.

5. Soziale Ressourcen mobilisieren

Hilfreich ist insbesondere die Frage: „Wen möchten Sie in dieser Situation bei sich haben?" An Nachbarn und Freunde denken. Den Betroffenen selbst wählen lassen.

6. Hinweis auf psychosoziale Beratungsdienste

Auf psychosoziale Beratungsstellen aufmerksam machen. Besondere Betreuungssituationen sind eine Kontraindikation für eine Basis-KIT.

20.3.3 Krisenintervention im Rettungsdienst (KIT)

Die systematische und fundierte Wahrnehmung der Aufgabe „Krisenintervention im Rettungsdienst" ist i. d. R. an eine eigene Organisationsstruktur gebunden, d. h., die **KIT-Teams** sind in örtliche Rettungsdienststrukturen eingebunden.

Typische Indikationen für den Einsatz eines KIT-Teams

- Suizid
- Betreuung von Hinterbliebenen nach erfolgloser Reanimation oder Exitus im häuslichen Bereich
- Plötzlicher Kindstod
- Geiselnahme
- Vergewaltigung
- Gewaltverbrechen
- Schwere Unfälle
- Großschadenslagen
- Personenunfälle im Gleisbereich

20.3.4 Stressbearbeitung nach belastenden Einsätzen (SbE)

Insbesondere nach dramatischen Einsätzen können auch (erfahrene) Einsatzkräfte psychische Belastungen bis hin zur posttraumatischen Belastungsstörung entwickeln. Ziel der verschiedenen Einsatznach- und ggf. auch -vorbereitungseinheiten des SbE-Teams ist es, das Erlebte so aufzuarbeiten, dass es zu keinen Folgestörungen kommt.

20.4 Sterben und Tod im Rettungsdienst

20.4.1 Leichenschau im Rettungsdienst

Phasen des Todes

Klinischer Tod

„Unsichere Todeszeichen"
Der klinische Tod ist durch Reanimationsmaßnahmen (▶ Kap. 3) evtl. **reversibel.**

Gehirntod

Irreversible Einstellung aller Gehirnfunktionen. Erfassbar nur mittels EEG. Ist der Gehirntod schon eingetreten, die Wiederbelebungszeiten der anderen Organe aber noch nicht überschritten, steht eine Organspende zur Diskussion.

Biologischer Tod

Überschreiten der Wiederbelebungszeiten aller Organe. **Irreversibel!** Auch der biologische Tod verläuft schrittweise, z. B. Fäulnis.

Feststellen des Todes

Unsichere Todeszeichen

- Bewusstlosigkeit
- Atemstillstand
- Pulslosigkeit
- Weite, lichtstarre Pupillen
- Reflexlosigkeit
- Auskühlung
- Null-Linien-EKG

Sichere Todeszeichen

- **Totenstarre:** Tritt nach ½–2 h auf. Nach ca. 8 h, abhängig von der Außentemperatur, ist die Totenstarre voll ausgeprägt
- **Totenflecke:** Meist zuerst im Bereich des Nackens, nach frühestens 20 Min. an den abhängenden Körperpartien. Nach 2 h beginnen sie zusammenzufließen, bleiben bis zu 6 h völlig „umlagerbar".
- **Leichenfäulnis:** Grünverfärbung der Bauchhaut im rechten Unterbauch, dann Durchschlagen des Venennetzes. Flüssigkeitsgefüllte Hautblasen.
- Nicht mit dem Leben vereinbare Verletzungen, z. B. Enthauptungsverletzung.

21 DBRD-Muster-Algorithmen

Der schnelle Zugriff auf die DBRD-Algorithmen

Mit dem folgenden QR-Code können Sie ohne Aufwand und Umwege auf die Original-Algorithmen des DBRD zugreifen:

https://else4.de/vew

Medikamentenapplikation

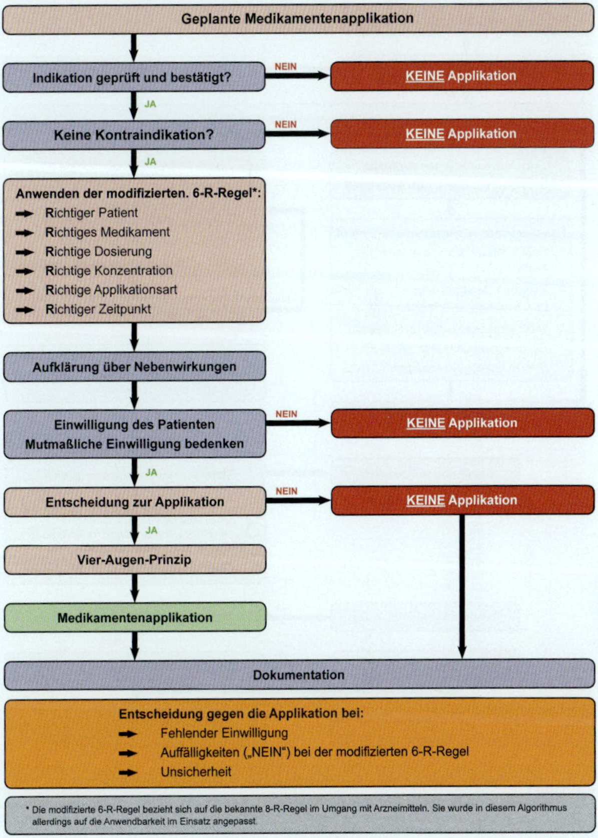

Abb. 21.1 Medikamentenapplikation [W924]

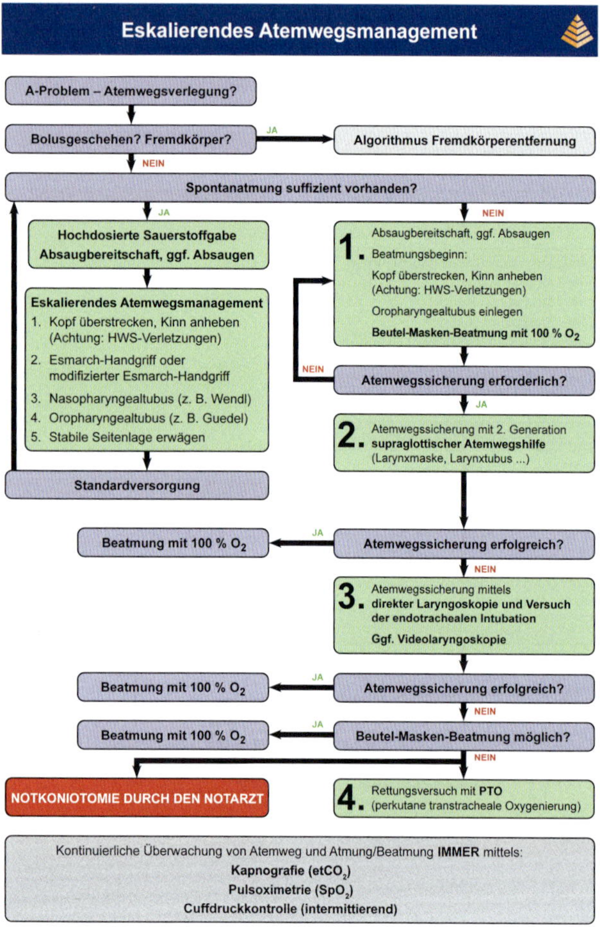

Abb. 21.2 Eskalierendes Atemwegsmanagement [W924]

Atemwegsnotfälle bei Trachealkanülenträgern – Dislokation

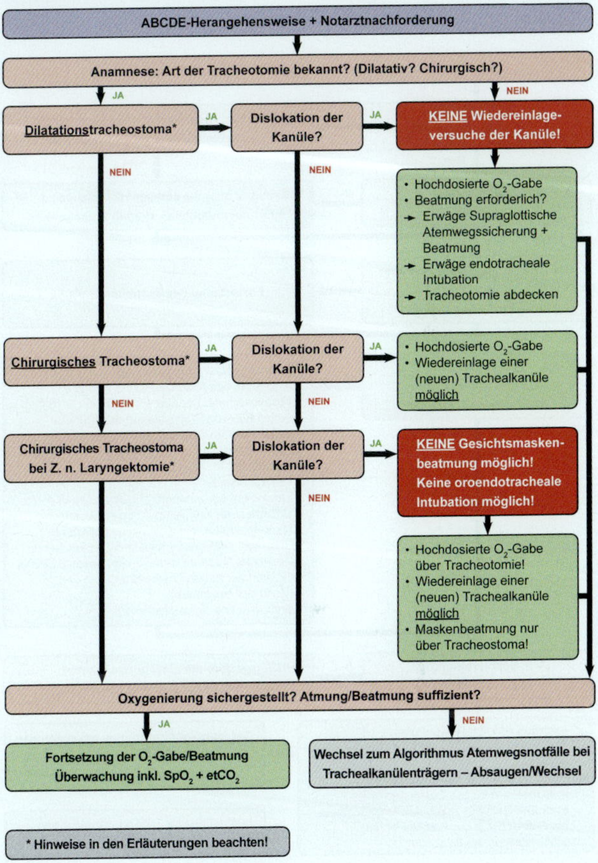

Abb. 21.3 Atemwegsnotfälle bei Trachealkanülenträgern – Dislokation [W924]

Atemwegsnotfälle bei Trachealkanülenträgern – Absaugen/Wechsel

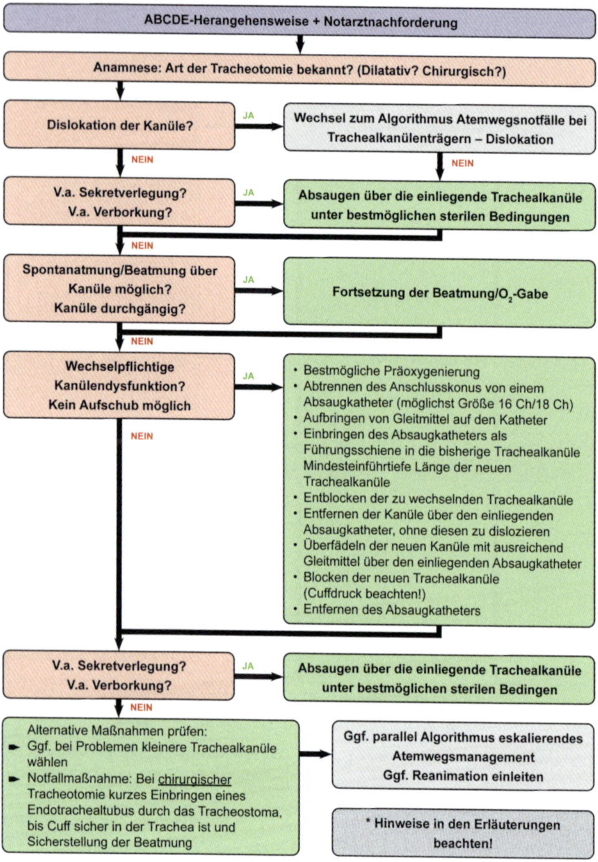

Abb. 21.4 Atemwegsnotfälle bei Trachealkanülenträgern – Absaugen/Wechsel [W924]

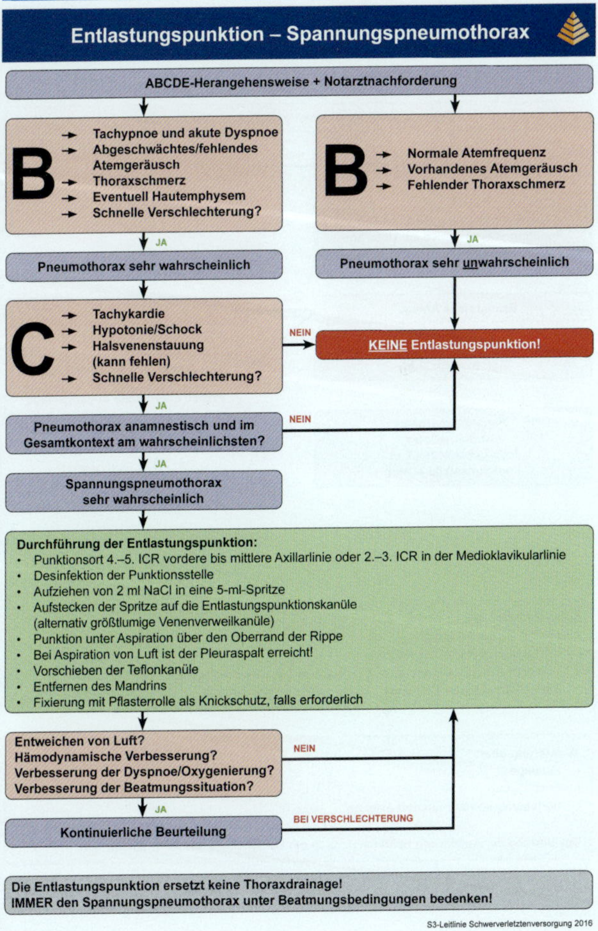

Abb. 21.5 Entlastungspunktion – Spannungspneumothorax [W924]

i.v.-Zugang

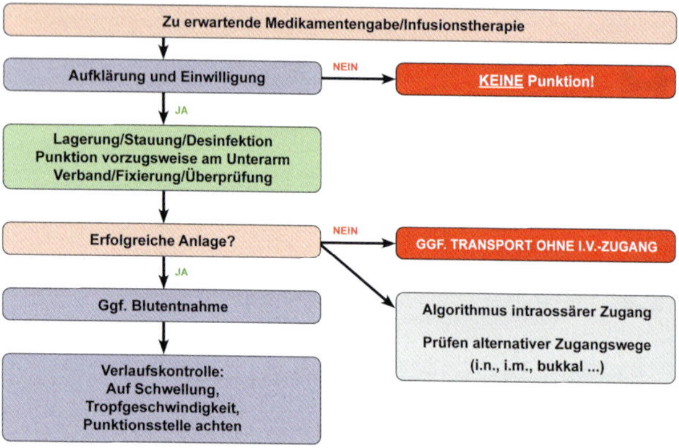

Keine Punktion bei:

- Fehlender Einwilligung
- Infektion an der Punktionsstelle
- Verletzung an der Extremität mit Ausweichmöglichkeit auf andere Punktionsstelle
- Dialyseshunt in der Extremität, an der punktiert werden soll

Aufklärung über:

- Fehllage
- Entzündung
- Verletzung von Nerven und Arterien

Der Umfang der Aufklärung richtet sich nach der Dringlichkeit der Maßnahme!

Abb. 21.6 i.v.-Zugang [W924]

Intraossärer Zugang – Erwachsener

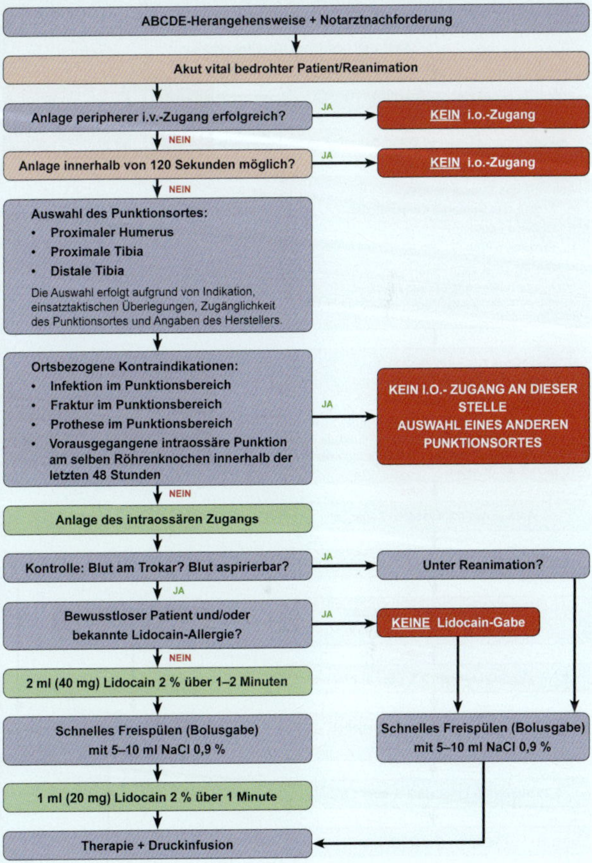

Abb. 21.7 Intraossärer Zugang – Erwachsener [W924]

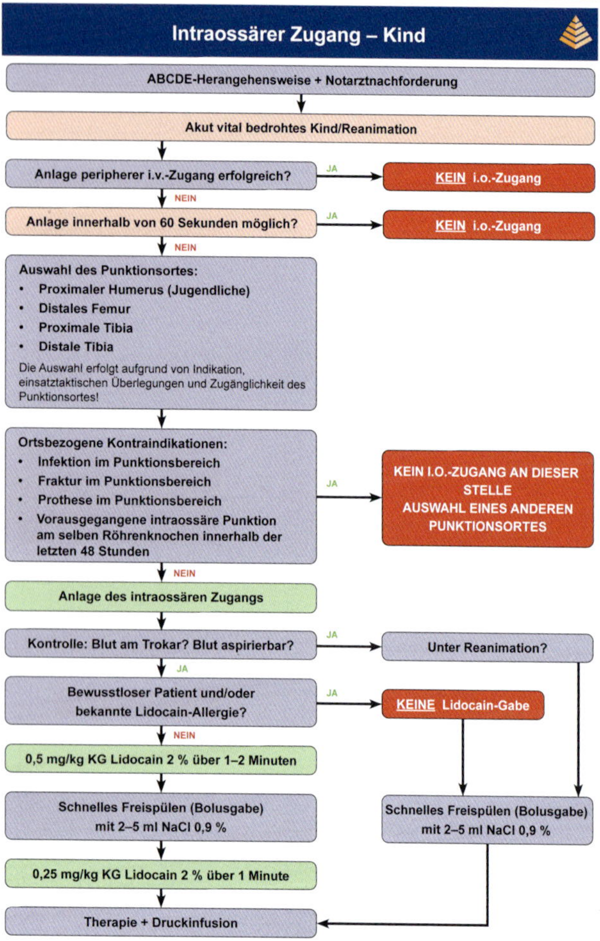

Abb. 21.8 Intraossärer Zugang – Kind [W924]

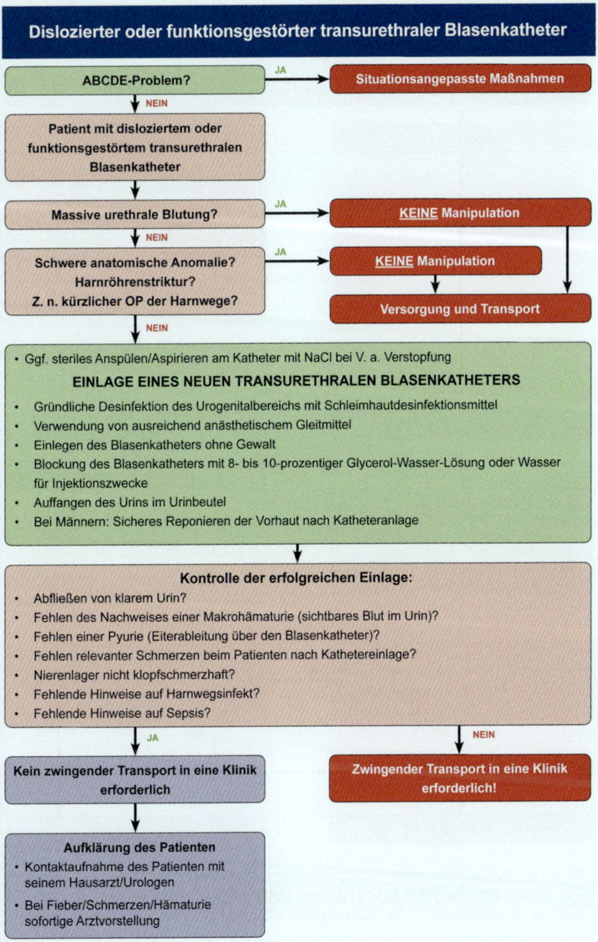

Abb. 21.9 Dislozierter oder funktionsgestörter transurethraler Blasenkatheter [W924]

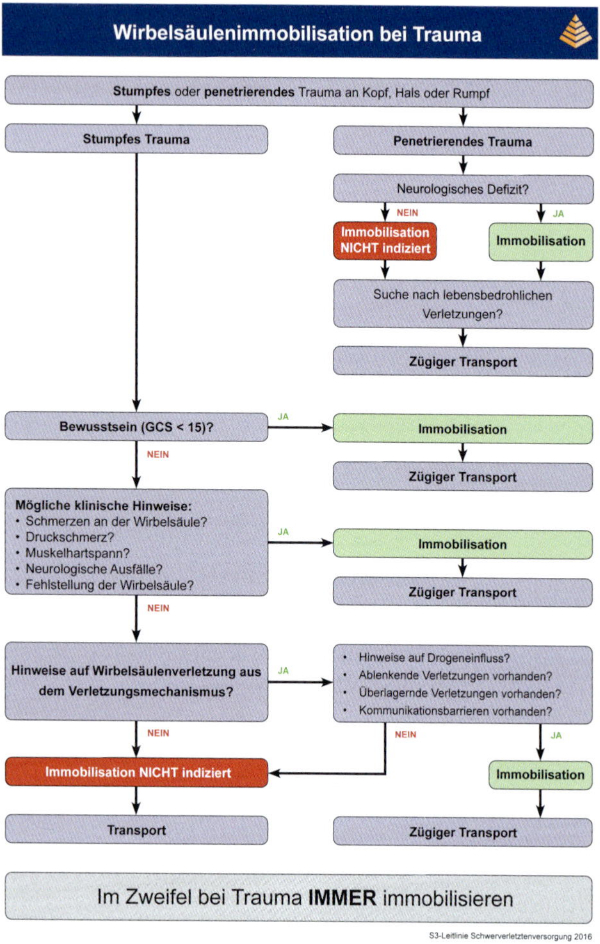

Abb. 21.10 Wirbelsäulenimmobilisation bei Trauma [W924]

Leitalgorithmus akuter Thoraxschmerz – ACS

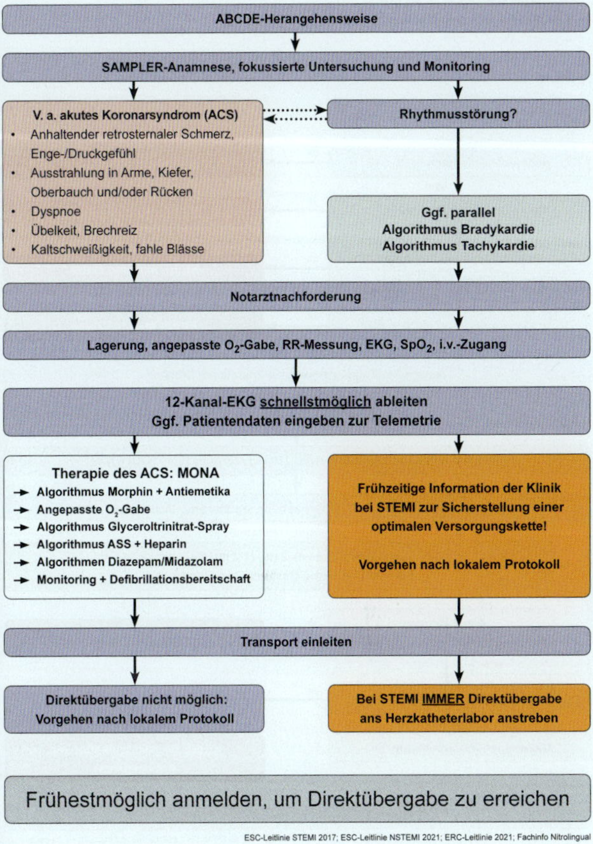

Abb. 21.11 Leitalgorithmus akuter Thoraxschmerz – ACS [W924]

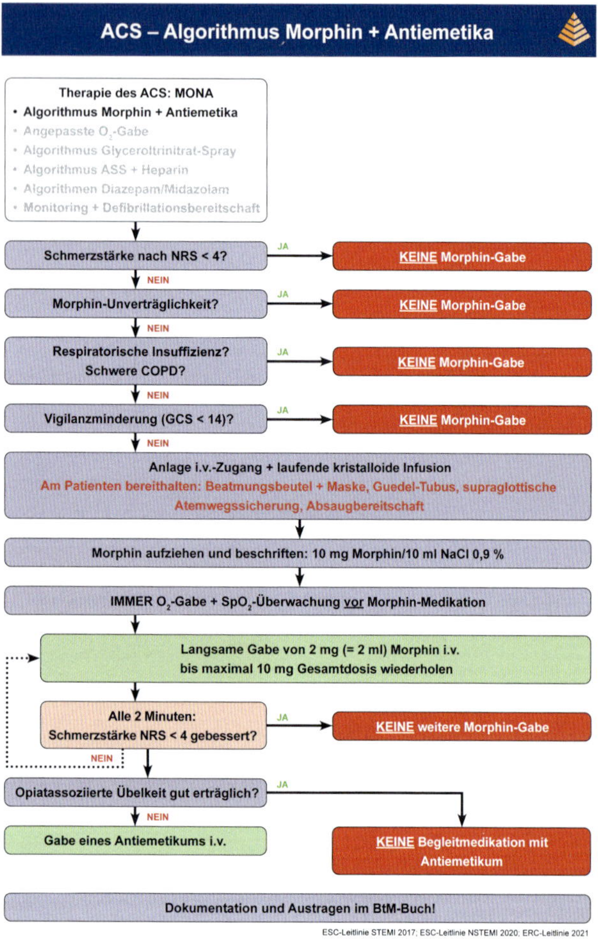

Abb. 21.12 ACS – Algorithmus Morphin + Antiemetika [W924]

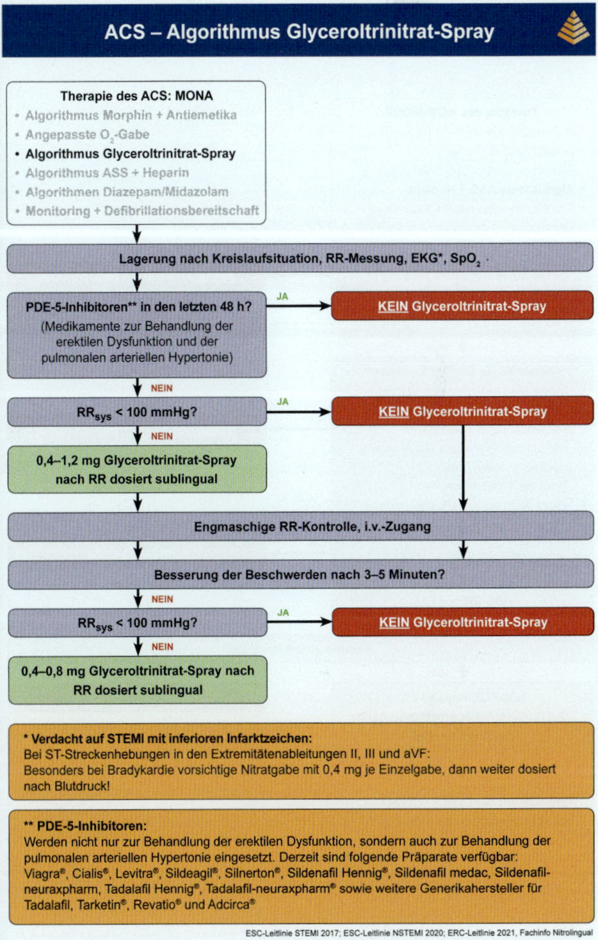

Abb. 21.13 ACS – Algorithmus Glyceroltrinitrat-Spray [W924]

ACS – Algorithmus Acetylsalicylsäure + Heparin

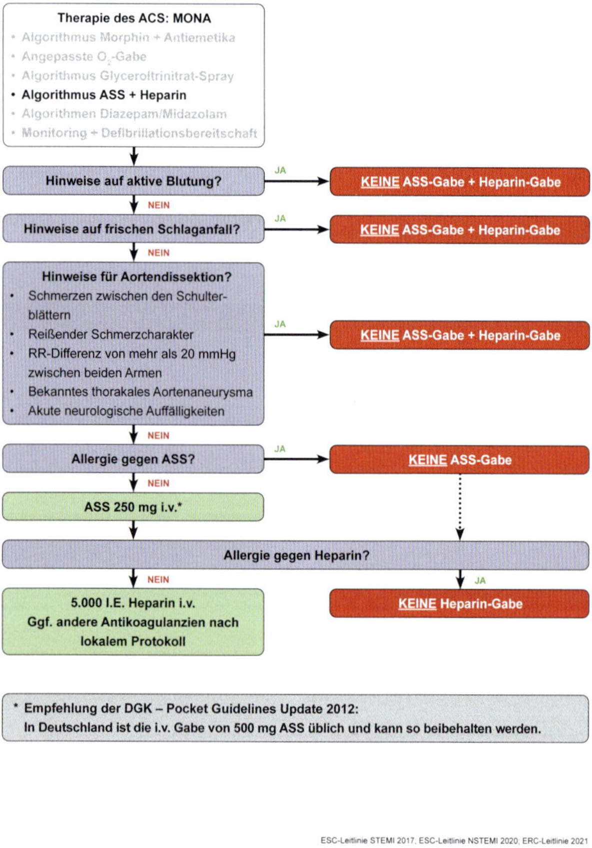

Abb. 21.14 ACS – Algorithmus Acetylsalicylsäure + Heparin [W924]

ACS – Algorithmus Diazepam

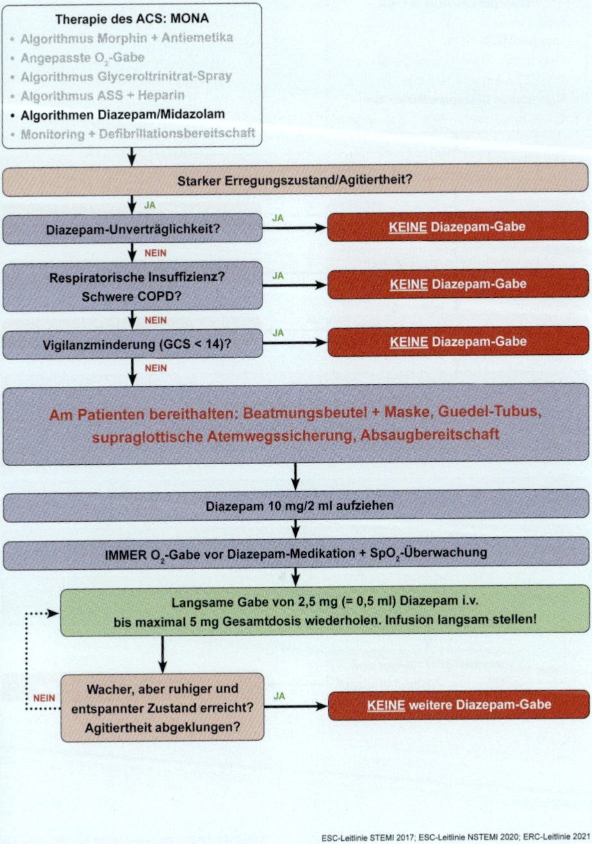

Abb. 21.15 ACS – Algorithmus Diazepam [W924]

ACS – Algorithmus Midazolam

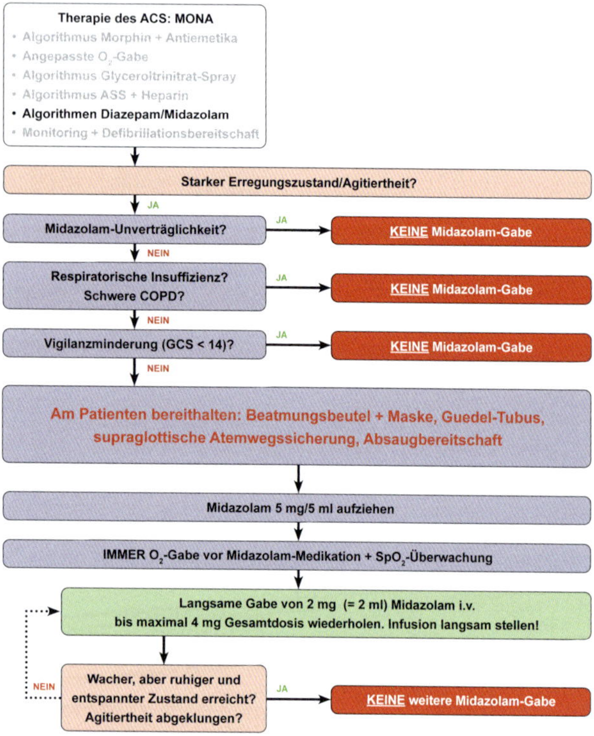

ESC-Leitlinie STEMI 2017; ESC-Leitlinie NSTEMI 2020; ERC-Leitlinie 2021

Abb. 21.16 ACS – Algorithmus Midazolam [W924]

Leitsymptom akuter Thoraxschmerz – Bemerkungen

Bemerkungen zum akuten Koronarsyndrom (ACS):
Symptomkomplex:
Die Diagnose eines ACS wird klinisch gestellt. Dabei liegen häufig folgende Symptome vor:

- Starke, meist länger anhaltende retrosternale Schmerzen
- Oft Ausstrahlung in Arme, Schulterblätter, Hals, Kiefer und/oder Oberbauch
- Thorakales Enge- oder Druckgefühl, Brennen im Brustkorb
- Dyspnoe
- Blässe, Kaltschweißigkeit
- Palpitationen, Synkope
- Schwächegefühl (auch ohne Schmerz), Bewusstlosigkeit
- Übelkeit, Brechreiz, Angst
- Evtl. koronare Herzkrankheit bereits bekannt

Standardversorgung:

- Vorgehen nach ABCDE + SAMPLER + fokussierter Untersuchung
- Angepasste O_2-Gabe
- Kontinuierliches Monitoring schnellstmöglich
- Lagerung: Ansprechbare Patienten sitzend oder in Oberkörperhochlagerung von 30°, beengende Kleidung entfernen
- Nachforderung eines Notarztes, falls noch nicht alarmiert
- Schnellstmögliche Ableitung eines 12-Kanal-EKG (innerhalb von 10 Minuten)
- **Telemetrie bei STEMI und telefonische Voranmeldung so früh wie möglich**
- Anlage eines i.v.-Zugangs
- Therapie mit Glyceroltrinitrat-Spray nach Algorithmus
- Therapie mit ASS + Heparin nach Algorithmus
- Therapie mit Morphin nach Algorithmus
- Therapie mit Benzodiazepinen nach Algorithmus, falls erforderlich

EKG-Kriterien STEMI (nach ESC-Leitlinie 2017):
ST-Streckenhebungen in zwei benachbarten Ableitungen

- **ST-Streckenhebungen in V_2–V_3:**
  - → ≥ 0,25 mV bei Männern **unter** 40 Jahren
  - → ≥ 0,2 mV bei Männern **über** 40 Jahren
  - → ≥ 0,15 mV bei Frauen
- **ST-Streckenhebungen ≥ 0,1 mV in zwei benachbarten Ableitungen in allen anderen Ableitungsabschnitten (Extremitäten- und Brustwandableitungen außer V_2–V_3)**
- **Linksschenkelblock**
- **Rechtsschenkelblock mit anhaltenden klinischen Ischämiesymptomen**
- Bei ST-Streckensenkungen in V_1–V_3 sollen V_7–V_9 abgeleitet werden. V. a. akuten STEMI dann bei ST-Streckenhebungen ≥ 0,05 mV in V_7–V_9
- Zur Auswertung dieser feinen EKG-Veränderungen sollte immer eine Amplitudeneinstellung von 20 mm/mV herangezogen werden!

Zur einfacheren Beschulung bieten sich folgende Kriterien an:

- ST-Streckenhebungen von ≥ 0,2 mV in den Ableitungen V_2 und V_3
- ST-Streckenhebungen von ≥ 0,1 mV in ≥ 2 zusammengehörenden Extremitäten- oder benachbarten Brustwandableitungen

Ziel ist eine Contact-to-ballon-Zeit von < 90 Minuten!

ESC-Leitlinie STEMI 2017; ESC-Leitlinie NSTEMI 2020; ERC-Leitlinie 2021

Abb. 21.17 Leitsymptom akuter Thoraxschmerz – Bemerkungen [W924]

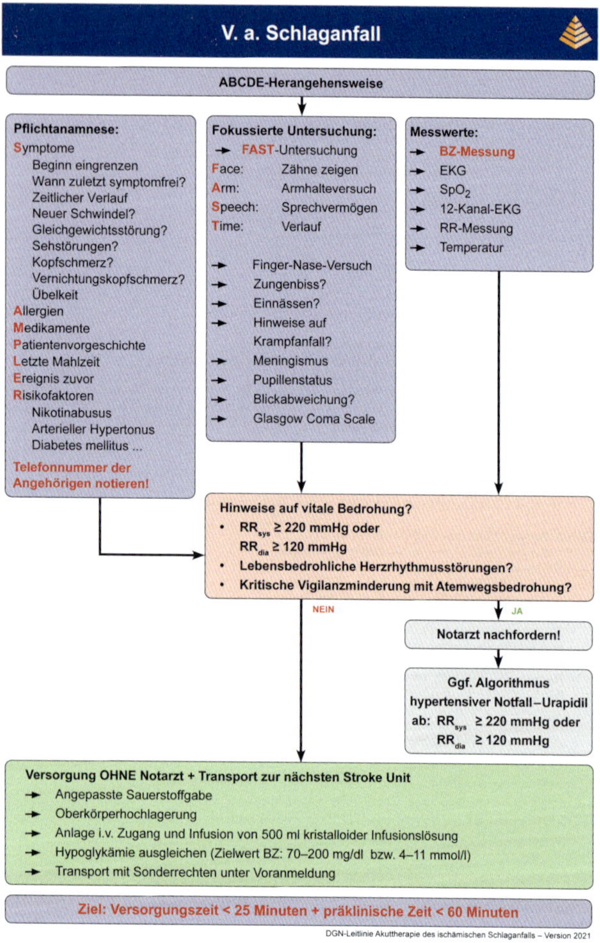

Abb. 21.18 V. a. Schlaganfall [W924]

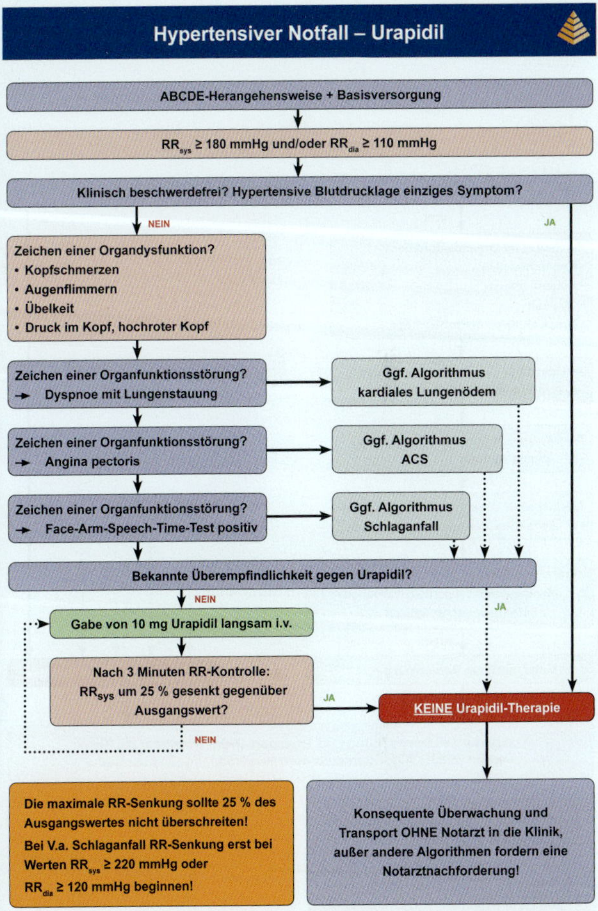

ESC-Leitlinie Hypertonie 2018; Fachinfo Urapidil; S2e Leitlinie zur Akuttherapie des ischämischen Schlaganfalls – Version 2021

Abb. 21.19 Hypertensiver Notfall – Urapidil [W924]

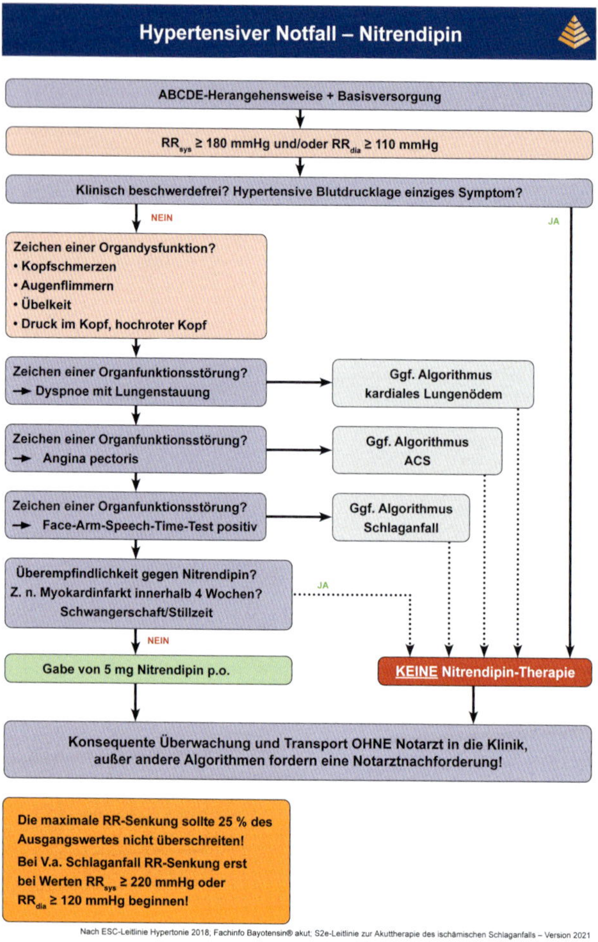

Abb. 21.20 Hypertensiver Notfall – Nitrendipin [W924]

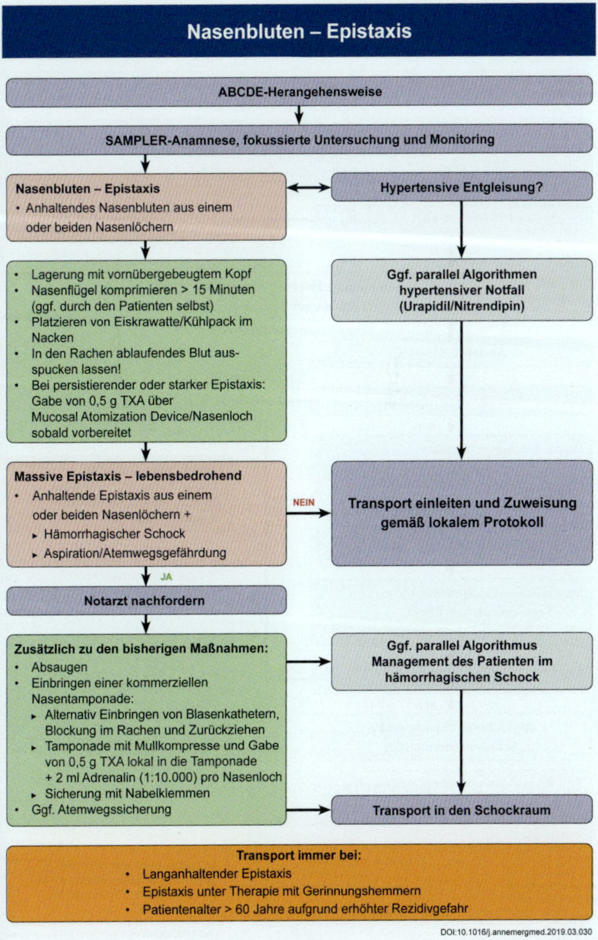

Abb. 21.21 Nasenbluten – Epistaxis [W924]

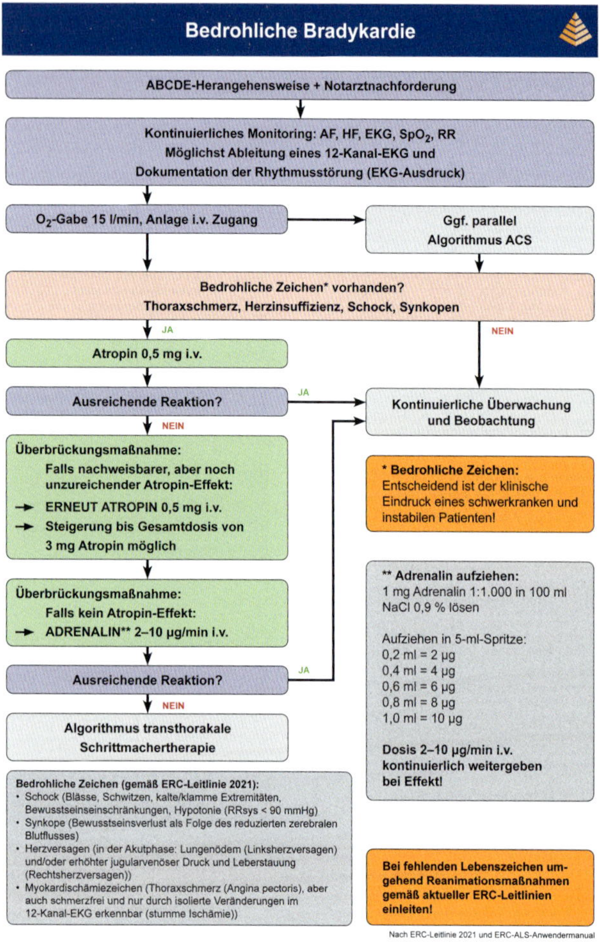

Abb. 21.22 Bedrohliche Bradykardie [W924]

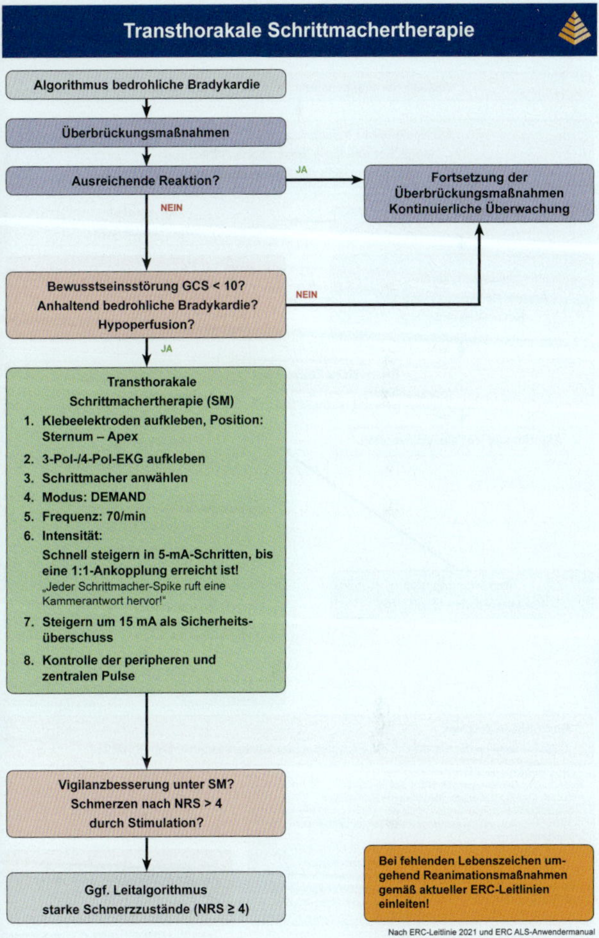

Abb. 21.23 Transthorakale Schrittmachertherapie [W924]

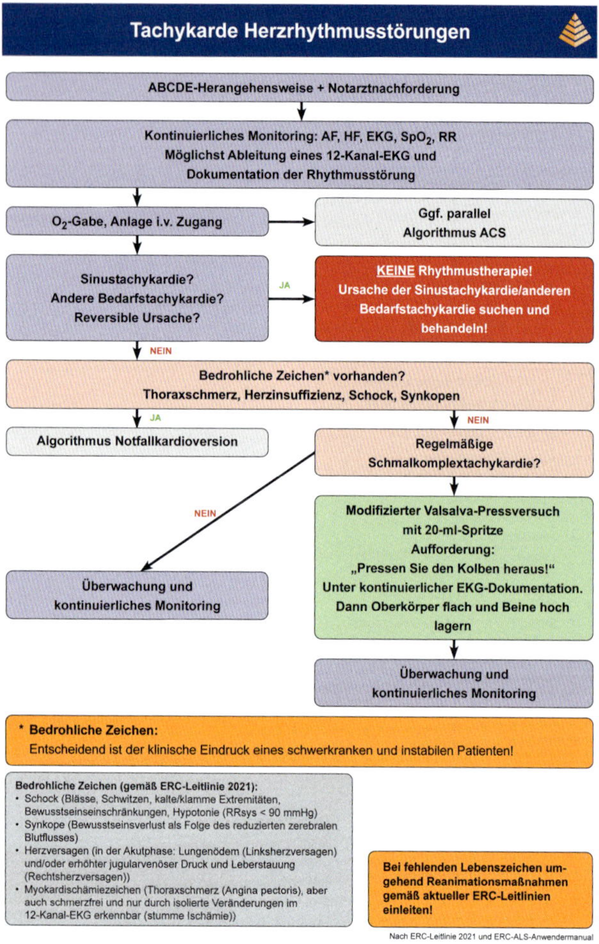

Abb. 21.24 Tachykarde Herzrhythmusstörungen [W924]

Notfallkardioversion

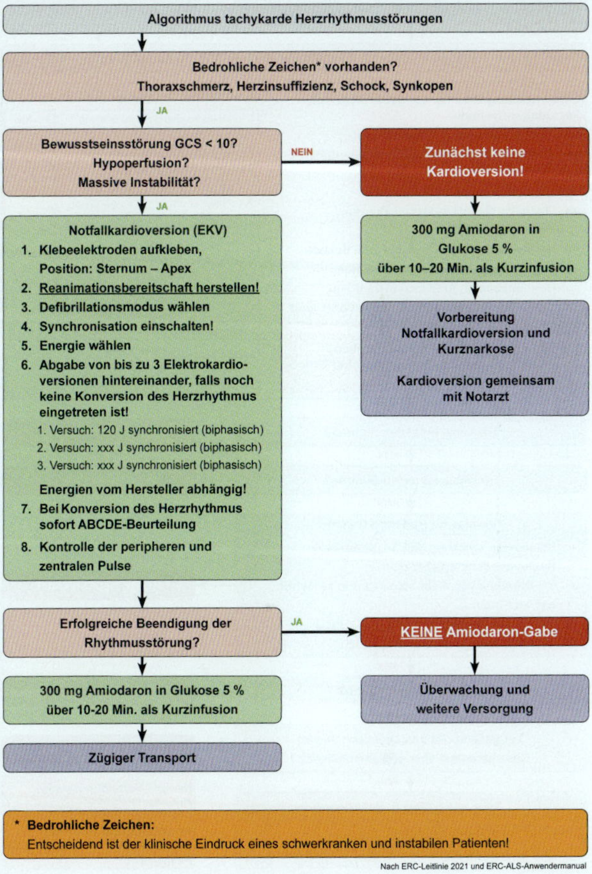

Abb. 21.25 Notfallkardioversion [W924]

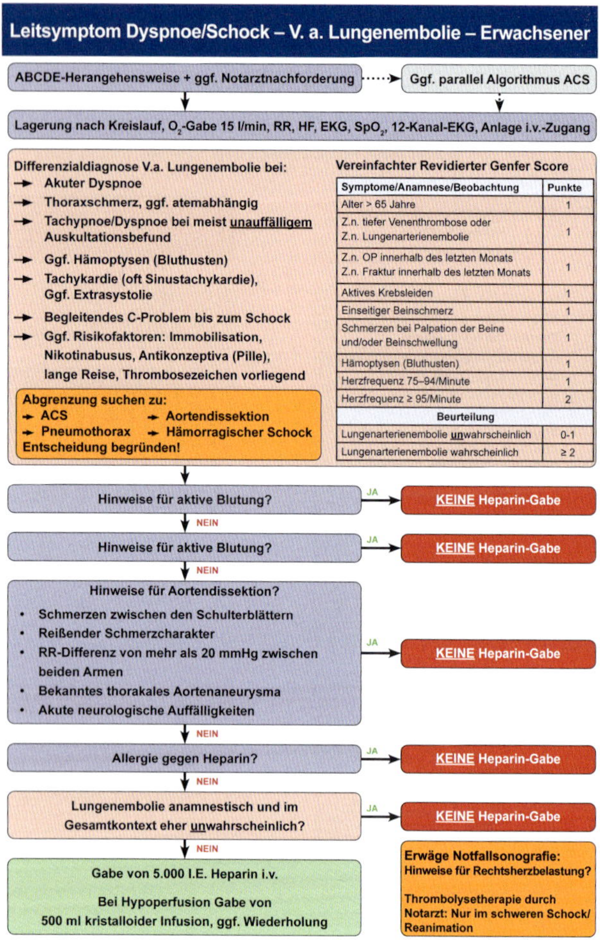

Symptome/Anamnese/Beobachtung	Punkte
Alter > 65 Jahre	1
Z.n. tiefer Venenthrombose oder Z.n. Lungenarterienembolie	1
Z.n. OP innerhalb des letzten Monats Z.n. Fraktur innerhalb des letzten Monats	1
Aktives Krebsleiden	1
Einseitiger Beinschmerz	1
Schmerzen bei Palpation der Beine und/oder Beinschwellung	1
Hämoptysen (Bluthusten)	1
Herzfrequenz 75–94/Minute	1
Herzfrequenz ≥ 95/Minute	2
Beurteilung	
Lungenarterienembolie unwahrscheinlich	0-1
Lungenarterienembolie wahrscheinlich	≥ 2

Abb. 21.26 Leitsymptom Dyspnoe/Schock – V. a. Lungenembolie – Erwachsener [W924]

Leitalgorithmus kardiales Lungenödem

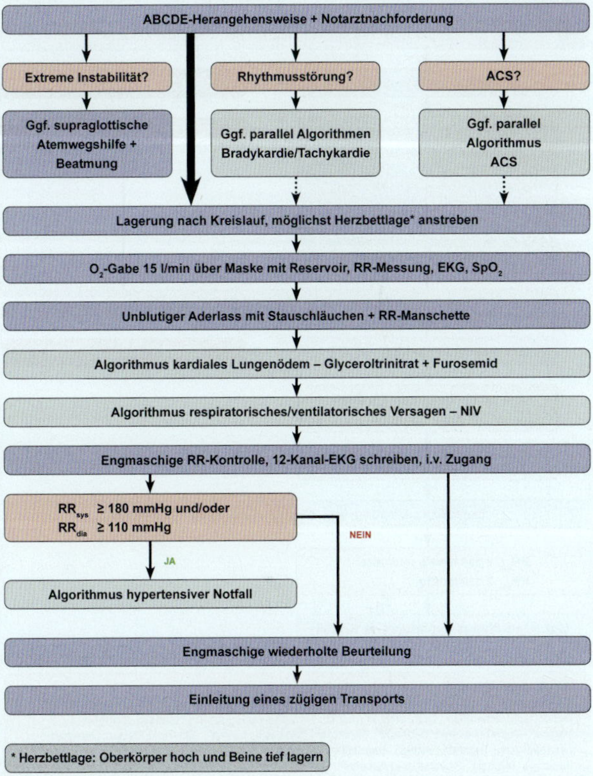

Abb. 21.27 Leitalgorithmus kardiales Lungenödem [W924]

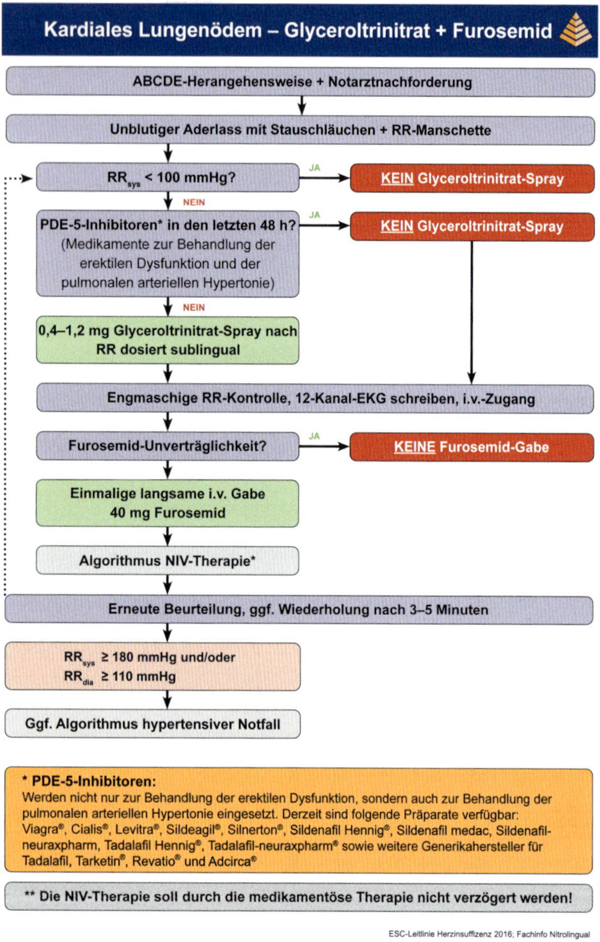

Abb. 21.28 Kardiales Lungenödem – Glyceroltrinitrat + Furosemid [W924]

Respiratorisches/ventilatorisches Versagen – NIV

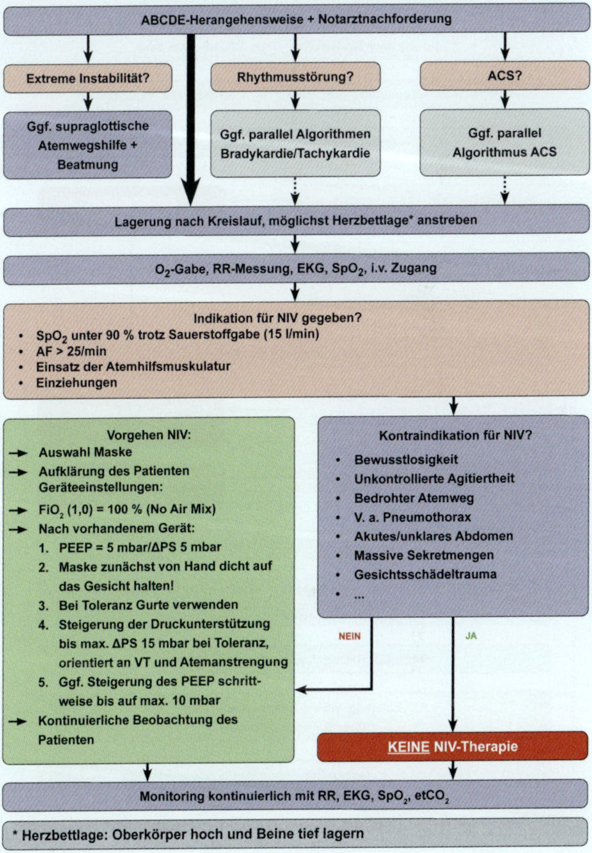

Abb. 21.29 Respiratorisches/ventilatorisches Versagen – NIV [W924]

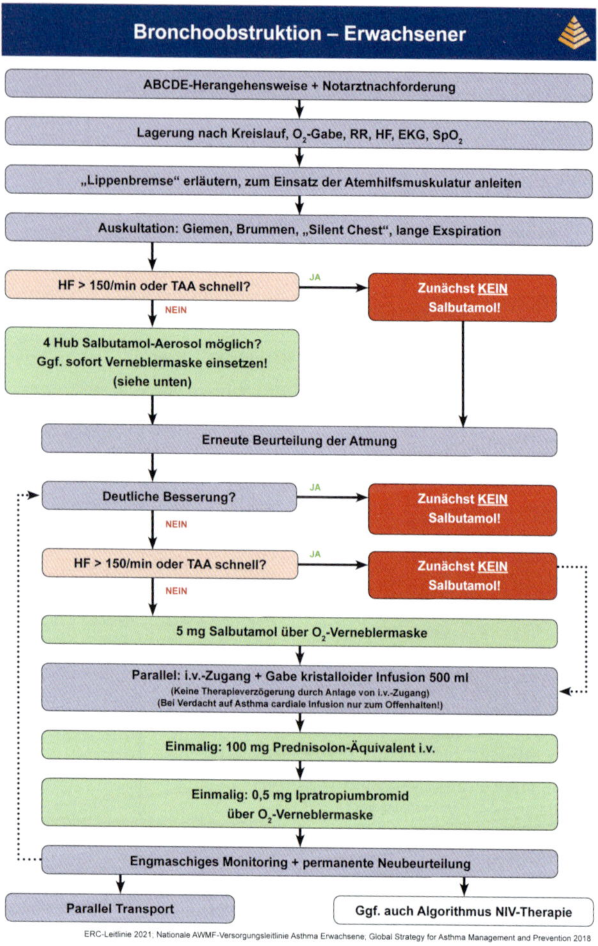

Abb. 21.30 Bronchoobstruktion – Erwachsener [W924]

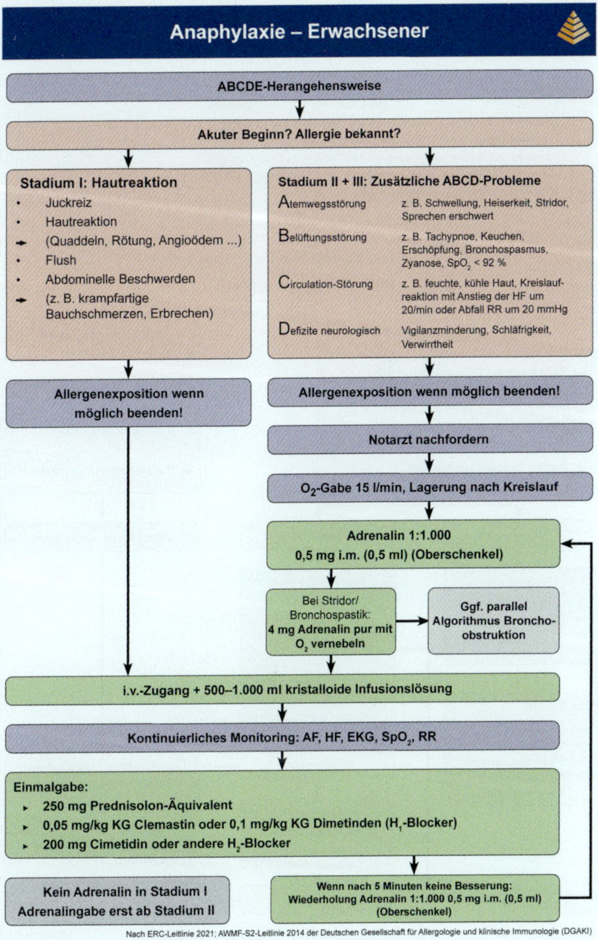

Abb. 21.31 Anaphylaxie – Erwachsener [W924]

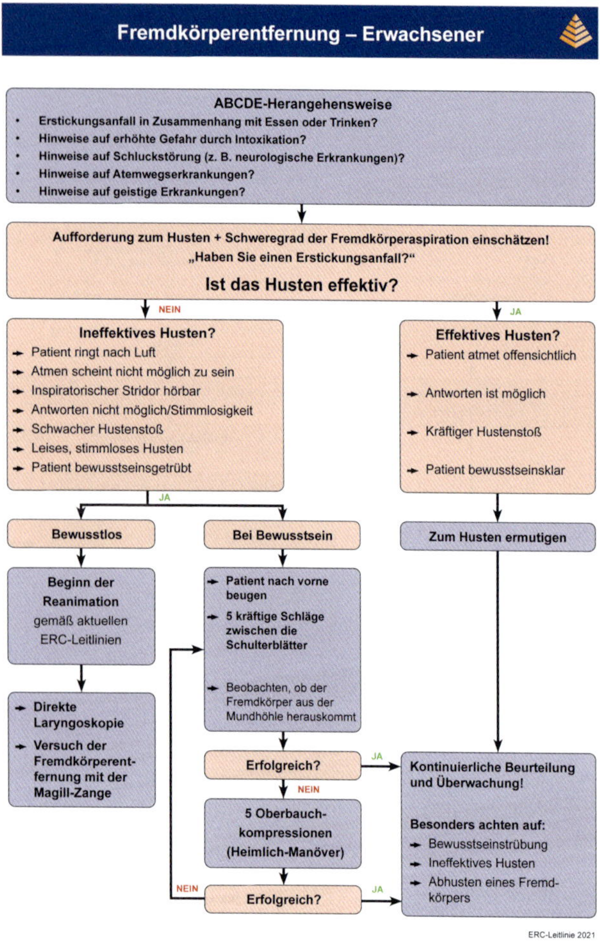

Abb. 21.32 Fremdkörperentfernung – Erwachsener [W924]

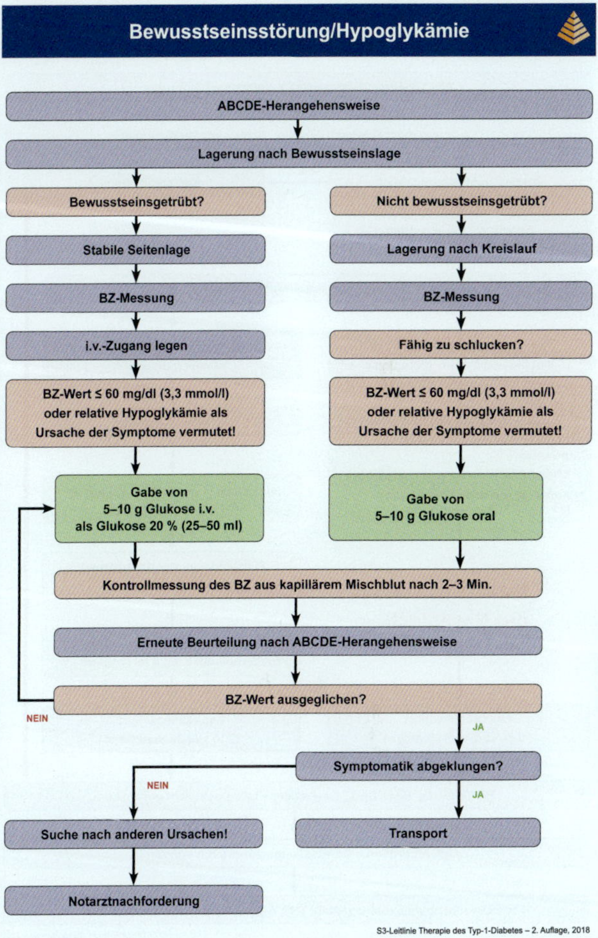

Abb. 21.33 Bewusstseinsstörung/Hypoglykämie [W924]

Krampfanfall – Erwachsener

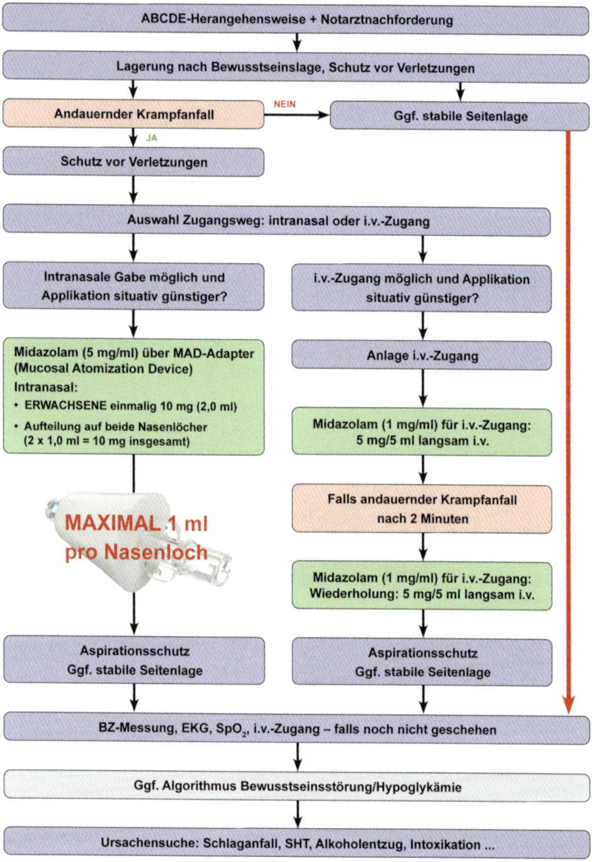

DGN-Clinical-Pathway Status epilepticus 2021

Abb. 21.34 Krampfanfall – Erwachsener [W924]

Starker Erregungszustand – Erwachsener

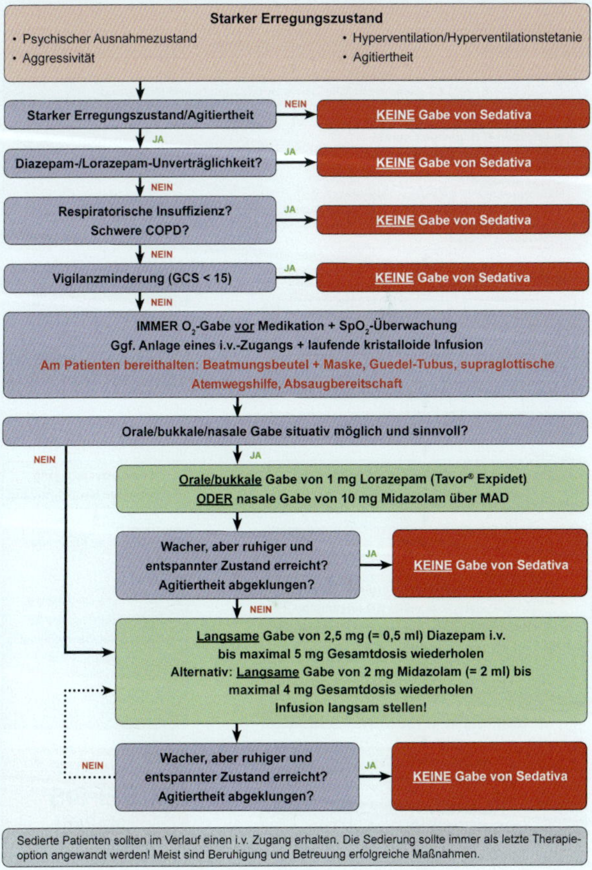

Abb. 21.35 Starker Erregungszustand – Erwachsener [W924]

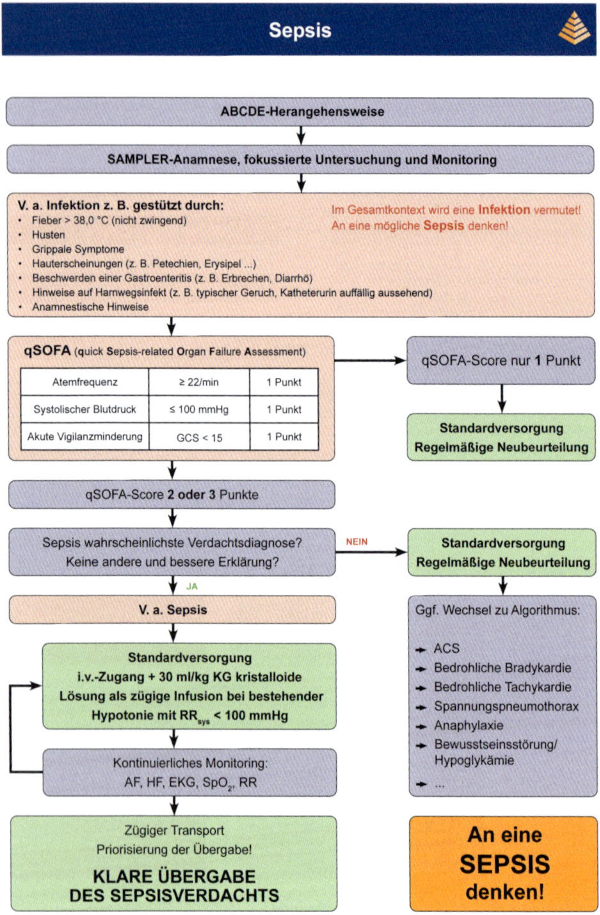

Abb. 21.36 Sepsis [W924]

V. a. drohende Addison-Krise – akute Nebenniereninsuffizienz

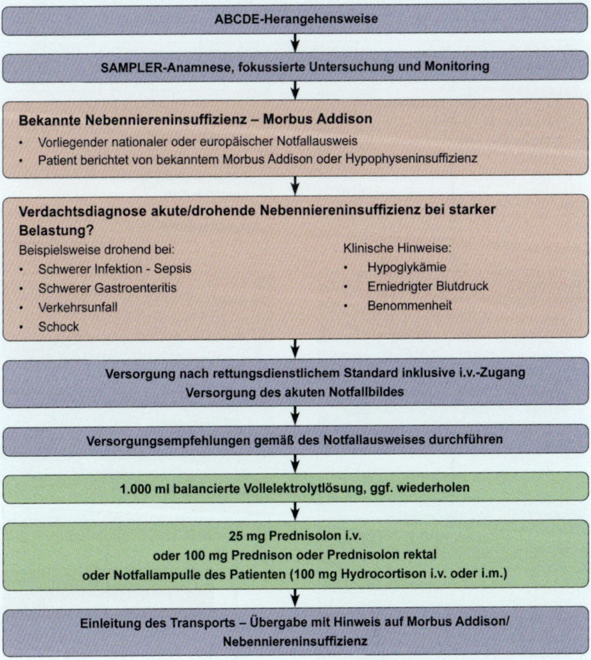

Abb. 21.37 V. a. drohende Addison-Krise – akute Nebenniereninsuffizienz [W924]

Bevorstehende Geburt – Transportentscheidung

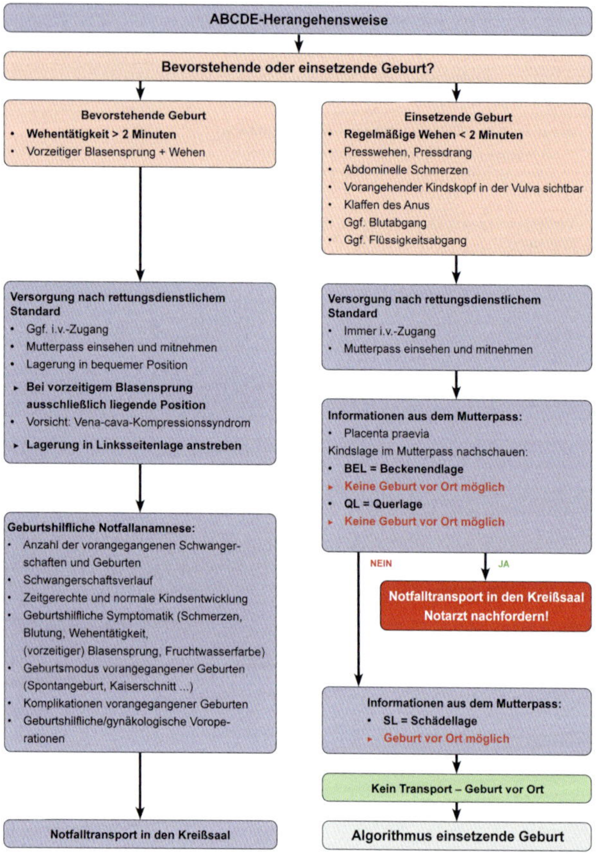

Abb. 21.38 Bevorstehende Geburt – Transportentscheidung [W924]

Einsetzende Geburt

Einsetzende Geburt

- **Regelmäßige Wehen < 2 Minuten**
- Presswehen, Pressdrang
- Abdominelle Schmerzen
- Vorangehender Kindskopf in der Vulva sichtbar
- Klaffen des Anus
- Ggf. Blutabgang
- Ggf. Flüssigkeitsabgang, Blasensprung

↓

- IMMER Anlage i.v.-Zugang
- Ruhige Umgebung schaffen
- Ausreichende Raumtemperatur sicherstellen
- Gebärende und deren Partner beruhigen
- Gebärende nicht mehr laufen lassen
- Lagerung ggf. in Rückenlage mit leicht erhöhtem Oberkörper und angewinkelten, gespreizten Beinen
- Vorsicht: Vena-cava-Kompressionssyndrom
- Lagerung in Linksseitenlage anstreben
- Sterile Unterlage vorlegen (z. B. Brandwundenverbandtuch)
- Abnabelung vorbereiten: 2 Nabelklemmen, 1 sterile Schere/Skalpell, sterile Kompressen

↓

GEBURT – Geburtsfortschritt beobachten – **NICHT EINGREIFEN!**

1. **Geburt des führenden Kindsteils (meist Kopf!)**
- Dammschutz und Führung bei Durchgleiten des Kopfes
- Nach Entwicklung des Kopfes sofortiger Ausschluss einer Umschlingung der Nabelschnur um den Kopf

Nicht am Kind ziehen!

2. **Geburt des kindlichen Körpers**
- Vordere Schulter unter Senkung des Kopfes entwickeln, bis die Oberarmmitte sichtbar ist
- Hintere Schulter unter Anheben des Kopfes **OHNE** Zug entwickeln

↓

Abnabelung

- Abnabelung erst nach 1 Minute (bei akuter Bedrohung sofort!)
- Ca. 20 cm vom Kind entfernt zwei Nabelklemmen im Abstand von 3 cm setzen und zwischen den Nabelklemmen durchtrennen
- Abtrocknen des Kindes und Wärmeerhalt mit Tüchern
- Uhrzeit notieren*
- APGAR nach 1 Minute, 5 Minuten und 10 Minuten erheben
- Nachgeburt nicht abwarten – Mutter + Kind (+ ggf. Plazenta) in die nächstgelegene Geburtsklinik transportieren

↓

Algorithmus Neugeborenenversorgung direkt nach der Geburt

↓

Transport

* **Geburtszeitpunkt:**
Als Geburtszeitpunkt gilt die Zeit, zu der das Kind vollständig und lebend aus dem Mutterleib ausgetreten ist.

Abb. 21.39 Einsetzende Geburt [W924]

Neugeborenenversorgung direkt nach der Geburt

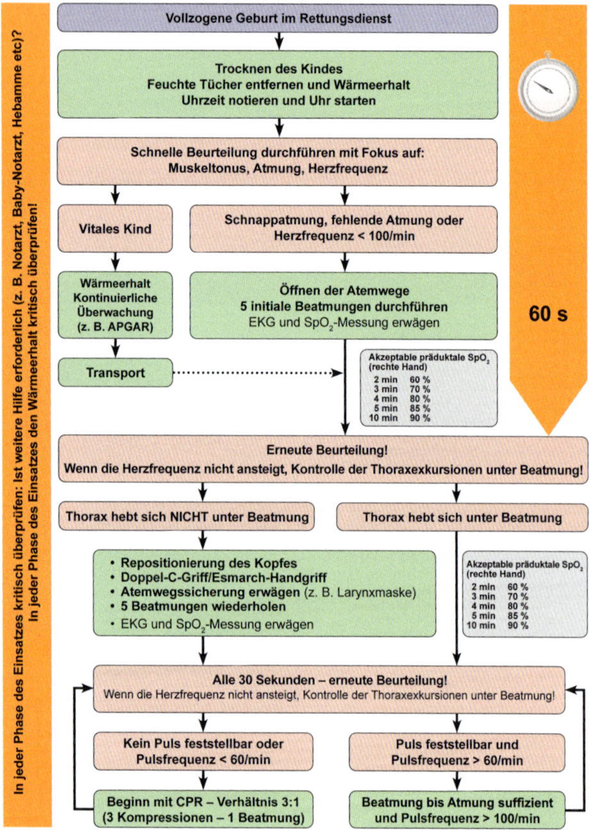

Abb. 21.40 Neugeborenenversorgung direkt nach der Geburt [W924]

Erkennen des kritisch kranken Kindes

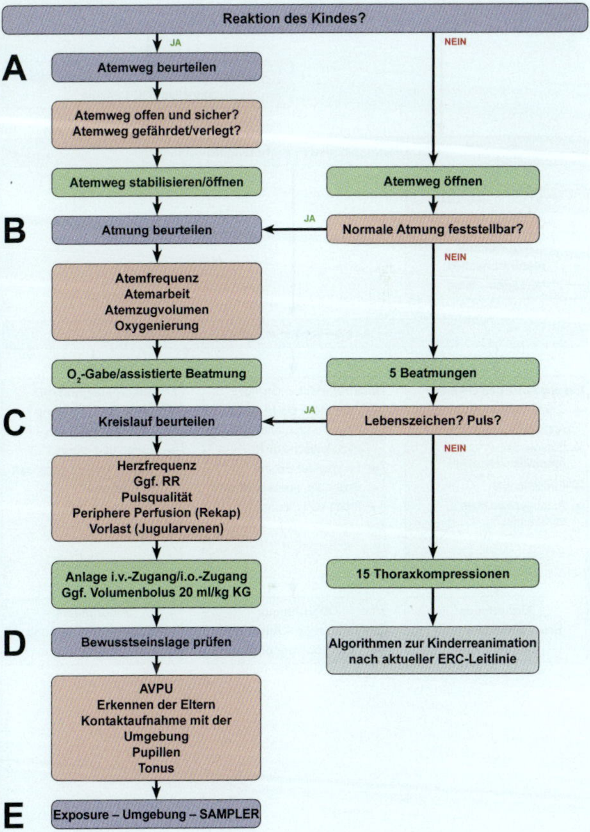

Abb. 21.41 Erkennen des kritisch kranken Kindes [W924]

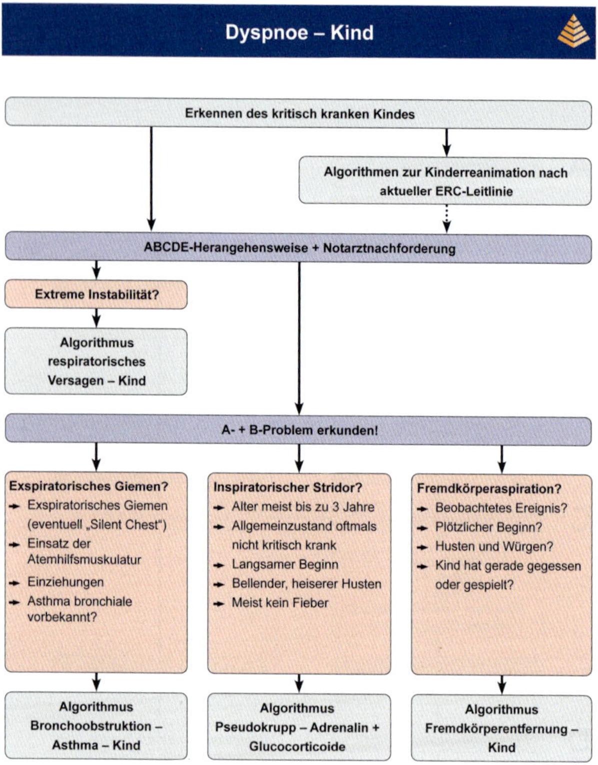

Abb. 21.42 Dyspnoe – Kind [W924]

Bronchoobstruktion – Asthma – Kind

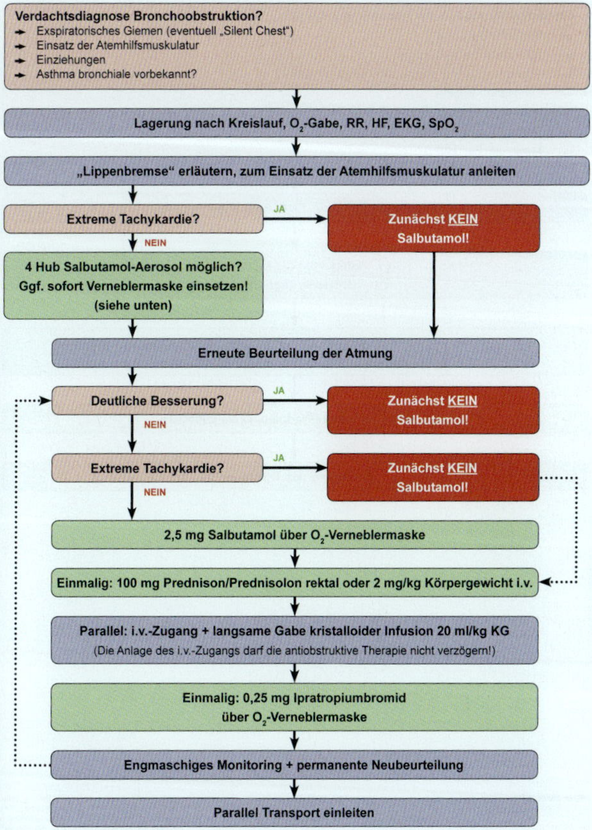

ERC-Leitlinie 2021; Nationale AWMF-Versorgungsleitlinie Asthma Kind; Global Strategy for Asthma Management and Prevention 2018

Abb. 21.43 Bronchoobstruktion – Asthma – Kind [W924]

Pseudokrupp – Adrenalin + Glucocorticoide

Verdachtsdiagnose akuter Pseudokrupp-Anfall?

- Kindliche Dyspnoe
- Alter meist bis zu 3 Jahre
- Allgemeinzustand oftmals nicht kritisch krank
- Langsamer Beginn
- Bellender, heiserer Husten
- Inspiratorischer Stridor
- Meist kein Fieber

↓ JA

O_2-Gabe 8–15 l/min, EKG, SpO_2 – Ziel > 92 %

↓

Anfeuchten der Atemluft
Sitzende Lagerung

↓

Adrenalin 4 mg/4 ml (1:1.000 = pur)
über Kinder-Verneblermaske mit Sauerstoff vernebeln

↓

100 mg Prednison/Prednisolon als Zäpfchen

↓

Einleitung des Transports

PD Dr. Christoph Grüber, Kinderzentrum, Klinikum Frankfurt (Oder), PD Dr. Michael Barker, Klinik für Pädiatrische Pneumologie, HELIOS-Klinikum Emil von Behring, Berlin, CME 2010 · 7(1): 45–53 · DOI: 10.1007/s11298-010-0893-8 · © Springer-Verlag 2011
Prof. Dr. J. Riedler, Abteilung für Kinder- und Jugendheilkunde, Kardinal Schwarzenberg'sches Krankenhaus, Schwarzach/Österreich Monatsschrift Kinderheilkunde 2011 · 159: 938–947
Atemwegsinfektionen – 3. Auflage 2013, Therapieempfehlungen der Arzneimittelkommission der deutschen Ärzteschaft

Abb. 21.44 Pseudokrupp – Adrenalin + Glucocorticoide [W924]

Fremdkörperentfernung – Kind

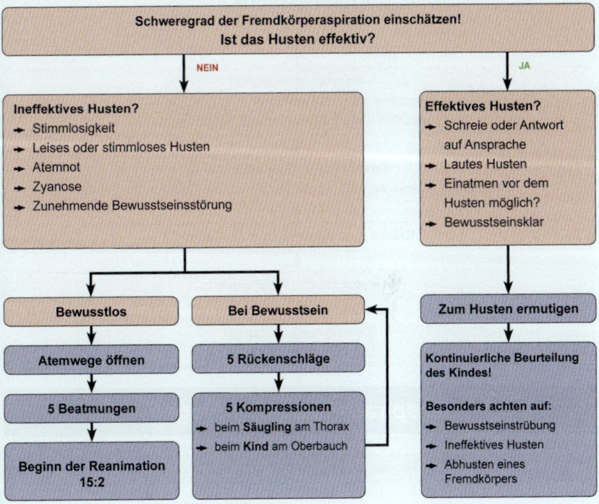

Nach ERC-Anwendermanual

Abb. 21.45 Fremdkörperentfernung – Kind [W924]

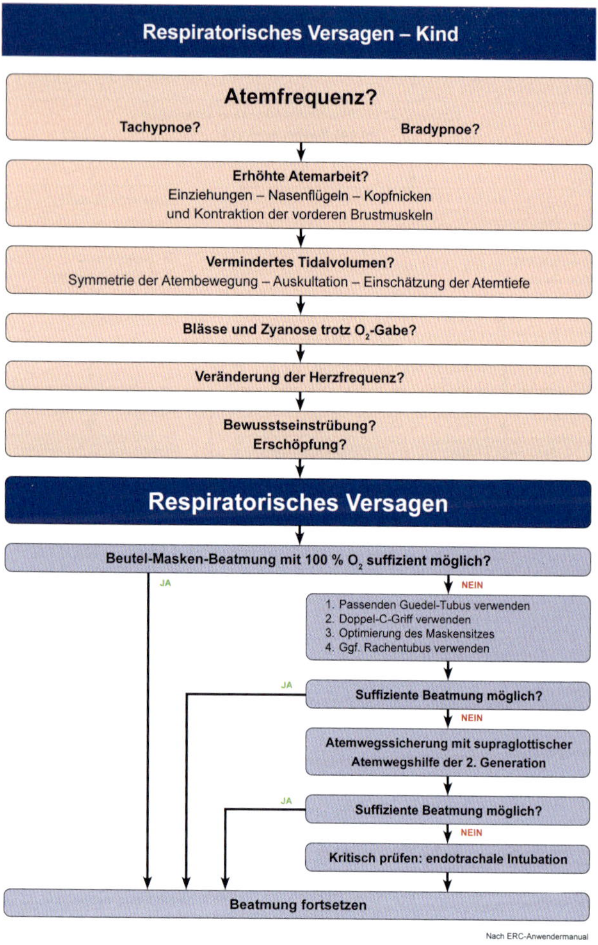

Abb. 21.46 Respiratorisches Versagen – Kind [W924]

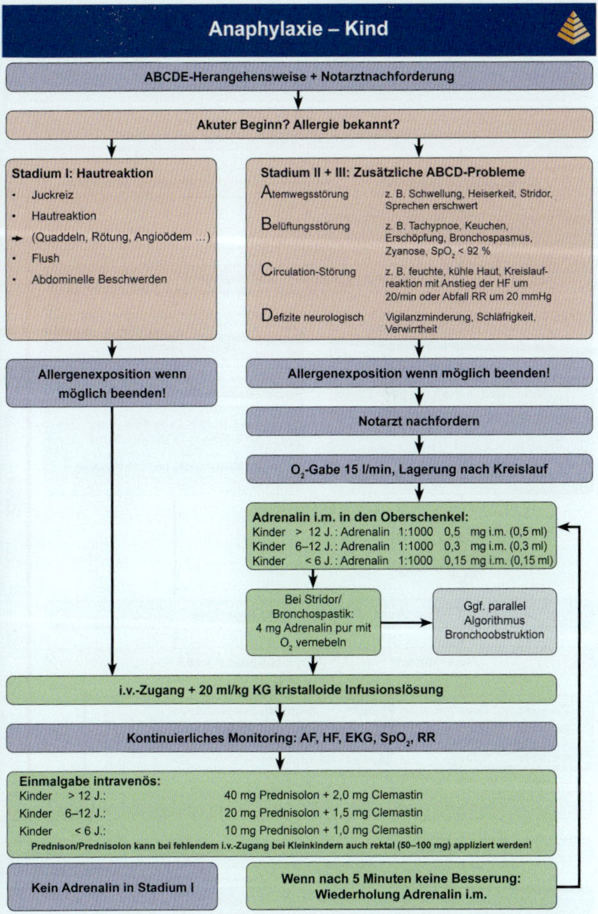

Nach ERC-Anwendermanual, AWMF-S2-Leitlinie der Deutschen Gesellschaft für Allergologie und klinische Immunologie (DGAKI) und World Allergy Organization Guidelines for the Assessment and Management of Anaphylaxis (Journal of Allergy and Clinical Immunology, März 2011)

Abb. 21.47 Anaphylaxie – Kind [W924]

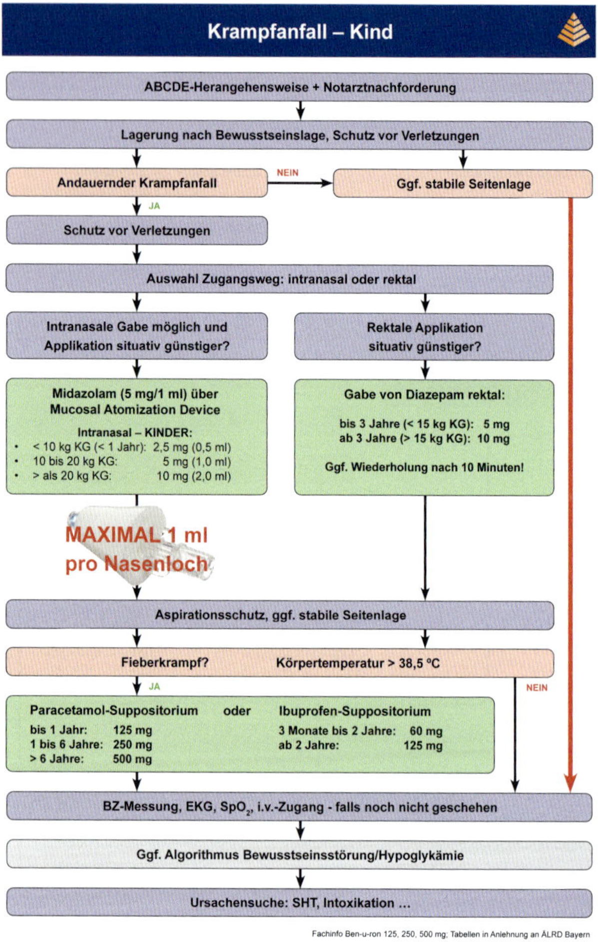

Abb. 21.48 Krampfanfall – Kind [W924]

Entscheidungsfindung bei Traumapatienten

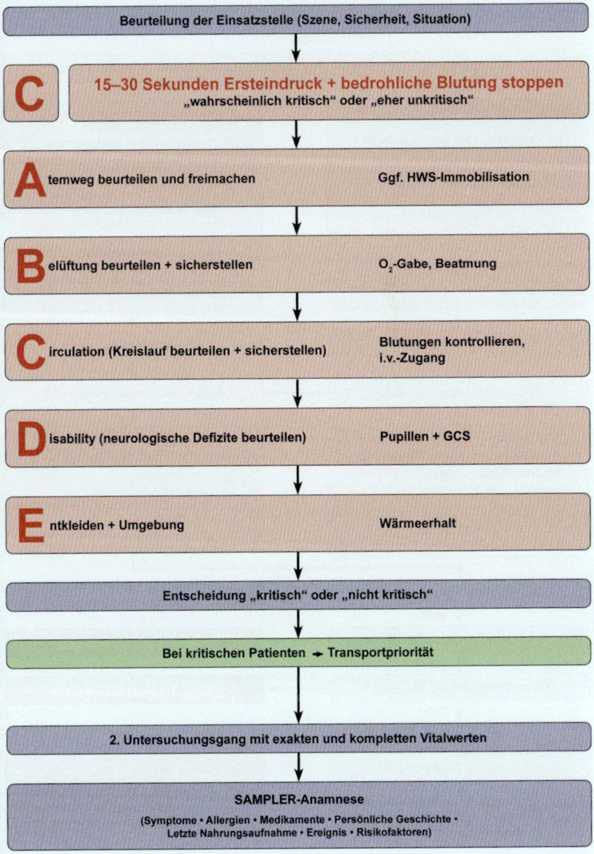

Abb. 21.49 Entscheidungsfindung bei Traumapatienten [W924]

Management des Patienten im hämorrhagischen Schock

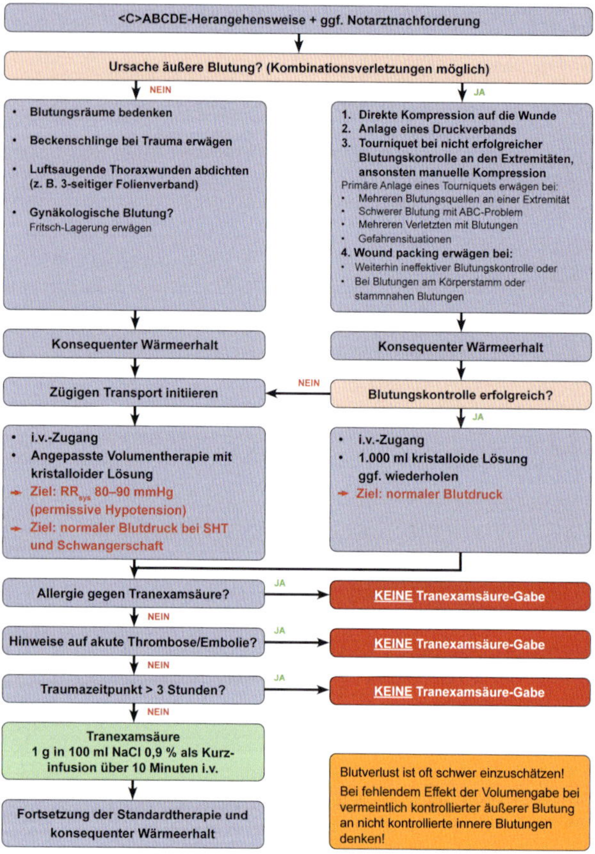

Abb. 21.50 Management des Patienten im hämorrhagischen Schock [W924]

Entscheidung – Anlage einer Beckenschlinge

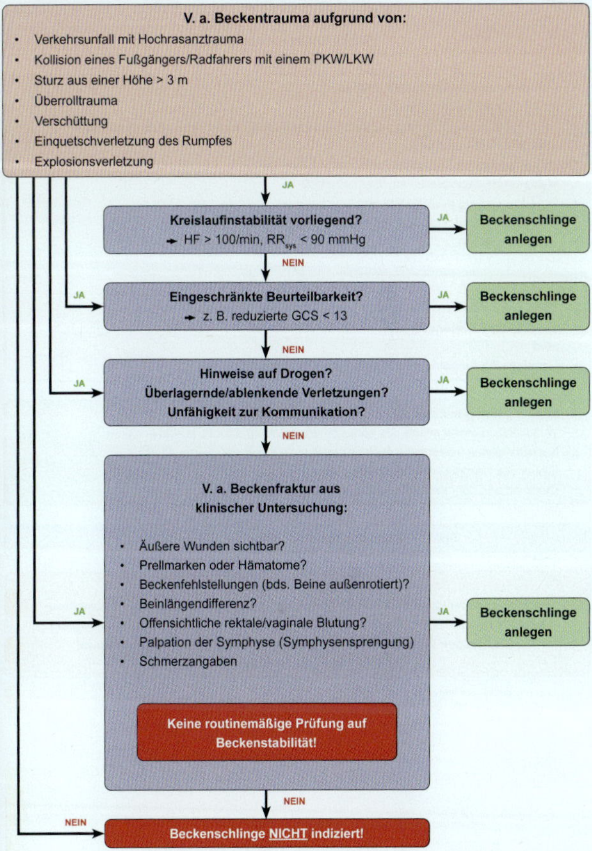

U. Schweigkofler, Beckengurt – warum, wann und wie präklinisch einsetzen?, Elsevier Emergency, 2020

Abb. 21.51 Entscheidung – Anlage einer Beckenschlinge [W924]

Management massiver äußerer Blutungen – Hämostatika

Massive äußere Blutung?

↓ JA

1. **Direkte Kompression auf die Wunde**
2. **Anlage eines Druckverbands**
3. **Tourniquet bei nicht erfolgreicher Blutungskontrolle an Extremitäten, ansonsten manuelle Kompression**

Primäre Anlage eines Tourniquets bei:

- Mehreren Blutungsquellen an einer Extremität
- Schwerer Blutung mit ABC-Problem
- Mehreren Verletzten mit Blutungen
- Gefahrensituation

↓

Bei:

- **Nicht kontrollierbaren Blutungen trotz angelegtem Tourniquet**
- **Stammnahen Blutungen (z. B. Axilla, Leiste), die für das Tourniquet nicht zugänglich sind**
- **Massiven Blutungen am Körperstamm**

↓

4. **Wound packing mit hämostatischen Verbandsstoffen:**

- Wundhöhle komplett mittels des hämostatischen Verbandsstoffs austamponieren
- Nach kompletter Tamponade direkten Druck auf die austamponierte Wunde ausüben (Dauer des Drucks gemäß Herstellerangabe – meist zwischen 1 bis 3 Minuten)
- Druckverband über der austamponierten Wunde anlegen

↓

Einleitung des zügigen Transports in geeignete Klinik

Grundsätzlich gilt:
Herstellerempfehlungen insbesondere bezüglich der Kompressionsdauer beachten!
Niemals den Transport durch langwierige Blutungskontrollmaßnahmen verzögern!
Bewegungen vermeiden, um erfolgte Blutstillung nicht zu verschlechtern!
„The first clot is the best clot!"

Abb. 21.52 Management massiver äußerer Blutungen – Hämostatika [W924]

Permissive Hypotension bei nicht kontrollierbaren Blutungen

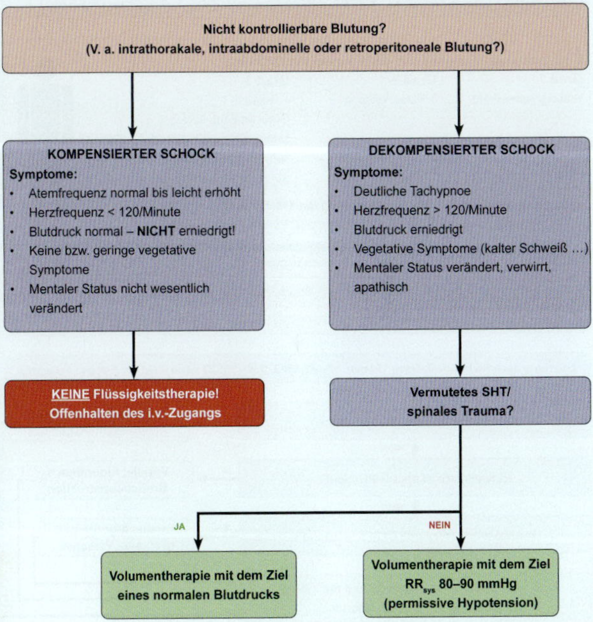

Abb. 21.53 Permissive Hypotension bei nicht kontrollierbaren Blutungen [W924]

Leitsymptom Verbrennung/Verbrühung – Erwachsener

Externe Kühlung beenden! ABCDE-Herangehensweise + ggf. Notarztnachforderung

↓

Einschätzung mit Fokus auf Verbrennung/Verbrühung:

Grad 1	**Grad 2**	**Grad 3**
Rötung/Schwellung	+ Blasenbildung	+ Nekrose Grau-weißlich fleckige, ledrige Haut, ggf. Verkohlung (Grad 4) tiefgehende Schädigung
Mäßige Schmerzen	Starke Schmerzen	wenig/keine Schmerzen

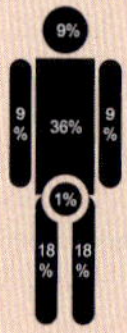

V.a. Inhalationstrauma:

A Verbrennung des Gesichts, versengte Gesichts- und Nasenbehaarung, Ruß im Gesicht oder im Sputum

B Atemwegsobstruktion (Stridor, Ödem, oropharyngeale Schleimhautschädigung)

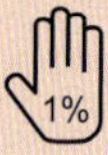

Feststellen der Ursache: Flamme, Verbrühung, Stromunfall, chemischer Stoff

Ausmaß einschätzen: Neuner-Regel nach Wallace, Handflächenregel

↓

Lagerung nach Kreislauf, O_2-Gabe 15 l/min, RR, HF, EKG, SpO_2, SpCO wenn möglich, Anlage i.v.-Zugang

↓

Hinweise für akutes A-Problem? – JA → **Parallel Algorithmus Atemwegsmanagement**

↓ NEIN

Hinweise für akutes B-Problem? – JA → **Parallel Algorithmus Bronchoobstruktion**

↓ NEIN

Hinweise auf relevante CO-Intoxikation? – JA → **Parallel Algorithmus NIV/ resp. Versagen**

↓ NEIN

Zeitnahe sterile Wundabdeckung mit nicht haftendem Verbandmaterial

↓

Konsequenter Wärmeerhalt

↓

Infusionstherapie 500 ml (bis 1.000 ml) mit balancierter VEL

↓

Schmerzen NRS ≥ 4? – JA → **Parallel Algorithmus Schmerzen bei Trauma**

↓ NEIN

Zügiger Transport

> **Verbrennung erklärt in der Frühphase keinen Schock!**
> **→ Begleitverletzungen suchen!**
> **Ggf. parallele Cyanid-Intoxikation bedenken!**

Abb. 21.54 Leitsymptom Verbrennung/Verbrühung – Erwachsener [W924]

Leitsymptom Verbrennung/Verbrühung – Kind

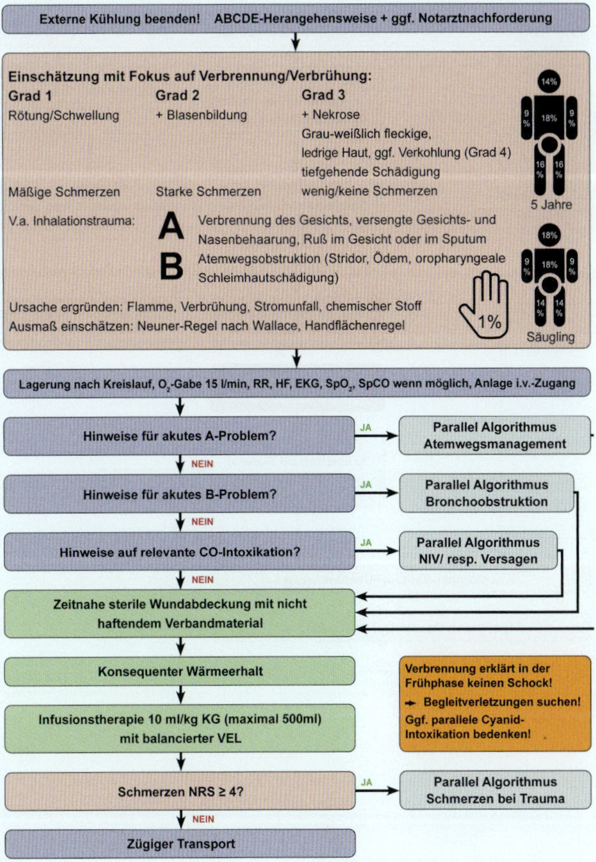

Abb. 21.55 Leitsymptom Verbrennung/Verbrühung – Kind [W924]

Leitalgorithmus starke Schmerzzustände (NRS ≥ 4)

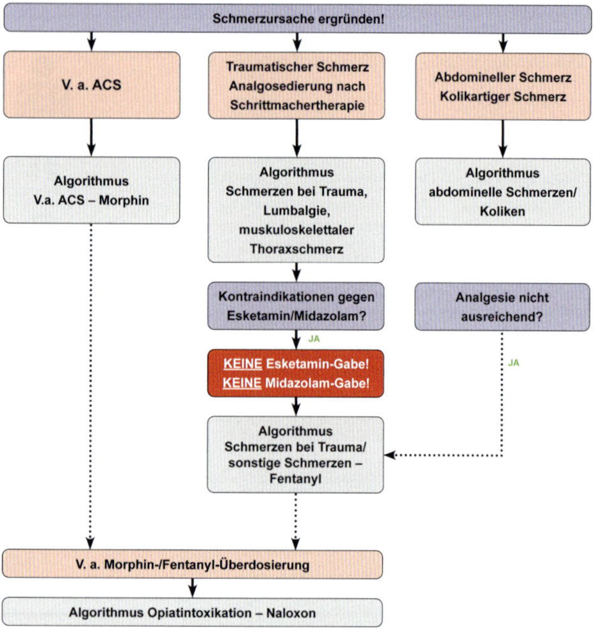

Abb. 21.56 Leitalgorithmus starke Schmerzzustände (NRS ≥ 4) [W924]

ACS – Algorithmus Morphin + Antiemetika

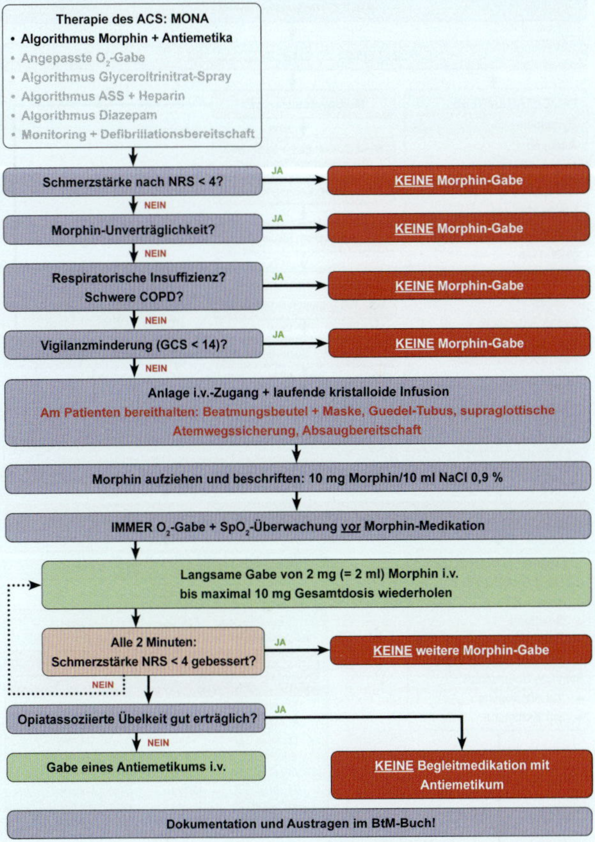

ESC-Leitlinie STEMI 2017; ESC-Leitlinie NSTEMI 2020; ERC-Leitlinie 2021

Abb. 21.57 ACS – Algorithmus Morphin + Antiemetika [W924]

Schmerzen (NRS ≥ 4) bei Trauma, Lumbalgie … – Esketamin

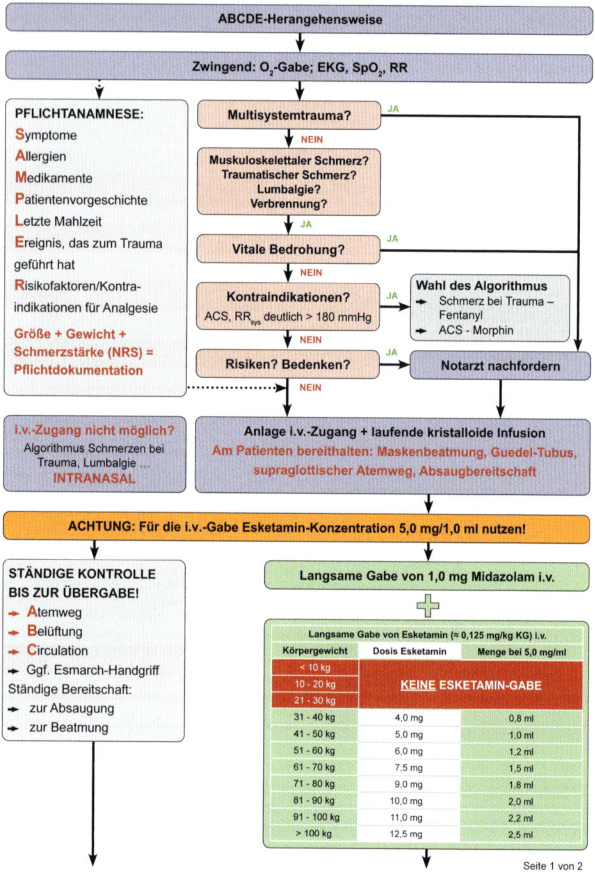

Langsame Gabe von Esketamin (≈ 0,125 mg/kg KG) i.v.

Körpergewicht	Dosis Esketamin	Menge bei 5,0 mg/ml
< 10 kg	KEINE ESKETAMIN-GABE	
10 - 20 kg	KEINE ESKETAMIN-GABE	
21 - 30 kg	KEINE ESKETAMIN-GABE	
31 - 40 kg	4,0 mg	0,8 ml
41 - 50 kg	5,0 mg	1,0 ml
51 - 60 kg	6,0 mg	1,2 ml
61 - 70 kg	7,5 mg	1,5 ml
71 - 80 kg	9,0 mg	1,8 ml
81 - 90 kg	10,0 mg	2,0 ml
91 - 100 kg	11,0 mg	2,2 ml
> 100 kg	12,5 mg	2,5 ml

Abb. 21.58a Schmerzen (NRS ≥ 4) bei Trauma, Lumbalgie … – Esketamin [W924]

Schmerzen (NRS ≥ 4) bei Trauma, Lumbalgie … – Esketamin

Nach 2–3 Minuten erneute Beurteilung + Schmerzstärke (NRS) = Pflichtdokumentation

↓

Ausreichende Besserung erreicht? (NRS 2–3)
Umlagern/Immobilisieren möglich

JA → Durchführung von Versorgung nach rettungsdienstlichem Standard!

Z. B. Immobilisation/ Extremitätenschienung

NEIN →

Langsame Gabe von Esketamin (≈ 0,125 mg/kg KG) i.v.

Körpergewicht	Dosis Esketamin	Menge bei 5,0 mg/ml
< 10 kg	KEINE ESKETAMIN-GABE	
10 - 20 kg	KEINE ESKETAMIN-GABE	
21 - 30 kg	KEINE ESKETAMIN-GABE	
31 - 40 kg	4,0 mg	0,8 ml
41 - 50 kg	5,0 mg	1,0 ml
51 - 60 kg	6,0 mg	1,2 ml
61 - 70 kg	7,5 mg	1,5 ml
71 - 80 kg	9,0 mg	1,8 ml
81 - 90 kg	10,0 mg	2,0 ml
91 - 100 kg	11,0 mg	2,2 ml
> 100 kg	12,5 mg	2,5 ml

↓

Nach 2–3 Minuten erneute Beurteilung + Schmerzstärke (NRS) = Pflichtdokumentation

↓

Ausreichende Besserung erreicht? (NRS 2–3)
Umlagern/Immobilisieren möglich

JA → Durchführung von Versorgung nach rettungsdienstlichem Standard + Transport!
Z. B. Immobilisation/Extremitätenschienung

↓

Langsame Repetitionsgabe von Esketamin (≈ 0,08 mg/kg KG) i.v. nach 10–15 Minuten

Körpergewicht	Dosis Esketamin	Menge bei 5,0 mg/ml
31 - 40 kg	2,5 mg	0,5 ml
41 - 50 kg	3,0 mg	0,6 ml
51 - 60 kg	4,0 mg	0,8 ml
61 - 70 kg	5,0 mg	1,0 ml
71 - 80 kg	6,0 mg	1,2 ml
81 - 90 kg	6,5 mg	1,3 ml
91 - 100 kg	6,8 mg	1,4 ml
> 100 kg	8,0 mg	1,6 ml

NEIN → **Notarzt nachfordern** → **Ggf. Algorithmus Fentanyl**

BEI UNSICHERHEIT, BEDENKEN ODER KOMPLIKATIONEN – UMGEHEND NOTARZT NACHFORDERN!

Seite 2 von 2

Abb. 21.58b

Schmerzen (NRS ≥ 4) bei Trauma, Lumbalgie … – INTRANASAL

Anlage eines i.v.-Zugangs nicht möglich!
Intranasale Gabe mit Mucosal Atomization Device erforderlich!

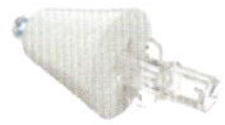

ACHTUNG: Für die intranasale Gabe Esketamin-Konzentration 25 mg/1 ml nutzen!

STÄNDIGE KONTROLLE BIS ZUR ÜBERGABE!

- Atemweg
- Belüftung
- Circulation

- Ggf. Esmarch-Handgriff

Ständige Bereitschaft:
- zur Absaugung
- zur Beatmung

Schnelle Gabe von 2,5 mg Midazolam (0,5 ml aus 5-mg/ml-Midazolam-Ampullen) INTRANASAL

+

Gabe von Esketamin (≈ 0,4 mg/kg KG) intranasal

Körpergewicht	Dosis Esketamin	Menge bei 25,0 mg/ml
< 10 kg	KEINE ESKETAMIN-GABE	
10 - 20 kg		
21 - 30 kg		
31 - 40 kg	12,5 mg	0,5 ml
41 - 50 kg	17,5 mg	0,7 ml
51 - 60 kg	25,0 mg	1,0 ml
61 - 70 kg	27,5 mg	1,1 ml
71 - 80 kg	30,0 mg	1,2 ml
81 - 90 kg	35,0 mg	1,4 ml
91 - 100 kg	37,5 mg	1,5 ml
> 100 kg	40,0 mg	1,6 ml

Nach 2–3 Minuten - erneute Beurteilung + Schmerzstärke (NRS) = Pflichtdokumentation

Ausreichende Besserung erreicht? (NRS 2–3)
Umlagern/Immobilisieren möglich

JA

Durchführung der Versorgung nach rettungsdienstlichem Standard!

Z. B. Immobilisation/ Extremitätenschienung

NEIN

Gabe von Esketamin (≈ 0,4 mg/kg KG) intranasal

Körpergewicht	Dosis Esketamin	Menge bei 25,0 mg/ml
< 10 kg	KEINE ESKETAMIN-GABE	
10 - 20 kg		
21 - 30 kg		
31 - 40 kg	12,5 mg	0,5 ml
41 - 50 kg	17,5 mg	0,7 ml
51 - 60 kg	25,0 mg	1,0 ml
61 - 70 kg	27,5 mg	1,1 ml
71 - 80 kg	30,0 mg	1,2 ml
81 - 90 kg	35,0 mg	1,4 ml
91 - 100 kg	37,5 mg	1,5 ml
> 100 kg	40,0 mg	1,6 ml

Seite 1 von 2

Abb. 21.59a Schmerzen (NRS ≥ 4) bei Trauma, Lumbalgie … – INTRANASAL [W924]

Schmerzen (NRS ≥ 4) bei Trauma, Lumbalgie … – INTRANASAL

Nach 2–3 Minuten erneute Beurteilung + Schmerzstärke (NRS) = Pflichtdokumentation

↓

Ausreichende Besserung erreicht? (NRS 2–3)
Umlagern/Immobilisieren möglich

JA ↓

Durchführung der Versorgung nach rettungsdienstlichem Standard!
Z. B. Immobilisation/Extremitätenschienung

↓

Repetitionsgabe von Esketamin (≈ 0,4 mg/kg KG) intranasal nach 15 Minuten

Körpergewicht	Dosis Esketamin	Menge bei 25,0 mg/ml
31 - 40 kg	12,5 mg	0,5 ml
41 - 50 kg	17,5 mg	0,7 ml
51 - 60 kg	25,0 mg	1,0 ml
61 - 70 kg	27,5 mg	1,1 ml
71 - 80 kg	30,0 mg	1,2 ml
81 - 90 kg	35,0 mg	1,4 ml
91 - 100 kg	37,5 mg	1,5 ml
> 100 kg	40,0 mg	1,6 ml

NEIN ↓

Notarzt nachfordern!

↓

Ggf. Algorithmus Fentanyl

BEI UNSICHERHEIT, BEDENKEN ODER KOMPLIKATIONEN – UMGEHEND NOTARZT NACHFORDERN!

Seite 2 von 2

Abb. 21.59b

Schmerzen bei Trauma/sonstige Schmerzen – Algorithmus Fentanyl

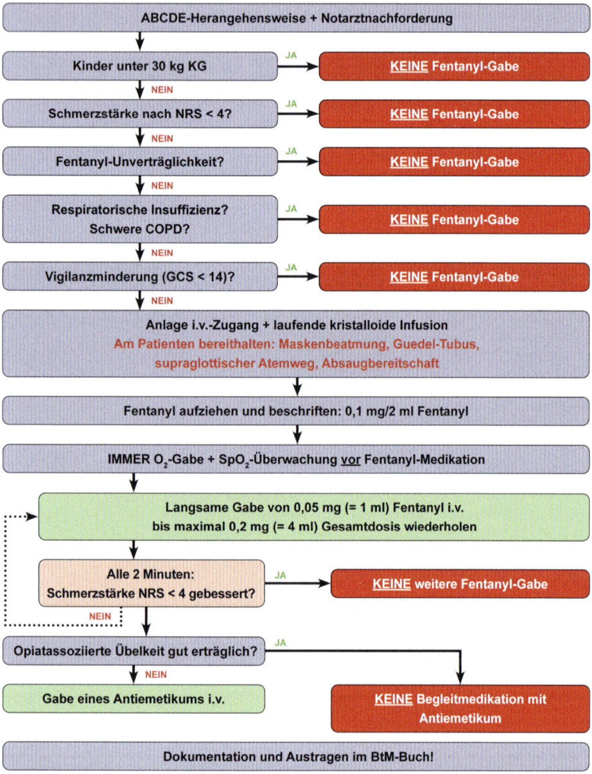

Abb. 21.60 Schmerzen bei Trauma/sonstige Schmerzen – Algorithmus Fentanyl [W924]

Abdominelle Schmerzen/Koliken – Erwachsener

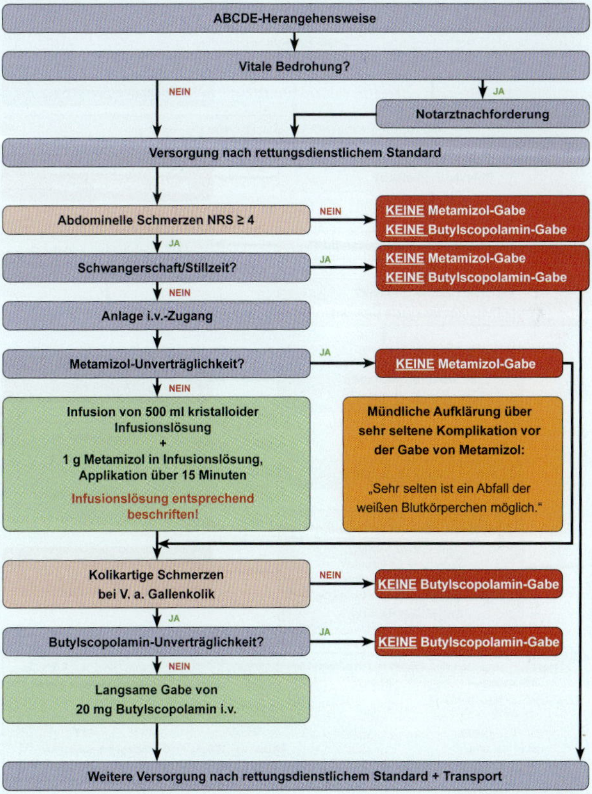

S2k-Leitlinie zur Diagnostik, Therapie und Metaphylaxe der Urolithiasis, 2018

Abb. 21.61 Abdominelle Schmerzen/Koliken – Erwachsener [W924]

Massive Übelkeit/Erbrechen – Antiemetikum

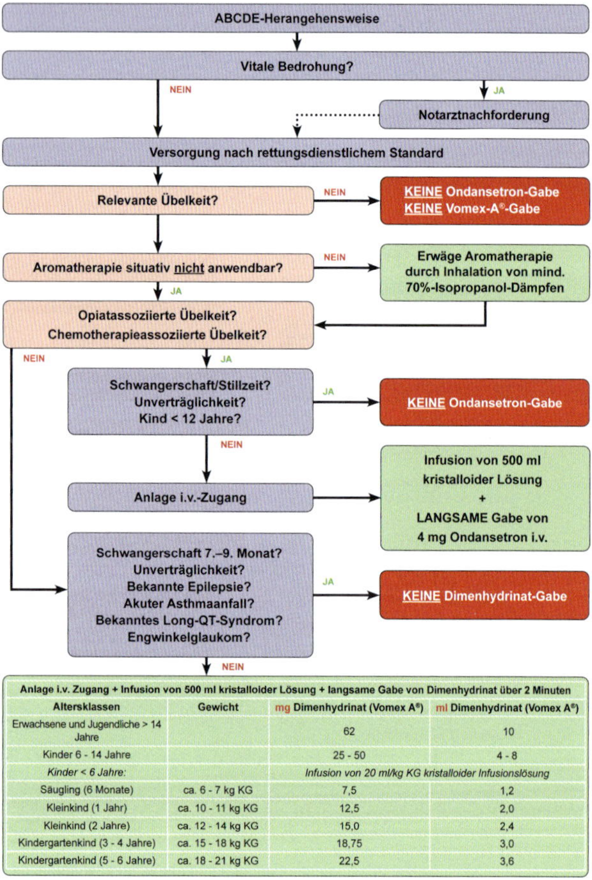

Anlage i.v. Zugang + Infusion von 500 ml kristalloider Lösung + langsame Gabe von Dimenhydrinat über 2 Minuten

Altersklassen	Gewicht	mg Dimenhydrinat (Vomex A®)	ml Dimenhydrinat (Vomex A®)
Erwachsene und Jugendliche > 14 Jahre		62	10
Kinder 6 - 14 Jahre		25 - 50	4 - 8
Kinder < 6 Jahre:		*Infusion von 20 ml/kg KG kristalloider Infusionslösung*	
Säugling (6 Monate)	ca. 6 - 7 kg KG	7,5	1,2
Kleinkind (1 Jahr)	ca. 10 - 11 kg KG	12,5	2,0
Kleinkind (2 Jahre)	ca. 12 - 14 kg KG	15,0	2,4
Kindergartenkind (3 - 4 Jahre)	ca. 15 - 18 kg KG	18,75	3,0
Kindergartenkind (5 - 6 Jahre)	ca. 18 - 21 kg KG	22,5	3,6

Abb. 21.62 Massive Übelkeit/Erbrechen – Antiemetikum [W924]

Opiatintoxikation – Naloxon

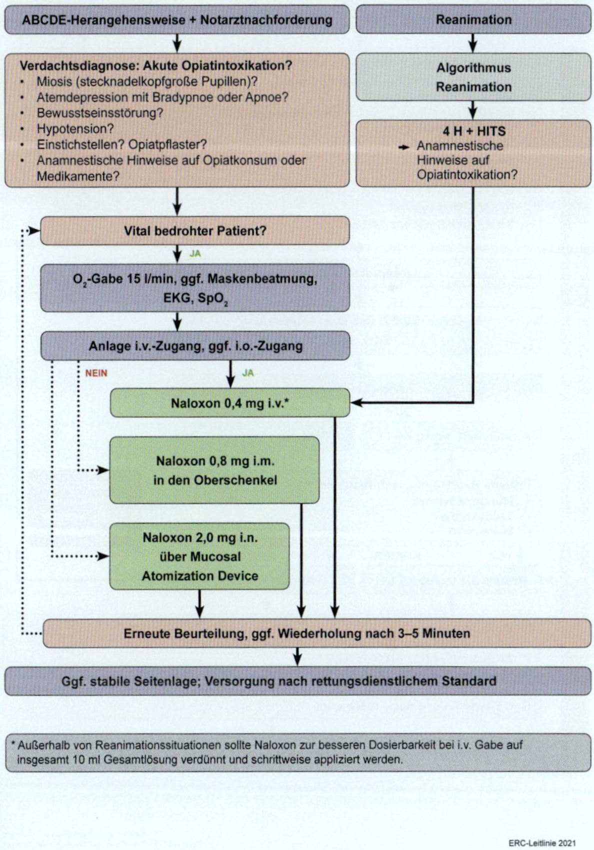

Abb. 21.63 Opiatintoxikation – Naloxon [W924]

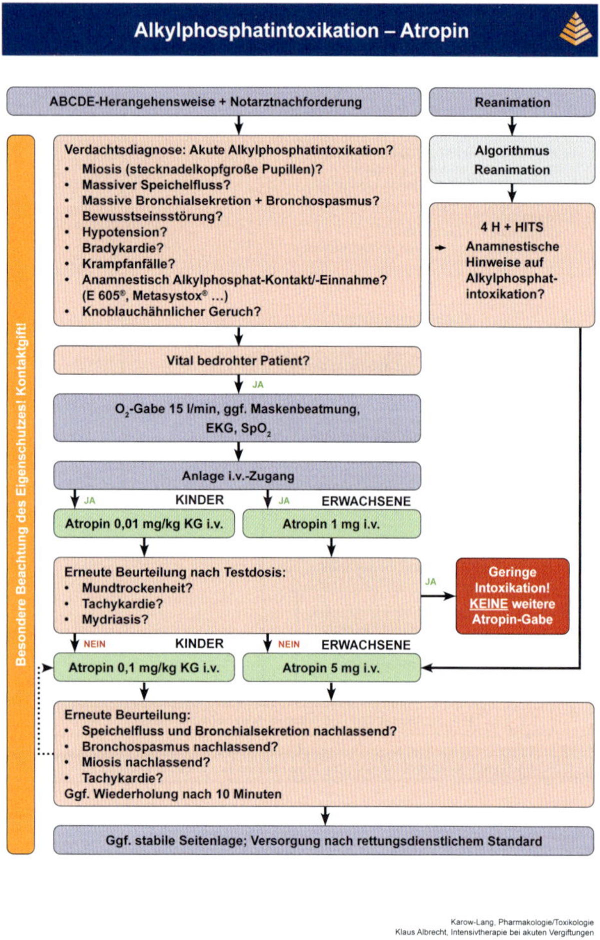

Abb. 21.64 Alkylphosphatintoxikation – Atropin [W924]

Transport/Versorgung invasiv heimbeatmeter Patienten

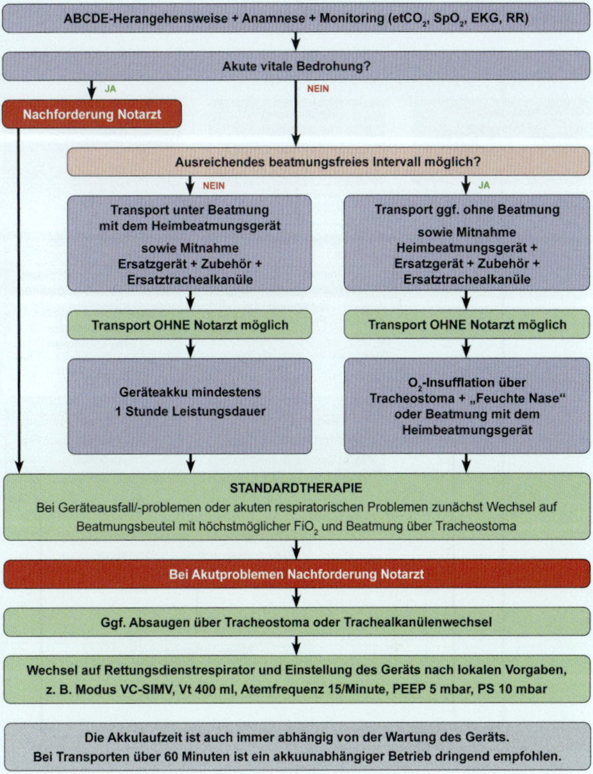

Abb. 21.65 Transport/Versorgung invasiv heimbeatmeter Patienten [W924]

Entscheidung über die Beförderung von Patienten

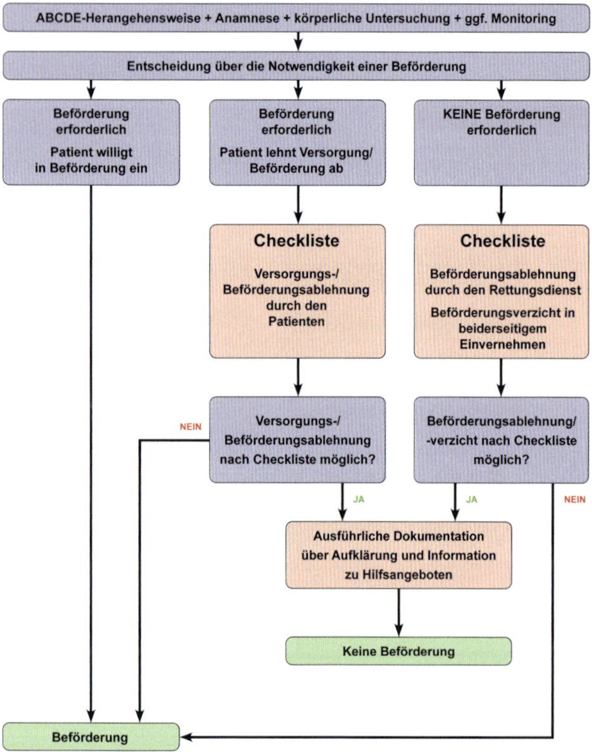

In Anlehnung an die Algorithmen für den Rettungsdienst im Land Schleswig-Holstein, Version 5.0.0

Abb. 21.66 Entscheidung über die Beförderung von Patienten [W924]

Checkliste: Versorgungs-/Beförderungsablehnung durch Patienten

Wird eine der Fragen Nr. 1 bis 16 mit **JA** beantwortet, ist die Nachforderung eines Notarztes dringend empfohlen!

		Nr.	Frage
NEIN	JA	1	Ist der Patient < 18 Jahren und nicht rechtlich (Gesundheit/Aufenthalt) betreut?
NEIN	JA	2	Hinweise auf vorliegende oder drohende Hilflosigkeit?
NEIN	JA	3	Hinweise auf Schlaftrunkenheit/-wandel?
NEIN	JA	4	Hinweise auf Drogenintoxikation oder ausgeprägten/beeinträchtigenden Medikamenteneinfluss?
NEIN	JA	5	Hinweise auf Fieberdelirium?
NEIN	JA	6	Hinweise auf neu aufgetretene Desorientierung?
NEIN	JA	7	Bestehende retrograde Amnesie?
NEIN	JA	8	Z. n. zerebralem Krampfanfall in Zusammenhang mit dem aktuellen Einsatz?
NEIN	JA	9	Hinweise auf Bewusstseinsstörungen unter Hypo-/Hyperglykämie?
NEIN	JA	10	Bestehende starke Schmerzzustände?
NEIN	JA	11	Hinweise auf höchstgradige psychische oder körperliche Erschöpfung?
NEIN	JA	12	Direkt zuvor bestehende Bewusstlosigkeit?
NEIN	JA	13	Hinweise auf Suizidalität?
NEIN	JA	14	Hinweise auf Fremdgefährdung?
NEIN	JA	15	Akute oder drohende Lebensgefahr? Drohende schwere Gesundheitsschäden?
NEIN	JA	16	Bedenken/Zweifel seitens des Notfallsanitäters?

JA → **Notarztnachforderung** → **Entscheidung durch Notarzt** → **Versorgung/Beförderung ggf. unter Zwang**

NEIN →

- Umfangreiche Aufklärung über mögliche gesundheitliche, ggf. auch tödliche Folgen der Versorgungs-/Beförderungsverweigerung und Information über Hilfsangebote (Hausarzt ...) sowie Aufklärung, jederzeit erneut den Notruf (112) wählen zu können
- Versuch der Information von Angehörigen/Hausarzt zur Sicherstellung der weiteren Betreuung
- Ausführliche schriftliche Dokumentation des Gesprächs mit:
  - Erhobenen Befunden und getroffenen Einschätzungen
  - Benannter akuter oder drohender Gefährdung
  - Empfohlenen Verhaltensweisen
  - Einschätzung des Einwilligungszustands (z. B. vollständig wach, adäquate Orientiertheit zu Ort, Zeit, Person und Situation, gegenwärtig einwilligungsfähig und nicht verwirrt, gang- und standsicher ...)
  - Empfehlung der zügigen Weiterbehandlung (z. B. Hausarzt umgehend aufsuchen)
  - Möglichst Betreuungsübernahme durch beispielsweise Angehörige
  - Verantwortungsübernahme aller möglichen Folgen durch den Patienten
- Unterschrift des Patienten im Verweigerungsabschnitt des Beförderungsprotokolls
- Bei Unterschriftsverweigerung eigene Dokumentation möglichst unter Zeugen
- Möglichst Zeugen (Name, Funktion, Unterschrift) notieren

In Anlehnung an die Algorithmen für den Rettungsdienst im Land Schleswig-Holstein, Version 5.0.0

Abb. 21.67 Checkliste: Versorgungs-/Beförderungsablehnung durch Patienten [W924]

Checkliste: Beförderungsverzicht/Ablehnung durch NotSan

Wird eine der Fragen Nr. 1-18 mit **JA** beantwortet, ist eine Beförderungsablehnung durch den Notfallsanitäter nicht anzuraten!
Wird eine der Fragen Nr. 1-18 mit **JA** beantwortet, ist ein Beförderungsverzicht in beiderseitigem Einvernehmen nicht anzuraten!

NEIN	JA	1	Ist der Patient < 18 Jahren?
NEIN	JA	2	Gesetzlicher Betreuer (Gesundheit/Aufenthalt) nicht anwesend/nicht erreichbar?
NEIN	JA	3	Hinweise auf vorliegende oder drohende Hilflosigkeit?
NEIN	JA	4	Hinweise auf Einschränkung der Einwilligungsfähigkeit?
NEIN	JA	5	Fehlende/unklare Weiterbetreuung?
NEIN	JA	6	Bedarf des Transportmittels KTW (z. B. liegende/schonende Beförderung, O_2-Gabe)?
NEIN	JA	7	Vorliegen einer gültigen ärztlichen Einweisung?
NEIN	JA	8	Strukturierte Untersuchung/Anamnese war nicht durchführbar?
NEIN	JA	9	Vorliegendes neu aufgetretenes ABCDE-Problem?
NEIN	JA	10	Objektivierbare, akute schwere Erkrankung/akute schwere Verletzung?
NEIN	JA	11	Situation nicht als Bagatellverletzung/-erkrankung eingeschätzt?
NEIN	JA	12	Hinweise auf relevante Hypo-/Hyperglykämie?
NEIN	JA	13	Bestehende starke Schmerzzustände (NRS > 4) oder erfolgte Analgesie?
NEIN	JA	14	Verschlechterung des Gesundheitszustands zu erwarten?
NEIN	JA	15	Hinweise auf Drogenintoxikation oder ausgeprägten/beeinträchtigenden Medikamenteneinfluss?
NEIN	JA	16	Akute oder drohende Lebensgefahr? Drohende schwere Gesundheitsschäden?
NEIN	JA	17	Bedenken/Zweifel seitens des Notfallsanitäters?
NEIN	JA	18	Notfallmedizinische Behandlung nach Algorithmen dieser Sammlung erfolgt?

- Der Notfallsanitäter muss eine Aufklärung des Patienten über die aus der Anamnese und Untersuchung erfolgte Einschätzung sicherstellen!
- Ausführliche schriftliche Dokumentation mit:
  - Untersuchungsergebnissen, Einschätzungen, Maßnahmen
  - Einschätzung des Einwilligungszustands (z. B. vollständig wach, adäquate Orientiertheit zu Ort, Zeit, Person und Situation, gegenwärtig einwilligungsfähig und nicht verwirrt, gang- und standsicher …)
  - Möglichst Betreuungsübernahme durch beispielsweise Angehörige oder Pflegedienst
  - Darlegung der Hilfsangebote (z. B. Hausarztbesuch, Kassenärztlicher Notdienst (116 117), Transport mit Taxi, Mietwagen oder ÖPNV)
  - Aufklärung darüber, jederzeit den Notruf (112) bei Verschlechterung wieder anrufen zu können
  - Patientenzustand beim Verlassen der Einsatzstelle

Die Beförderungsablehnung durch Notfallsanitäter geschieht in deren Eigenverantwortung! Es sollte immer versucht werden, einen Beförderungsverzicht in beiderseitigem Einvernehmen zu erreichen und zu dokumentieren. Eine Beförderungsablehnung durch Notfallsanitäter sollte durch deeskalierende Kommunikation vermieden werden. Diese Checkliste soll dabei für Handlungssicherheit sorgen.

In Anlehnung an die Algorithmen für den Rettungsdienst im Land Schleswig-Holstein, Version 5.0.0

Abb. 21.68 Checkliste: Beförderungsverzicht/Ablehnung durch NotSan [W924]

22 Formeln, Scores und Merkhilfen

Tobias Sambale

In diesem Abschnitt werden einige Scores vorgestellt, mit denen verschiedene Erkrankungen diagnostiziert und in ihrer Gefährlichkeit abgeschätzt werden können. Dies spielt zum Beispiel dann eine Rolle, wenn der Patient nicht in eine Klinik transportiert werden möchte oder wenn er an seinen Hausarzt bzw. den Kassenärztlichen Notdienst verwiesen werden könnte. Ziel ist dabei vor allem das Erkennen potenziell risikoreicher Verläufe, um gemeinsam mit dem Patienten eine Entscheidung in seinem Sinne treffen zu können.
Daneben werden auch Formeln und Merkhilfen für die Arbeit mit pädiatrischen Patienten, den Umgang mit Perfusoren, die Einschätzung von Schmerzen und die Behandlung von Traumapatienten vorgestellt.

22.1 Erkennung potenziell kritisch Erkrankter

22.1.1 Wann ist eine Synkope als gefährlich einzustufen?

Synkopen können viele Ursachen haben. Um akut gefährdete Patienten zügig identifizieren zu können, kann die „San Francisco Syncope Rule“ angewendet werden. Da in der rettungsdienstlichen Versorgung keine Hämatokritbestimmung möglich ist, kann dieser Aspekt übersprungen werden.

Tab. 22.1 San Francisco Syncope Rule nach Quinn et al. (2004)

C	Bekannte Herzinsuffizienz (Congestive Heart Failure)
H	Hämatokrit < 30 %
E	Auffälliges EKG (kein Sinusrhythmus, Erregungsrückbildungsstörungen etc.)
S	Atembeschwerden (Shortness of breath)
S	Systolischer Blutdruck RR_{SYST} < 90 mmHg

Bewertung:

- Ist eines der Zeichen positiv, kann von einer sogenannten „High-Risk-Synkope“ ausgegangen werden.
- Achtung: Auch wenn keines dieser Zeichen vorliegt, kann eine „High-Risk-Synkope“ nicht ausgeschlossen werden.

22.1.2 Wann sollte man vom Vorliegen einer Sepsis ausgehen?

Ein im Rettungsdienst sehr bekannter Score ist der „qSOFA". Er kann genutzt werden, um zu überprüfen, ob Hinweise auf eine Sepsis bestehen. Der qSOFA sollte nur dann eingesetzt werden, wenn klinische Hinweise auf eine Infektion (z. B. Atembeschwerden, Brennen beim Wasserlassen, Flankenschmerzen, Fieber etc.) vorliegen.

Tab. 22.2 qSOFA (quick sepsis-related organ failure assessment score) nach Singer et al. (2016)
Atemfrequenz ≥ 22/Min.
Systolischer Blutdruck < 100 mmHg
Bewusstseinsstörung/Verwirrtheit (z. B. GCS < 15)

Bewertung:

- Treffen ≥ 2 Kriterien zu, ist eine septische Organdysfunktion mit schlechter Prognose wahrscheinlich.
- Ein Transport ist dringend notwendig.

22.1.3 Welche Parameter können einen Hinweis auf eine kritische Erkrankung liefern?

In der rettungsdienstlichen Praxis ist es manchmal, gerade bei chronisch erkrankten oder älteren Patienten, schwer, eine etwaige Gefährdung für sie abzuschätzen. Dabei kann der „Modified Early Warning Score" (MEWS) unterstützen.

Tab. 22.3 Modified Early Warning Score, Variante nach Reini (2012)

Kriterium	0	1	2	3
Atemfrequenz (pro Minute)	9–14	15–20	21–29 oder < 9	≥ 30
Herzfrequenz (pro Minute)	51–100	101–110 oder 41–50	111–129 oder ≤ 40	≥ 130
RR_{SYS} (mmHg)	101–199	81–100	≥ 200 oder 71–80	≤ 70

Tab. 22.3 Modified Early Warning Score, Variante nach Reini (2012) *(Forts.)*				
Kriterium	**0**	**1**	**2**	**3**
Vigilanz	Wach und orientiert	Reaktion auf Ansprache und/oder Verwirrtheit	Reaktion auf Schmerz-reiz	Keine Reaktion
Temperatur (°C)	36,1 °C – 38,0 °C	38,1 °C – 38,5 °C oder 35,1 °C – 36, 0 °C	≥ 38,5 °C oder ≤ 35 °C	

Bewertung:

- Liegt der Wert bei 0, besteht zumeist kein unmittelbares klinisches Risiko.
- Zwischen 1 und 3 ist das Risiko niedrig.
  - Sollte ein Patient mit einem solchen Scoring-Ergebnis zu Hause verbleiben wollen, sollte er sich in ambulante ärztliche Behandlung begeben.
  - Bei einem darüberliegenden Wert sollte immer ein Transport angestrebt werden.

22.1.4 Wie kann der Verdacht auf eine Beinvenenthrombose erhärtet werden?

Nicht immer ist die Diagnostik einer Beinvenenthrombose einfach. Eine Hilfestellung kann dabei der „Wells-Score" sein. Wichtig ist dabei, vor allem den letzten Punkt zu beachten, der mit „- 2 Punkten" einberechnet wird und somit eine Ausnahme zu den anderen Aspekten darstellt.

Tab. 22.4 Wells-Score (TVT) nach Wells (1998)		
	Kriterium	**Punkte**
Anamnese	Aktive Krebserkrankung	1
	Frühere, dokumentierte TVT	1
Immobilsation	Lähmung oder kürzliche Immobilisation der Beine	1
	Bettruhe (> 3 Tage) oder große chirurgische Operation (< 12 Wochen)	1
Klinik	Schmerz oder Verhärtung entlang der tiefen Venen	1

Tab. 22.4 Wells-Score (TVT) nach Wells (1998) *(Forts.)*

	Schwellung des gesamten Beines	1
	Umfang eines Unterschenkels > 3 cm größer als Gegenseite	1
	Eindrückbares Ödem am symptomatischen Bein	1
	Sichtbare Kollateralvenen	1
Differenzialdiagnostik	Alternative Diagnose mind. ebenso wahrscheinlich wie TVT	– 2

Bewertung:

Bei < 2 Punkten ist die Wahrscheinlichkeit für eine tiefe Beinvenenthrombose niedrig.

22.1.5 Wie kann der Verdacht auf eine Lungenembolie erhärtet werden?

Ähnlich wie bei der Diagnostik der tiefen Beinvenenthrombose kann ein Score nach „Wells" auch bei der Diagnostik der Lungenembolie eingesetzt werden. Hier wird der Übersicht halber die vereinfachte und damit etwas ungenauere Version vorgestellt.

Tab. 22.5 Vereinfachter Wells-Score (LAE) nach Gibson et al. (2008)

Kriterien	Punkte
Klinische Zeichen einer tiefen Beinvenenthrombose (TVT)	1
Lungenembolie wahrscheinlicher als andere Diagnose	1
Frühere Lungenembolie/TVT	1
Tachykardie (Herzfrequenz > 100/Min.)	1
Operation oder Immobilisierung innerhalb der letzten 4 Wochen	1
Hämoptysen	1
Malignom (unter Therapie, Palliativtherapie oder Diagnose in den letzten 6 Monaten)	1

Bewertung:

- 0–1: Lungenembolie unwahrscheinlich
- ≥2: Lungenembolie wahrscheinlich

22.1.6 Wie kann die Gefährlichkeit einer Pneumonie abgeschätzt werden?

Pneumonien können insbesondere bei älteren Patienten tödlich enden und müssen in jedem Falle therapiert werden. Zur Abschätzung der Gefährlichkeit kann der „CRB-65-Score“ genutzt werden.

Tab. 22.6 CRB-65 nach Lim et al. (2003)

C	Bewusstseinsstörung, Verwirrtheit (confusion)
R	Atemfrequenz > 30/Min. (respiratory rate)
B	$RR_{DIA} \leq 60$ mmHg oder $RR_{SYST} < 90$ mmHg (blood pressure)
65	Alter ≥ 65 Jahre

Bewertung:
- Liegt der Score bei 0, beträgt die Mortalität < 1 %.
- Liegt er bei 1–2, beträgt sie ca. 3,2–10 %.
- Bei 3–4 liegt sie bei ca. 20,2 %.
- Patienten mit einem Scorewert von > 1 sollten stets stationär behandelt werden.

22.2 Pädiatrie

22.2.1 Wie kann das Gewicht von Kindern abgeschätzt werden?

Näherungsweise kann dazu bei Kindern, die älter als 1 Jahr sind, folgende Formel eingesetzt werden.
Gewicht (kg) = [Alter in Jahren + 4] × 2

22.2.2 Wie kann die Größe von Atemwegshilfsmitteln für Kinder berechnet werden?

Tubusgröße (mm ID, ungeblockt)
Berechnung bei Kindern > 2 Jahre:
(Alter in Jahren/4) + 4
Bei jüngeren Kindern:
Kinder 1–2 Jahre: 4,0–4,5

Säuglinge: 3,5–4,0
Reife Neugeborene: 3,5
Frühgeborene: Gestationsalter (Wochen)/10
→ Werden geblockte Tuben eingesetzt, müssen die hier angegebenen Werte um 0,5 mm ID reduziert werden.

Einführtiefe Tubus

Neugeborene/Säuglinge
Oral (cm): Körpergewicht (kg) + 6
Nasal (cm): Einführtiefe oral + 20 %
Kinder ab 1 Jahr
Oral (cm): Alter in Jahren/2 + 12
Nasal (cm): Einführtiefe oral + 20 %

22.2.3 Wie kann die Untergrenze für den systolischen Blutdruck bei Kindern abgeschätzt werden?

Die Einschätzung, ob ein kindlicher Blutdruck noch der Norm entspricht, ist ohne den Einsatz einer Tabelle relativ schwer. Von daher sollte immer ein entsprechendes Hilfsmittel genutzt werden. Bei Kindern zwischen 1–17 Jahren kann zudem folgende Formel eingesetzt werden:
Untergrenze systolischer Blutdruck = 65 + (Alter in Jahren × 2)

22.3 Perfusorentabellen

Die Verabreichung von Medikamenten über Perfusoren stellt im Rettungsdienst eine relative Seltenheit dar. Gelegentlich werden sie allerdings in akuten Notfällen oder im Rahmen von Intensivverlegungen eingesetzt. Im Folgenden sollen von daher einige ausgewählte Medikamente und Mischungsverhältnisse vorgestellt werden. Die Laufraten müssen je nach Patient situationsgerecht und individuell angepasst werden.

22.3.1 Adrenalin

Mischungsverhältnis
1 mg/50 ml → 20 µg/ml

Laufraten
0,1 mg/h → 5 ml/h
0,4 mg/h → 20 ml/h
0,5 mg/h → 25 ml/h

0,8 mg/h → 40 ml/h
1,0 ml/h → 50 ml/h

22.3.2 Dobutamin

Konzentration (unverdünnt)
250 mg/50 ml → 5 mg/ml

Laufraten
20 mg/h → 4 ml/h
30 mg/h → 6 ml/h
40 mg/h → 8 ml/h

22.3.3 (S-)Ketamin

Konzentration (unverdünnt)
1.250 mg/50 ml → 25 mg/ml

Laufraten
25 mg/h → 1 ml/h
50 mg/h → 2 ml/h
100 mg/h → 4 ml/h

22.3.4 Midazolam

Konzentration (unverdünnt)
50 mg/50 ml → 1 mg/ml

Laufraten
5 mg/h → 5 ml/h
10 mg/h → 10 ml/h

22.3.5 Nitroglyzerin

Konzentration (unverdünnt)
50 mg/50 ml → 1 mg/ml

Laufraten
2 mg/h → 2 ml/h
3 mg/h → 3 ml/h
4 mg/h → 4 ml/h
5 mg/h → 5 ml/h

22.3.6 Noradrenalin

Mischungsverhältnis
1 mg/50 ml → 20 µg/ml

Laufraten
0,1 mg/h → 5 ml/h
0,4 mg/h → 20 ml/h
0,5 mg/h → 25 ml/h
0,8 mg/h → 40 ml/h
1,0 ml/h → 50 ml/h

22.3.7 Propofol

Konzentration (Propofol 1 %, unverdünnt)
500 mg/50 ml → 10 mg/ml

Laufraten
200 mg/h → 20 ml/h
250 mg/h → 25 ml/h
300 mg/h → 30 ml/h

22.3.8 Urapidil

Mischungsverhältnis
150 mg/50 ml → 3 mg/ml

Laufraten
9 mg/h → 3 ml/h
15 mg/h → 5 ml/h
30 mg/h → 10 ml/h

22.4 Schmerzbeurteilung

Die Beurteilung von Schmerzen ist sowohl in qualitativer als auch in quantitativer Hinsicht eine wichtige Aufgabe im Rettungsdienst. Dies ist insbesondere bei fremdsprachigen Patienten, bei Beatmeten, bei Kindern oder bei Menschen mit kognitiven Einschränkungen nicht leicht. Hierbei können verschiedene Skalen und Tabellen helfen, die im Folgenden vorgestellt werden. Dabei geht es zumeist nicht um das Erreichen eines bestimmten numerischen Wertes, sondern vor allem um Verlaufsbeobachtungen und die Kontrolle der Effektivität von therapeutischen Interventionen.

22.4.1 Welche Alternative zur „Numerischen Rating Skala (NRS)" gibt es?

Skalen wie diese ermöglichen eine einfache Festlegung des Schmerzniveaus durch den Patienten. Nach dem Aufzeigen der Schmerzstärke kann diese „in eine Nummer zurückübersetzt" und entsprechend dokumentiert werden.

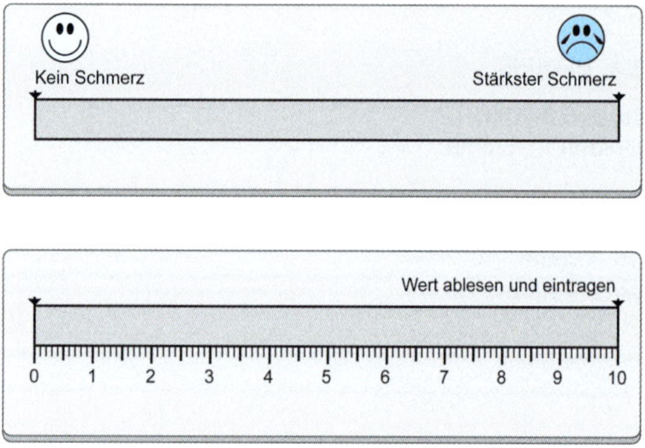

Abb. 22.1 Visuelle Analogskala

22.4.2 Wie können Schmerzen bei beatmeten Patienten beurteilt werden?

Neben den hier vorgestellten Kriterien können auch die Höhe des Blutdrucks, die Schweißproduktion und die Herzfrequenz in die Einschätzung mit einbezogen werden.

Tab. 22.7 Verhaltens-Schmerz-Skala (Behavior Pain Scale [BPS]) nach Payen et al. (2001)

Kriterien	1	2	3	4
Gesichtsausdruck	Entspannt	Teilweise angespannt	Stark angespannt	Grimassieren
Obere Extremität (Arme)	Keine Bewegung	Teilweise Bewegung	Anziehen mit Bewegung der Finger	Ständiges Anziehen
Anpassung an Beatmungsgerät	Tolerierung	Seltenes Husten	Aktiver Widerstand gegen Beatmung	Kontrollierte Beatmung nicht möglich

Bewertung:

In der rettungsdienstlichen Praxis sollte ein Wert von ≤ 3 das Ziel sein.

22.4.3 Wie können Schmerzen bei Kindern, die sich noch nicht gut äußern können, beurteilt werden?

Bei Kindern bis 7 Jahre oder Kindern mit Mehrfachbehinderung kann der „FLACC-Score“ eingesetzt werden.

Tab. 22.8 Face, Legs, Activity, Cry, Consolability Skala (FLACC-Skala) nach Merkel et al. (1997)

Kriterium	0	1	2
Gesicht (Mimik)	unauffällig	gelegentliches Grimassieren	Kinnzittern, Zähneknirschen, Stress- oder Angstzeichen
Beine	normale Beinhaltung (Bewegung und Tonus)	unruhig, angespannt	Treten, anwinkeln
Aktivität	Ruhige Haltung, normale Bewegungen	Angespannt, schaukelnd	Steif, unruhig
Weinen/ Schreien	Kein Weinen	Jammernd oder wimmernd, unruhig	Durchgängig schreiend oder schluchzend
Tröstbarkeit	Kind fröhlich/ entspannt	Ablenkung ist durch Berührung und/oder Ansprache noch möglich	Ablenkung ist kaum/nicht möglich

Bewertung:
Bei einem Wert von > 3 kann von einem moderaten bis heftigen Schmerz ausgegangen werden.

22.4.4 Wie können Schmerzen bei Patienten mit kognitiven Einschränkungen beurteilt werden?

Wesentlich ist nicht das Erreichen einer bestimmten Gesamtpunktzahl, sondern das Erkennen von Schmerzanzeichen und die positive Veränderung der Aspekte nach schmerzstillenden Maßnahmen im Behandlungsverlauf.

Tab. 22.9 Pain Assessment in Impaired Cognition (PAIC 15) nach Lautenbacher et al. (2011–2018)
Gesichtsausdruck
Zusammenziehen der Augenbrauen
Zusammenkneifen der Augen
Hochziehen der Oberlippe
Öffnen des Mundes
Angespanntes Aussehen
Körperbewegungen
Erstarren (Bewegungsvermeidung, Luft anhalten etc.)
Schutzhaltung
Abwehrverhalten bei (Pflege-)Maßnahmen
Reiben möglicherweise schmerzender Körperstellen
Unruhe
Vokalisation
Verwendung von Worten, die Schmerz ausdrücken (z. B. „Aua", „Oh weh" etc.)
Schreien
Stöhnen
Murmeln/nuscheln
Klagen (auch nicht schmerzbezogene Klagen zählen, z. B. „Ich fühle mich schlecht!")

Bewertung:

- Jeder Aspekt kann mit einem Punktwert von 0–3 (nicht vorhanden bis stark) bewertet werden.
- Ist ein Aspekt nicht beurteilbar, wird er aus der Wertung genommen und ein „x" eingesetzt.
- Idealerweise wird eine Gesamtpunktzahl notiert und als Verlaufsparameter genutzt.
- Liegen Hinweise auf das Vorhandensein von Schmerzen vor, sollte eine Schmerztherapie begonnen und die Skala regelmäßig neu erhoben werden.

22.5 Traumatologie

Bestimmte Entscheidungen bei der traumatologischen Patientenversorgung fallen in der Praxis gelegentlich schwer. Dazu gehören vor allem die Notwendigkeit einer Immobilisierung und die Auswahl der richtigen Zielklinik.

22.5.1 Wann sollte eine HWS-Immobilisierung erfolgen?

Tab. 22.10 NEXUS-Kriterien nach Hoffman et al. (2000)
Verspannungen über der Mittellinie der HWS
Fokales neurologisches Defizit
GCS $\leq$ 14
Intoxikation
Schmerzhafte ablenkende Verletzungen

Bewertung:
Ist einer dieser Aspekte positiv und liegt ein adäquates Trauma vor, sollte eine Wirbelsäulenimmobilisation erfolgen.

22.5.2 Wann sollte eine Schockraumanmeldung erfolgen?

Die S3-Leitlinie „Polytrauma/Schwerverletzten-Behandlung" gibt hierzu zwei Empfehlungsstärken an:

- Grade of Recommendation A (GoR A)
- Grade of Recommendation B (GoR B)

Einige Kliniken halten hierfür verschiedene Schockraumkonzepte, z. B. ein etwas kleineres Team für GoR-B-Patienten, vor. Hier ist die Empfehlung zur Schockraumanmeldung weniger stark. Es existieren dabei allerdings große regionale Unterschiede.

Tab. 22.11 Grade of Recommendation A (GoR A) nach S3-Leitlinie „Polytrauma/Schwerverletzten-Behandlung" (2016)
Bei folgenden Verletzungen SOLL das Trauma-/Schockraumteam aktiviert werden:
Systolischer Blutdruck unter 90 mmHg (altersadaptiert bei Kindern) nach Trauma
Vorliegen von penetrierenden Verletzungen der Rumpf-Hals-Region
Vorliegen von Schussverletzungen der Rumpf-Hals-Region
GCS < 9 nach Trauma
Atemstörungen/Intubationspflicht nach Trauma
Frakturen von mehr als 2 proximalen Knochen
Instabiler Thorax
Beckenfrakturen
Amputationsverletzung proximal der Hände/Füße
Querschnittsverletzung
Offene Schädelverletzungen
Verbrennungen > 20 % und Grad ≥ 2b

Tab. 22.12 Grade of Recommendation B (GoR B) nach S3-Leitlinie „Polytrauma/Schwerverletzten-Behandlung" (2016)
Bei folgenden zusätzlichen Kriterien SOLLTE das Trauma-/Schockraumteam aktiviert werden:
Sturz aus über 3 Metern Höhe
Verkehrsunfall (VU) mit Frontalaufprall mit Intrusion von mehr als 50–75 cm
Verkehrsunfall (VU) mit einer Geschwindigkeitsveränderung von delta > 30 km/h
Verkehrsunfall (VU) mit Fußgänger-/Zweiradkollision
Verkehrsunfall (VU) mit Tod eines Insassen
Verkehrsunfall (VU) mit Ejektion eines Insassen

22.5.3 Welcher Patient mit Kopfverletzung sollte in eine Klinik mit CT-Möglichkeit transportiert werden?

Tab. 22.13 Canadian Head CT Rule nach Stiell et al. (2001)
Hohes Risiko für Gehirnverletzung
GCS < 15 (2 Stunden nach Trauma)
Verdacht auf offene Schädelfraktur oder Impressionsfraktur
Zeichen für basale Schädelfraktur
Mehrfaches Erbrechen
Patientenalter: > 65 Jahre
Mittleres Risiko für Gehirnverletzung
Anterograde Amnesie über ≥ 30 Minuten vor Trauma
Gefährlicher Unfallmechanismus

Bewertung:

- Alle Patienten, die ein Kriterium aus den Bereichen mittleres oder hohes Risiko für eine Gehirnverletzung erfüllen, sollten in eine entsprechend ausgestattete Klinik transportiert werden.
- Diese Regel darf nicht auf Patienten unter 16 Lebensjahren, Patienten, die Blutgerinnungshemmer einnehmen, oder Patienten, die nach dem Trauma einen Krampfanfall erlitten haben, angewendet werden. Bei diesen Patienten empfiehlt sich daher der Transport in eine Klinik mit CT-Möglichkeit.

Sachregister